Human
&
Sex Psychology

인간과 성심리

노명래 지음

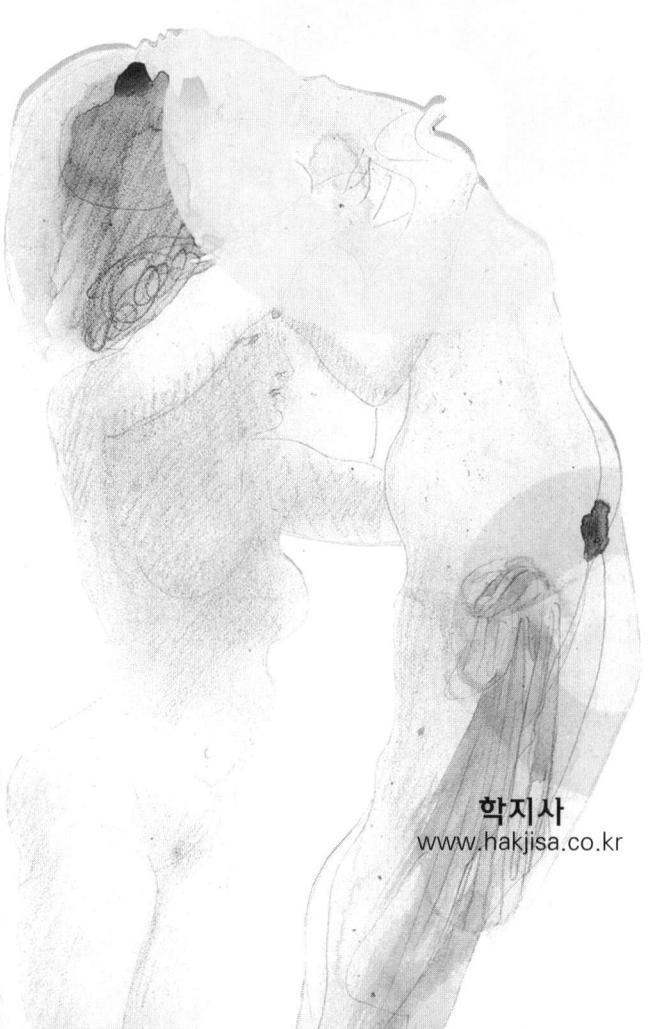

학지사
www.hakjisa.co.kr

머리말

　인간의 성생활이란 조물주가 주신 가장 아름답고 경의할 만한 선물이라고 생각한다. 다른 동물처럼 종족을 번식시켜 주는 생리적 현상이기도 하지만, 사랑하는 사람끼리의 강한 유대감과 공감적 감정 교류는 부부로서 한 가정을 이룰 수 있고 각종의 애정적 표현을 수단으로 하여 귀여운 자녀를 갖는다. 가정은 곧 공동사회를 이룸으로써 그 종족과 환경에 따라 문화적·정신적 유산을 후대에게 남겨 줄 수 있다.

　성에 대한 인간의 관심은 3만 년 전 석기시대부터 현재까지 종족 번식이나 애정적 표현을 위하여 시대와 성 문화에 따라 행동 규범이나 결혼제도 또는 남·여 역할 등이 달라졌다. 현재 성인들의 성 지식 수준은 너무 어설프거나 무지하여, 성은 곧 스태미나의 표현으로 "강한 힘", "크고 굵은 것"이 정력적인 남성의 대명사처럼 인식되어져 왔으며, 여성의 성 기능이란 자녀들의 출산 기능만 강조되어 여성의 성적 만족에 관한 교육적 측면은 전혀 무시되어 왔다.

　더욱이 최근에는 발기부전 치료제, 오르가슴 장애의 치료제, 사후 피임약 등이 시판되면서 남·여 간의 성 행위를 애정적 표현이 없는 힘의 대결의 장으로 전락시키고 있다. 더구나 성 가치관의 혼란과 성 개방 풍조는 IMF 이후에 성 매매로 생계를 유지하는 여성들 뿐만 아니라 자신의 사치욕을 충족시키려 성 매매를 하는 일부 여성들을 낳기도 하였다. 최근 이러한 추세로 인한 청소년 성 매매, 미혼모, 성 범죄의 증가 추세는 부모나 관련 당사자를 곤혹스럽게 만들고 있다.

　이런 문제의 심각성을 인식한 교육부나 관련 단체 등에서도 올바른 성교육 제도를 확립하기 위하여 여러 가지 노력을 기울이고 있으며, 그간 성교육과 관련된 책들도 여러 권 출판되어 있으나 아직도 현실적인 문제 해결을 위한 실질적인 지도서로서의 미흡한 부분이 많다. 또 성에 관한 수많은 연구 결과나 임상적 경험에 의하면 개인의 성적 문제와 성적 무지, 그릇된 정보 때문에 생기는 문제들은 좀처럼 없어지지 않고 있는 형편이다. 성 치료 전문가들의 연구 결과에 의하면 성 문제를 호소하는 환자들의 3/4이 가벼운 정서적 문제를 비롯하여 심한 정신적 문제를 갖고 있다고 한다. 또한 결혼생활의 부조화를 갖고 있는 부부들의 약 과반수 정도가 성 문제를 호소하고 있다고 보고하고 있다.

　성교육은 성에 대한 무지나 편견 또는 잘못된 믿음에서 벗어나게 하고, 성에 대한 죄의식과 두려움을 없애 줌으로써 건전한 성생활을 할 수 있게 돕는 일이다. 이로 인해 성생활 적응과 밀접한 관련이 있는 정신건강과 신체건강을 도움으로써 인간의 삶의 참된 즐거움을 향유할 수도 있다. 또한 성에 대한 올바른 인식과 태도를 갖게 함으로서 성의 쾌락적 측면뿐만 아니라 성이 우리 전체 인격 중 한 부분으로 중요한 역할을 한다는 사실을 주지시켜 준다.

　이 책은 성 전반에 대한 올바른 지식을 나누어 주기 위해 선인들이 살아온 성생활과 역사적 변천사, 성 기관의 생리적 발달, 성 활동, 임신과 출산 과정, 성병, 성 행동과 기능장애 및 치료, 성과 윤리 등의 순으로 살펴보았다.

2001년 12월
수유리 자택에서

차 례

제 6 장 이상 성 행동과 성 기능 장애 및 치료 ─ 241

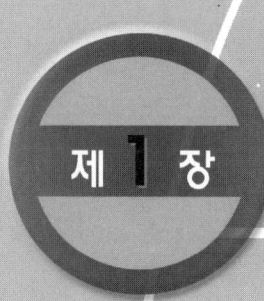

제 1 장

성이란 무엇인가

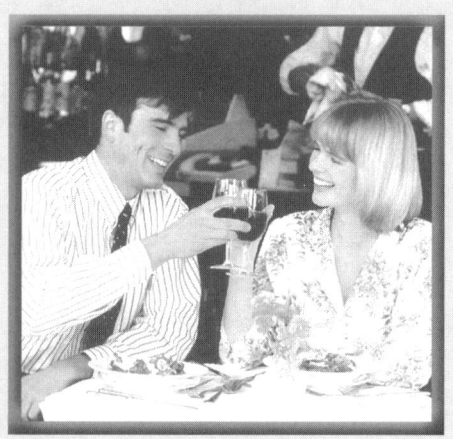

1. 성교육

"결혼 6년째 아이가 없어요"

이 여인은 농촌에서 남편의 농사일을 돕고 있는 35세의 주부로서, 키는 약 155cm에 얼굴은 동그랗고 까만편으로 탄력이 있어 보이고 눈이 빛나며 야무져 보였다. 비교적 날씬한 몸매에 옷도 정돈되게 갖추어 입고 공손한 태도로 면담에 응하였다. 동행한 남편은 약 167-168cm 정도의 키에 마른편이고 수동적이며 면담 내내 부인의 이야기를 그냥 듣고 있거나 면담자에 대한 질문에 간단히 낮은 목소리로 조용하게 대답하고 있었다. 이 부부는 중매결혼으로 학력은 중졸이었다.

환　자 : 선생님, 결혼한 지 6년이 되었는데 아이가 없어요.
면담자 : 그럼, 산부인과 병원에서 진찰을 받아보셨나요?
환　자 : 아뇨.
면담자 : 그러면 두 분이 결혼생활 하시면서 어떤 노력을 보이셨나요?
환　자 : 네? 무슨 노력을…
면담자 : 병원에 가서 전문가와 상담해 본다든지, 또는 생리주기 중
　　　　 배란기를 찾아하는 체온측정이라든지?
환　자 : 아니요, 배란기나 체온측정이 뭐죠?
면담자 : 그러면 두 분이 얼마나 자주 부부생활을 하시나요?
환　자 : 뭐 일년에 한두 번이지요.
면담자 : 남편께서는 잠깐 나가계시다 제가 다시 들어오시라고 할테니

　　잠깐 자리 좀 비켜주시죠.

〈남편이 나간 후〉
　면담자 : 두 분이 자주 가까이 하시지 않는 이유라도 계신가요?
　환　자 : 아뇨, 성생활은 애를 낳기 위한 것이지, 지저분하고 더럽잖
　　　　　아요.

　　그후 남편과의 면담에서 남편도 부인과의 잠자리에 별로 불편한
것은 없고, "피곤한데요."라고 하였으며, 이 주부는 어릴 때 아버지
로부터 시달림을 받으며 고생한 엄마에 의해 성이란 "지저분하고 더
러운 것이다."라는 성에 대한 부정적 교육을 받아온 것으로 나타났
다.

1) 필요성

　　성교육은 성 생리, 성 심리, 생식 방법에 관한 지식을 전달하는
데에만 목적이 있는 것이 아니다. 성에 대한 올바른 인식과 태도를
갖게 하는 것이다. 성은 흔히 생각하듯이 쾌락적 즐거움만을 추구하
는 것이 아니라 우리의 전체 인격 중 한 부분으로서 인격의 중요한
기반이 된다. 또한 제대로 된 성교육을 받음으로써 성에 대한 무지
나 편견 때문에 있을 수 있는 성 회피, 죄의식, 성 기능 장애로부터
벗어나서 인간의 참 삶의 즐거움도 향유할 수 있을 것이다.
　　이러한 성교육은 언제 시작해야 되는지? 누가 어떤 방법으로 해
야 되는지를 누구도 가르쳐 준 바 없다. 우리에게는 선배들이 알고
있는 것들을 모아 놓은 잡다한 지식들이 전부이다. 이 지식들도 대

개는 허구적인 이야기이거나 그것들이 더욱 확대된 것들이지만 우리들은 그 지식들을 마치 틀림없는 정설처럼 믿어 왔다. 이러한 무지 때문에 우리보다 후세에 살고 있는 청소년들은 과대 망상적인 공상에 사로잡히기도 하고, 호기심과 궁금증을 더욱 부풀려 놓기도 하며, 밀어닥치는 성적 충동으로 심한 갈등을 겪게 될지도 모른다.

성교육이란 원래 태어나면서부터 자연스럽게 시작된다고 할 수도 있다. 신생아는 태어나서 어머니의 품에 안겨 젖을 먹을 때 어머니의 따뜻한 체온과 숨결, 부드러운 젖꼭지, 포근한 손길 등에서 모성애를 느낀다. 이런 피부 접촉은 수용성을 갖게 하고 한편으로는 공격성을 완화시킨다. 또 성장하여서는 정상적인 짝짓기 행동을 할 수 있는 생식 능력의 원천이 된다는 하로우(Harlow)의 침팬지 실험연구 이래, 신생아 때 어머니와의 신체 접촉이 강조되고 있다. 이 연구에 의하면, 신생아와 어머니와의 관계는 아동의 성격 형성이나 성행동의 발달과 밀접한 관계가 있다.

성교육은 아동, 청소년 및 성인의 사회적 · 심리적 · 생리적 성숙도에 따라 이루어져야 한다. 유치원 입학 전 아동의 성교육은 미리 짜 맞추어진 계획된 과정에 의해 이루어지는 것이 아니라 실제 아동과 같이 어울리는 생활 속에서 이루어져야 한다. 즉, 아동발달의 수준에 따른 대화로 자연스럽고 자신만만하게 이루어져야 한다. 그러나 성에 대하여 대개의 부모는 수치스러워하거나 부끄러워하거나 죄를 짓는 것이라는 선입견이 있다. 그 결과 아동과의 대화에서 당황스러움을 보일 수도 있고 불안해 할 수도 있다. 또 성과 관련된 문제나 질문에 대해서 몹시 화를 내거나 꾸짖는 경우가 많은데, 이는 아동도 부모와 같은 부정적 태도를 갖게 할 위험이 있다.

2) 성교육 내용 및 심리적 문제의 이해

성교육은 성장 정도에 따라 적절한 시기가 있으며, 그 내용이 다를 수도 있는데, 유치원까지를 유아기, 초등학교까지를 아동기, 중학교까지를 청년 전기, 고등학교를 포함하여 청소년 후반기까지를 청년기로 구분하여 성 문제와 관련된 청년들의 심리적 특성과 행동 및 성교육 방법을 살펴보기로 한다.

(1) 유아기의 성교육

태어나면서부터 유치원이나 보육시설에 다니기 전까지는 주로 어머니나 아버지와 지내는 시기이므로 아동은 부모를 모델로 삼아서 아버지는 남자, 어머니는 여자로 본다. 그때 자신이 남녀 어디에 속해 있는지를 알아차릴 수 있다. 자신의 부모나 오빠, 누나 등의 형제와 목욕을 하면서 남녀 차이를 알 수도 있다. 이 때까지의 부모와의 스킨십 등이 필수적인 애정 표시이며, 정서적 안정에도 크게 도움이 된다.

이 당시 아동들이 어머니에게 던질 수 있는 질문들과 대답 요령은 다음과 같다. "엄마! 난 왜 고추가 없지?", "아기는 어떻게 태어나요?"라고 질문을 할 때 아동은 남성이 자기와 다르다는 것을 단순히 지적하고 물어 보고 있는데, 엄마가 오히려 과잉반응을 보이면 안 되고, 자연스럽고 간략하게 대답해 주어야 한다. "그 애는 고추가 있지, 그 애는 남자란다.", "음, 그 애는 너처럼 고추가 없지, 그 애는 여자라서 없는 거야, 엄마도 없지 않니?" 또는 "아빠도 남자니까 고추가 있잖니?"라고 가볍게 이야기해 준다. 그리고 아기의 탄생 질문에 대해서도 "엄마와 아빠가 아기를 만들었단다. 엄마 품속의 아가방에서 아기가 자라다가 엄마, 아빠가 보고 싶어 아가방 밖으로 나오는 거야!" 또한 "어떻게 아기가 생기는데요?", "언제 아기를 만들었는데요?"라고 질문하면 "엄마와 아빠가 의논하여 아기를 갖고 싶을 때가 있단다. 그래서 엄마 아빠가 좋은 시간을 선택하지.", "엄마의 아기방에서 아빠의 아기씨와 엄마의 아기씨가 만나면 아이가 생긴단다."라는 식이다.

(2) 아동기의 성교육

덴마크는 1971년부터 성교육을 의무화하였고, 1975년부터 초등학교 3학년부터 성교육을 실시하고 있다. 교육내용은 3학년 학생에게 남자와 여자의 벗은 모습을 그리게 하여 학생들이 남녀 차이를 얼마만큼 인식하고 있는지를 알아본 다음, 성교육의 수준을 정하게 되어 있다. 아동들의 그림에서 평면으로 그린 인체, 부푼 가슴, 잘록한 허리, 성기 등의 자신이 인식하고 있는 성차에 대한 표현을 볼 수 있다. 이때 선생님은 각자의 그림을 보게 하면서 '생명의 탄생'에 대한 이야기로 수업을 시작한다. "나무는 어떻게 열매를 맺나요?", "강아지, 닭은 어떻게 새끼를 낳을까요?" 등으로부터 "아기를 낳지 않으려면 어떻게 해야 할까요?" 등 피임까지 포함한 광범위한 질문과 답변의 토론식 교육을 하고 있다.

아동기의 성교육은 식물이나 동물의 번식 활동을 가르침으로써 인간의 생식 활동의 기본적 이해를 돕도록 한다. 즉, 동 · 식물의 생활환경, 생태, 번식, 씨받기, 알까기 등 수컷과 암컷의 기능과 역할을 지도한다. 또한 아버지, 어머니, 누나, 동생, 오빠, 형, 할아버지,

할머니, 외할아버지, 외할머니, 이모, 삼촌 등 가족의 구성과 가족의 역할 및 가족 내에 있어서 자신의 위치 등을 지도한다. 그리고 동성이든 이성이든 놀이활동을 통하여 교우관계를 넓힐 수 있도록 하며, 또래끼리의 우정을 키워 주도록 지도한다.

아동기 후기인 초등학교 4, 5학년 전후로 신체적 성장이 빠른 아동에게는 2차 성장이 나타날 수 있다. 학교에 양호교사나 학교의사들이 있어서 신체검진이 이루어졌다면 2차 성장에 대한 성교육이 이루어진다. 소녀들은 만 10-13세에 2차 성장이 나타나고, 소년들은 소녀보다 약 2-3년 늦게 나타난다. 사춘기는 소년과 소녀 모두에게 성적 잠재력을 일깨워 주는 시기로서 정서 · 태도 · 관심사 등 모두가 급속히 변화되는 시기이다.

사춘기 소녀들에게는 유방, 음모, 골반 발달, 성기 및 자궁의 발달 그리고 초경 및 월경에 대한 과정과 생리적 · 심리적 변화 등을 교육하여야 한다. 소년들에게는 음모, 변성기, 발기나 몽정 현상에 대한 생리적 · 심리적 현상을 교육시킨다. 또한 성폭력이나 아동학대를 피하기 위하여 다른 사람이 성기를 만지자고 하거나 보자고 할 때 단호히 "안돼요, 싫어요" 등과 같은 말을 할 수 있도록 훈련시켜야 한다. 뿐만 아니라 소녀의 경우에는 질 입구와 항문이 가까이 위치해 있으므로 대변 후 처리 방법을 항문 뒤쪽으로 할 수 있도록 지도하여야 한다.

(3) 청년 전기의 성교육

소년 · 소녀 모두가 사춘기를 겪으면서 성인으로서 한걸음 더 전진하는 단계이다. 이 단계의 소년들은 몽정(dream wet) · 발기

(erection) · 자위행위(masturbation)를 경험하게 되는데, 성적 충동이 아주 강렬하다. 이성에 대한 관심도 높아지고 성과 관련된 소설 · 잡지 · 사진 · 비디오 · 영화를 탐닉하게 된다. 또한, 여성의 나체 · 성기 · 유방 · 성 행위 등에 호기심이 높아 실제로 자신이 확인하려는 시도가 있을 수도 있다. 그러나 대부분은 공상 속에 빠짐으로써 현실과 동떨어진 헛된 생각을 가질 수밖에 없다.

그래서 자신의 자위행위 횟수로 정력이 강하다고 친구들에게 뽐내거나 자신의 음경 길이가 작아 앞으로 여성과의 성교가 잘 안 될 것이라고 생각하거나 병신이라고 믿는 수도 있다. 그 이외에 있을 수 있는 잘못된 생각들을 소개하면 다음과 같다.

- 자위행위는 지저분하고 건강에 해롭다.
- 코가 큰 남자는 음경도 크다.
- 입이 큰 여자는 성기도 크다.
- 보조개가 있는 여자는 옹녀다.
- 자위행위를 많이 하면 빨리 늙고 빨리 죽는다.
- 여자가 관계를 많이 하면 허벅지가 붙지 않는다.
- 입술이 까진 여자는 키스를 많이 해서 그렇다.
- 무모증은 아이를 못 낳는다.

소녀의 경우 유방의 발달이 시작되면 젖꼭지를 두 번 정도 짜줌으로써 꼭지가 함몰되지 않게끔 하는 지도가 필요하다. 이렇게 하면 출산 후 신생아가 모유를 잘 먹을 수 있게 젖꼭지의 함몰을 예방할 수 있다. 그리고 초경 전 생리현상에 대하여 사전지식을 익히게 함으로써 월경 전후의 신체적 · 심리적 변화와 생리의 처리, 배란 및 신체적 성숙에 따른 위생문제나 임신 과정, 성폭력이나 성추행에 대비하는 방법 등을 제공할 필요가 있다.

소녀의 경우 남성과 달리 자위행위를 하는 빈도는 낮으나 자위행위의 경험이 있는 소녀는 숨어서 낯 뜨거운 행위를 했다고 하여 심한 수치심과 죄의식에 빠지거나 우울해 하며 친구도 안 만나고 혼자 고민할 수가 있는데, 이것이 나쁜 짓이 아니라는 것을 지도해 줄 필요가 있다. 또 부모나 학교생활에 대한 반항심으로 난잡한 성 행위를 한다든지 임신을 해서 부모를 골탕먹이려 하는 행동이 장차 자신의 미래에는 얼마나 후회스러운 행동인지를 지도해야 된다.

그리고 소년·소녀 모두에게 피임과 임신중절의 위험성, 성병 등에 대한 지식을 습득하게 하여 미혼모 및 성병을 사전에 예방하여야 한다. 실제로 이 시기에는 이성에 관한 관심도 높아져 이성교제를 원하나 쉽게 이루어지지 않으므로 가수, 배우, 탤런트, 운동선수, 선생님 등을 열정적으로 쫓아다니고 환호하는 강아지 사랑을 경험하기도 한다. 이런 열정적인 사랑이 현실적인 연애 관계로 이루어지지 않음을 성장하면서 깨닫게 된다. 또한 또래끼리 정서적 유대관계가 깊어지면서 짙은 우정이 싹트기도 하는데, 일시적으로 이 시기에 동성애적 관계를 경험하기도 한다. 또한 소년·소녀의 경우 성기를 청결히 하도록 지도할 필요가 있는데, 특히 소녀의 경우 좌욕하는 방법 등 위생지도가 필요하다.

(4) 청년기의 성교육

사춘기의 변화에 대한 문제들

사춘기에는 신체적·심리적 변화가 급격하게 이루어지는데, 이는 우리의 대뇌 하단부에 위치하고 있는 뇌하수체 전엽의 성호르몬의 분비조절기능 때문에 일어나는 아주 자연스러운 신체적 · 심리적 변화이다. 이때 성호르몬으로는 안드로겐(androgen) · 에스트로겐(estrogen) · 프로게스테론(progesterone)이 분비되고 신체적 성숙도에 따라 아동기에서 청년기로 한걸음 더 발달하게 된다. 오늘날의 소녀들은 성숙이 빨라 10세 정도면 유방의 발달이 진행되어 눈으로도 확인할 수 있을 만큼 성장하기도 한다. 그러나 10대의 발달속도는 개인차가 크다.

이러한 사춘기의 청소년들은 아동기와는 달리 심리적 · 사회적 · 신체적 성숙에 따른 새로운 과제를 해결해 나가야 하기 때문에 그들의 부모님과 새로운 갈등이나 위기에 부딪치게 된다. 이때 어떤 청소년들은 성적으로 아주 자유분방하게 움직임으로써 그들의 새로운 도전과제를 해결하려 하며, 그 성적인 충동은 자신들이 피할 수 없는 꼭 해결해야 되는 무한한 충동적 힘으로 적용하기도 한다.

사춘기는 몇 년간에 걸쳐 신체적 변화를 일으킨다. 사춘기의 주요한 신체적 변화나 특성에 관해서는 초등학교 시절의 교육이 필요하다. 이 교육이 5학년 수준에서 이루어지면 초경이 있을 때 소녀는 놀라지 않고 대처할 수 있다. 그러나 대부분의 청소년들은 사춘기의 성 특징에 대하여 걱정하거나 놀란다. 소녀들은 사춘기 전부터 당황해 하거나 수줍어하여 사람 앞에 나서기를 꺼려한다. 뿐만 아니라 아직도 사춘기에 접어들지 못한 소녀들도 나름대로 어려움을 느끼고 있다. 소녀들은 자신의 유방이 너무 크거나 작아서 걱정하거나 여드름, 키(특히 너무 컸을 때)에 대하여 걱정하게 된다. 이러한 걱정거리를 자기들끼리 서로 의논하거나 확인하려 하여도 충분히 경감되거나 안도하지는 못한다.

　소년들의 경우도 여드름, 키 등에 대하여 걱정하고 특히 키가 너무 작을 때 걱정이 심하다. 그리고 발기와 몽정에 대한 관심이 높아지는데, 어떤 부모·의사·학교 선생님들은 이러한 문제를 털어놓고 이야기할 수 있는 기회를 제공해 주기도 한다. 사춘기의 청소년들은 해부학적이거나 생리적 기능에 대하여 그릇되거나 받아들이기 어려운 걱정거리를 갖고 있다. 이런 불안과 관심들이 성인기까지 해결되지 못하는 경우도 있다.

　청소년들이 사춘기를 거치면 자신 나름대로의 신체상이 형성되는데, 소녀들은 초경이 시작된 지 약 2년 후이고 소년들은 변성이 완전히 이루어진 다음이다. 그래서 청소년들은 키가 크거나 작고, 뚱뚱하거나 말랐다고 느끼게 된다. 소녀들은 키가 큰 것을 창피하게 생각하고 소년들은 키가 작은 것에 실망하거나 부족하다고 느끼게 된다. 왜냐하면 키가 큰 소녀를 여성스럽지 못하다거나 바람직하게 보지 않으려는 사회적 편견이 있고, 키가 작은 소년은 남성답다고 생각지 않기 때문이다. 이러한 자신에 대한 신체상은 청소년기 동안 몇 년이 가기도 하고 평생 고쳐지지 않을 수도 있다.

자위행위에 대한 올바른 이해

　청소년기 초기의 소년들에게서 일어나는 발기현상이 소년들을 어리둥절하게 하고, 때로는 당황하거나 놀라게도 한다. 소년들은 교실에서 의자를 스칠 때 일어나는 발기현상에 대하여 점잖지 못하다고 느끼며, 한편으로는 발기 자체에서 쾌감을 느끼기도 한다. 소년 소녀들은 자전거 타기, 말타기 등과 같이 성적 활동과 무관한 행동에서도 성적 흥분과 오르가슴을 느낄 수 있다. 이런 생식기의 감각들이 스스로 성감대를 자극하거나 자위행위를 하도록 유도하기도 한다.

소년들의 80-90%는 청소년기를 거치면서 자위행위로 오르가슴을 경험하고 있으며, 이런 현상은 정상적 발기과정에서 소년들이 겪어야 할 성장과정이지만 아직도 사회 일각에서는 잘 받아들이지 않고 있다. 최근 서적들은 자위행위를 잘못된 행위가 아닌 정상적인 행동으로 기술하고 있다. 그러나 너무 심한 자위행위는 주의를 요하고 있으며, 죄의식이 수반되어서는 해롭다고 하고 있다.

자위행위를 금기사항으로 생각하고 있는 소년·소녀들은 죄의식을 느끼고 있다. 그렇지만 이런 죄의식이 꼭 정신병적 행동을 야기하는 것은 아니다. 노이로제나 정신병 환자들이 자위행위에 집착하거나 죄의식을 느끼고 있는 것은 그 원인이 자위행위 때문이 아니며 증상으로서 자위행위 등이 나타난 것이며 그 원인은 다른 곳에 있다. 그러나 아직도 이런 생각을 떨치지 못하는 이도 많이 있다.

자위행위는 소녀보다 소년들이 많이 행하며, 소녀들의 약 세 명중 한명이 자위를 하여 오르가슴(orgasm)을 느꼈다고 한다. 그 이유는 확실하지 않지만 여성의 성적 기능이나 구조 및 민감성이 남성과 다르기 때문이다. 뿐만 아니라 사회적 분위기도 여성의 성적인 충동을 수용하지 않으며, 또 남성의 음경과 달리 음핵은 자극받을 기회가 적은 것도 한 가지 이유이다.

『관능적인 여성』(The Sensuous Woman)과 본책 3장 사랑의 신체적 표현에서는 자위행위의 자세한 방법을 제시하고 있고, 킨제이(Kinsey)는 소녀들이 성적으로 성숙되었을 때 성교보다는 자위행위로 오르가슴을 즐기고 있었다고 보고하고 있다. 성 치료자는 오르가슴을 못 느끼는 성 기능 장애 여성에게 자위행위를 처방하기도 한다. 자위행위는 성적 자극에도 흥분되지 못하는 여성과 성적으로 충분히 흥분되나 오르가슴을 못 느끼는 여성에게 치료효과가 있다. 자위는 월경통이나 월경 전 증후군의 긴장을 해소시켜 줄 수도 있다. 요즘처럼 성적 개방풍조와 성혁명 시대를 살아가고 있는 여성들에게서 자위행위를 하는 숫자가 증가하고 있다.

자위행위를 한 청소년들은 처음 부딪힌 도덕적 갈등을 극복하지만 자위 이외의 또 다른 성 행동들에 대해서는 도덕적 궁지에 빠질 수 있다. 이럴 때 성인들이 청소년들의 도덕적 기준이나 가치에 대하여, 즉 청소년들이 수용해야 될 것과 안 될 것을 조언해 주어야 하나 실제로 조언받는 청소년들은 드물다. 우선 도울 수 있는 것으로서는 현재 청소년들이 부모나 성인들이 용납하지 않는 어떤 성 활동을 하고 있는데, 이 문제를 꺼낸다든지 청소년 자신들이 조절해야 될 성에 관한 생각을 접어두고 대신 자위행위는 성장기에 누구나 할 수 있다는 점, 해롭지 않다는 점, 사회적으로 수용적인 태도가 있다는 점, 쾌락이 따른다는 점, 손해보다 이득이 있을 수 있다는 점이 조언되어야 한다. 정신과 의사나 심리학자는 자위행위를 성장기 청소년의 정상적 행동으로 생각하고 있으며 성적 충동의 조절에 유용하고 자신의 성적 능력의 개발에도 도움이 될 수 있다고 보고 있다.

풀어놓지 못하는 성적 공상(충동)들

대부분의 청소년들은 성적으로 강한 충동을 느끼지만 이성과의 교제로까지 이어지지는 않고 있다. 그래서 소년들은 자신의 여동생이나 누나의 속옷에 눈길을 주거나 신체적 접촉을 시도해 보기도 한다. 그러나 이런 시도는 갈등과 죄의식을 불러일으킬 수 있다. 소년들은 도색 잡지의 나체 사진을 찾아보기도 한다. 또한 소년들끼리 모인 장소에서 자위행위를 자랑하거나 자신의 성적 경험을 미화시켜 떠들기도 한다.

청년기에는 동년배 이성 그룹과 의사소통이 잘 된다. 청년 초기에는 직접적인 성적 접촉을 기대하거나 자신 혼자만이 이성과 남겨지는 것을 바라지 않고, 같이 시간을 보낼 수 있고 또 대인관계 기술의 개선만으로도 만족해한다.

공상 또한 청소년의 성적 촉발을 돕는데, 이는 평생 동안 성적 흥분(arousal)을 돕는 역할을 해낸다. 소년과 소녀의 공상 내용이 다르며, 그 내용은 성적 태도와 밀접한 관련이 있다. 이러한 성적 공상에 대한 연구는 연구방법상 제한점이 많고 공상 내용을 밝히거나 회상하기 어려운 점들이 있다.

청소년들의 성적 촉발(흥분)은 혼자 있을 때 일어난다. 소년들의 경우 자위행위는 대개 공상에서 이루어 내는데, 공상 내용에는 누드의 여인·유방·성기·키스·애무 등이 포함될 수 있다. 소년들은 직접 알아내고 찾아내려고 시도하며, 사진, 실제로 벗은 여인 또는 성 행위 장면을 직접 보는 것이 공상의 출처가 될 수 있다. 공상 속의 여인은 그들이 알고 있는 여선생님이나 여배우 등일 수 있고, 대단한 성적 매력을 가진 여인들이 나타난다. 이런 공상이 성적 촉발(흥분)을 일으켜서 발기 상태에 이르고 자위행위를 하게 되는 것이다.

반면 소녀들의 공상은 사랑이나 낭만적인 소재를 다루고 있고 색정적인 면이 남성보다 덜 하다. 사랑에 빠지게 된 내용 등을 담고 있거나, 예를 들면 '우리는 눈빛이 서로 마주쳤고, 그가 다가와서 나와 함께 바닷가에 함께 가자고 했으며, 우리는 바다를 걸으면서 손을 잡았고, 별빛이 빛나는 밤에 키스를 하였다.'

또 이와는 다르게 소녀들도 누드의 남성이나 누드 여성의 사진을 보면서 성적 흥분을 하는 경우가 있으며, 공상 내용은 소년들과 달리 공상적인 신체적 접촉, 키스, 애무, 껴안기 등이다.

청소년들이 더욱 성장하고 성적 경험도 많아지면 실제적인 성교에 관심을 갖게 된다. 소년이 파티에서 한 여성을 만나 즉석에서 성교를 한다거나 한번에 여러 여성과 성 행위를 하는 공상을 할 수 있다. 소녀는 성교 경험 이후에 공상 속에서 사랑 행위를 더욱 분명하게 그려낼 수도 있다.

소년과 소녀들의 공상 내용 차이는 이성에 대한 견해의 차이이며, 소년들은 신체적인 성적 접촉, 즉 성교를 갈망하고 실제로 하거나 탐색하기를 바란다. 그러나 소녀들은 남자친구를 갖고 사랑에 빠지기를 원하고, 남자보다 성적 접촉에 관심이 덜한 편이다.

그러나 성적 경험이 있는 소녀들은 소년들처럼 또 그런 흥분을 경험하고자 하며 둘의 관계를 지속하려 한다. 소년들은 성교 경험이 있는 여성을 불량소녀로 생각하고 성교 경험이 없는 소녀들을 선량한 소녀로 생각하는 경향이 있다. 소년들은 소녀보다 약 2년 정도 빨리 성적 활동에 참여하고 사랑과 성을 별개로 생각하다가 청소년 후기쯤에는 사랑과 성의 대상이 합쳐진다.

우리 사회가 청소년에게 성적 표현을 자제하라고 하지만 오히려 매스컴과 어떤 부모들은 성적 표현을 부추기고 있다. 10대 딸을 가진 부모가 데이트하는 것을 권장하거나 예비 사윗감으로 자랑하는 경우도 있다. 소녀들에게 화장, 팬티스타킹, 브래지어 등의 착용을 권하고 미용 성형수술을 해주기도 한다. 소녀는 성적으로 자신이 원하거나 준비되지 않은 상태에서 즐겁지도 않은 성적 접촉이 데이트 중 일어날 수도 있다. 이처럼 부모의 영향으로 온 성적인 불안감은 성장해서 성 기능에 나쁜 영향을 미칠 수도 있다.

청소년의 성 경험

청소년이나 성인들의 성 행동 양상은 최근 사회적 변화로 급격히 변화되었으나 논쟁의 여지는 아직 많이 있다. 소렌슨(Sorenson, 1978)의 보고에 의하면, 미국 전국을 대상으로 한 표본조사에서 13세에서 19세 사이의 청소년의 52%가 성교 경험이 있으며, 소년은 59%이고 소녀는 45%이었다. 또 우리 나라 대기업 미혼 남성 500명을 대상으로 한 어느 신문사(1997) 조사에 의하면, 약 73%가 혼전 성교 경험을 하였다고 보고하고 있다. 이러한 결과는 성 태도의 변화, 즉 성 개방풍조와 성 혁명 등의 산물이다.

소녀들의 성교를 포함한 성 행위의 심리적 배경에 대하여 병리적이거나 심리적 문제가 있다고 생각하는 일반인들은 드물고, 대부분의 성인들이 소녀들의 성도 인정하고 스스로 책임을 질 수 있는 행동이라 생각하므로 소녀들 자신들은 자신의 신체적이고 심리적인 걱정을 회피하기 위하여 성교를 즐길 수도 있다고 한다.

청소년 시기에는 동료집단의 영향이 아주 크다. 집단 내 분위기가 성적 활동이 강조되면 청소년들은 다 따라가게 되며, 비행 소녀들의 경우 자기 패거리로부터 인정을 받으려고 성교시 즐거움이 없는데도 성교를 하는 과시적 행동을 보일 수 있다. 이는 동료들에게 맞서는 행동이 되기도 하며 나름대로의 자아를 강하게 해주기도 한다. 그리고 12세나 13세 때 왕성한 성교의 빈도에도 불구하고 임신을 안 하는 것은 초경이 시작된 후 약 6개월 내지 일년 동안에는 생식력이 없기 때문이다.

미혼모

혼전 임신은 성 문제 중 가장 심각하다. 혼전 임신한 소녀는 심한 정신적 고통이 시달리고 있으며, 불안 신경증이나 우울증 같은 정서 장애를 앓을 수도 있다. 그러므로 이런 미혼모는 본인 당사자나 가족들이 전문가와 상담과정을 거쳐 인공 유산을 시킬 것인지, 입양을 시킬 것인지, 낳아서 양육시킬 것인지를 결정해야 된다. 또한 출산 후 학교에의 복학 문제, 수업 결손을 보충하는 문제, 정서적 상처를 치료하는 문제 등도 전문가와 해결해야 된다.

미혼모를 상담해 주기 위해서는 그 원인을 알아야 되는데, 미혼모들의 대다수는 피임에 대하여 그릇된 지식을 가지고 있었거나 피임약을 제대로 사용하지 못하는 경우들이다. 그러나 어떤 소녀들은 피임 방법을 잘 알고 있는데도 불구하고 자신들이 임신하기를 바라기 때문에 임신이 된 경우도 있었다고 한다. 이렇듯 의식적으로 바라는 경우와 무의식적 동기에 의하여 임신이 되는 경우가 있는데 그 이유를 살펴보면 다음과 같다.

- 자신이 임신할 수 있다는 것은 성숙한 여인이 되는 것이므로 성인 임을 증명하기 위해서이다.
- 아기를 갖고 싶거나 사랑하는 사람을 소유하고 싶어서이다.
- 임신해 주기를 바라는 남성을 즐겁게 해주기 위해서이다.
- 자신의 문란한 성행동으로, 자신을 괴롭히는 부모에게 보복하려는 의도가 있다.
- 지긋지긋한 학교생활, 따분한 동네, 소외당하고 거절당하는 가정 으로부터 탈출하기 위함이다.
- 임신해서 아기를 갖기를 은근히 바라고 있는 부모를 안심시키기 위함이다.
- 결혼할 남자를 얻기 위함이다.
- 외로움과 우울로부터 탈출하기 위해서다.

이처럼 미혼모들의 동기가 몇 가지는 충족될 수 있겠지만 당사자에게는 전혀 이득 되는 것이 없다. 임신 초기에는 인공 유산 등으로 도움을 받을 수 있지만 입양되는 경우도 많다. 또 미혼모가 낳은 아이를 자기 혼자서 키우는 경우도 있는데, 대개는 생활보호 대상자 등으로 어렵게 생활하게 된다. 혼전 임신으로 결혼까지 하게 된 미혼모의 약 50%는 일년 이내에 이혼하고 만다고 한다.

미혼모들은 임신이 된 후에야 이것이 자신의 문제를 해결하는 것이 아니라는 것을 깨닫기도 하지만 이미 때는 늦었고 자신의 나머지 삶을 살아가는 데 무거운 짐이 되고 주변 사람과의 관계도 어렵게 된다는 사실을 깨닫는다. 그래서 인공 유산을 하는 경우도 법적으로 허용이 된다. 임신기간이 5-6개월이 지난 이후에는 출산 후 입양, 양육 등 또 다시 해결해야 될 문제가 남게 되고 심리적·정신적인 후유증이 남게 되고, 산모처럼 산후관리를 해야 되지만 그럴 처지가 못 되어 신체적 후유증까지도 떠 안게 되는 경우가 허다하다.

자신의 부모들이 자신의 입장을 전혀 이해해 주지 않았다고 느끼거나 심한 배척이나 학대를 받았다고 느끼는 데 대한 반항과 분풀이로 미혼모가 되었다고 해도 자신의 부모에 대한 죄책감을 느낄 수도 있고 그들 자신이 느끼고 있는 고민을 해결하기 위하여서는 상담이나 정신치료가 필요하다. 자신들이 임신하면 하는 공상이 현실로 다가왔으나 문제 해결은 되지 않고 더 큰 문제에 부딪쳤을 때 적절한 도움이 필요하다. 미혼모들이 인공 유산으로 자신의 아기를 잃어버렸을 때나 다른 사람한테 입양시켰을 때의 상실감으로 오는 슬픔은 상담으로 해결해 줄 수 있다. 또한 중도에 그만둔 학교를 다시 입학하는 문제와 교우 관계를 다시 회복하는 데도 상담이 필요하다. 그리고 또다시 발생할 수 있는 혼전 임신을 예방하기 위하여 피임에 대한 교육도 필요하다.

만약에 적절한 상담이 없다면 이들은 학교를 중도에 그만두어야 되고, 미혼모가 되어 아이를 키우며 정부의 재정적 지원을 받는 생활보호자로 전락할 수도 있고, 후에 아동을 학대하는 엄마가 될 수 있으며, 결혼하더라도 만족스럽지 못한 결혼생활을 하거나 이혼하거나, 또다시 미혼모가 될 수도 있다.

청소년의 피임

10대의 피임 방법으로 피임약 복용이 증가하고 있으며, 미국 내 여러 연구 보고에 의하면, 남성과 성적 접촉이 활발한 10대 소녀의 약 70%가 피임약을 한 번이나 그 이상 복용한 적이 있다고 한다. 그러나 이 소녀들은 일정하게 규칙적으로는 복용하는 것은 아니었다. 칸트너와 젤니크(Kantner와 Zelnik, 1972)는 약 20%만이 규칙적으로 피임약을 복용하고 있다고 보고하였다. 이는 피임약에 대하여 잘 모르고 있으며, 피임 방법으로 효과적이지 않다는 것을 의미한다. 그 대신 콜라 흔들어 질 세척하는 방법, 설사약을 사용하는 방법, 오르가슴을 피하는 방법, 질외 사정하는 방법, 기도하는 방법 등을 사용한다고 한다.

상담자는 피임을 하지 않는 청소년들의 생각을 알아둘 필요가 있다. 청소년들의 생각을 요약해 보면,

- 성교를 자주 안 하면 임신이 되지 않는다고 생각한다.
- 자신의 생식기능으로는 쉽게 임신이 안 될 것이라 생각한다.
- 임신기간이 아닌 안전시기에 성교를 했다고 생각한다.
- 피임기구 사용이 어렵다. 부모들이 발견하거나 구입이 용이치 않

다.

● 혼전 성교는 법으로도 금해 있고 윤리적·도덕적으로도 인정받지 못하며, 피임약을 계속 사용한다는 것이 정숙하지 못하다는 생각을 할 수 있으며, 또 설마 나한테 임신이 될까 하는 마음이 있다고 한다.

● 피임은 거추장스럽고 불편한 것으로 소녀의 25%는 피임이 몸에 해로울 것이라 생각하고, 소년들은 특히 콘돔 사용이 성감을 떨어 뜨린다고 생각하고 있다.

● 어떤 아이들은 무의식적으로 임신되기를 바라는 경우가 있다.

● 피임을 의사와 협의하여 하였을 경우 의사가 부모에게 통보할 것이라는 불신감이 있는 경우이다.

피임 방법 중 피임약 복용이 가장 용이하지만 약의 선택 또한 중요하다. 청소년들의 경우 성적 접촉이 많지 않으면서 피임을 해야 한다면 콘돔·페미돔·질정제의 사용으로 100% 효과적인 피임을 할 수 있다. 콘돔은 가격도 싸고 피임약을 복용함으로써 생길 수 있는 부작용도 예방할 수 있고, 또한 매독이나 에이즈(AIDS) 등의 성병 예방에도 도움이 된다. 최근 원치 않는 성 관계를 가진 뒤 72시간 이내에 응급피임약 노레보정을 복용하면 정자와 난자의 수정을 억제해 임신을 막게 하는 약을 2002년 1월부터 시판할 예정이다(조선일보, 2001. 11. 14).

성교육과 상담
청년기에 있어서 성적 적응, 즉 성적인 욕정에 대한 사회적인 부정적 태도와 억압은 청년들에게 걱정거리와 문제를 남겨준다. 그리고 신체적인 변화, 즉 유방의 발달(확대)·월경·몽정 등에 대한 적절치 못한 지식으로 괜한 걱정을 하는 경우도 있다. 자위행위에 대한 금기는 죄의식을 일으키기도 한다. 또 성이 추잡스럽다고 생각하면서 자란 청소년은 성에 대하여 불안해 하고 그로 인해 성적 즐거움을 떨어뜨리게 된다. 혼전 성교에 대한 사회적 관습은 새로운 갈등을 야기하며, 10대에게 피임기구 구입의 어려움은 좌절을 유도하며 피임기구 사용을 줄임으로써 원치 않는 임신이 더욱 늘어나게 된다. 그러므로 더 나아가 새로운 사회문제를 일으키게 되는 악순환을 밟는다.

청소년이 성적으로 활발하든 안 하든지 간에 그들 부모들과는 항상 불안이 내재해 있다. 부모들은 자신의 자녀들이 따라야 될 도덕적 규약이 있는데, 특히 혼전 순결의 경우 소녀들에게는 절대적이다. 그리고 부모들은 이런 규약에 도전하는 자신의 자녀들에게 분노를 느낀다. 또 부모들 자신들의 청년기 시절은 잊어버렸고, 그들이 자라던 청년기 당시의 자신들이 겪었던 성적인 실수가 자녀들의 올바른 성교육을 더욱 어렵게 만들기도 한다. 부모들이 그들 자녀가 성적 충동 조절에 실패할까 가장 불안해하는 시기가 바로 청년기이다.

청년기의 성적 성숙 정도는 가정 및 주변환경, 교우 관계 등에서 강력한 영향을 받아 청소년들의 성 행동·성 지식·성에 대한 태도를 변화시키며, 성 행동과 얽혀 있는 도덕성은 더욱 영향을 받는다. 성적 발달은 10대 초반에서 30대까지의 연령이 포함될 수 있으나 대부분의 사람들은 20대에 성숙한 성적 발달이 이루어진다.

성이란 쾌락적인 것만이 아닌 인격의 일부이며 청소년들에게는 자신의 주체성을 발견 · 확인해 보려는 발달과정상의 아주 중요한 문제이다. 즉, 인격 또는 성격의 한 부분으로서 인간의 성을 심도 있게 다루어야 한다. 그리고 성 교육자들은 청소년들 자신이 이성이나 동성에 대하여 느끼는 감정과 견해를 충분히 토론할 수 있도록 기회를 제공해 주어야 한다. 청소년들에게는 성에 대한 자신들의 가치관을 발전시키고 이해의 폭을 넓히기 위해서 이들의 성에 대한 태도 · 행동 · 욕구 등을 폭넓고 충분하게 이해해 줄줄 아는 어른과의 대화가 필요하다.

　성교육과 상담은 부모, 교사, 임상심리 전문가, 건강심리 전문가, 상담심리 전문가, 사회사업 전문가, 간호사, 의사 등이 각 기관이나 학교, 가정 등에서 실시할 수 있다. 교사, 성교육 상담 전문가, 정신과 의사, 의사 등이 교육 및 치료를 요하는 전문적인 상담, 치료는 아마추어가 아닌 훈련된 전문가들이 맡아야 한다.

'기침발작'

　25세된 신부와 28세된 신랑이 초야를 치르기 직전 신부의 '기침발작'이 계속되어 제주도 신혼여행지 병원의 응급실을 거쳤으나 별다른 이상 소견을 발견하지 못하고 비행기로 공수되어 순천향 병원에 응급 입원하여 기관지 내과 등을 정밀 진찰한 결과 정상소견으로 정신과에 입원된 신부가 있었다. 이 신부는 초야에 대한 두려움, 불안이 공포감으로 나타났으나 직접적으로 신랑에게 이야기할 수 없는 딱한 심정이 무의식적으로 자신을 방어해야 하는 히스테리성 기침 발작으로 나타났다. SOS로 간신히 초야의 상황에서 벗어났지만 자세한 면담 결과, 그 여성은 보수적인 부모 밑에서 성장하였고, 친

구들과도 성 지식에 대한 정보교환이 없는 등의 상태에서 자신의 처
녀막이 손상되면 그 고통이 어떨까? 혹시 순결 흔적(혈흔)이 나타
나지 않으면 과거가 부정한 여자라 생각하지 않을까? 등등의 불안
감이 기침발작을 일으켰던 경우였다. 후에 약간의 도움으로 정상적
인 성생활을 하고 있다고 전해들었다.

　이렇듯이 성 지식에 대한 무지나 극도한 불안감은 남·여 모두에
게 신체적 장애를 일으켜 성 기능 장애를 초래할 수도 있고, 이 환자
처럼 기침발작이나 다른 회피적 행동을 보이기도 한다. 특히 여성의
경우 오르가슴 장애나 질경 등이 나타나기도 한다.

2. 성 심리 발달사

성에 대한 인간의 관심은 약 3만 년 전의 석기 시대에 살았던 고대인의 벽화에서 부풀은 유방, 여성의 엉덩이, 성기 등으로 표현되어 있다. 그러나 그 이전부터 인류는 종족번식을 위해서든지 쾌락을 위해서든지 그 시대에 따라 성을 다르게 표현하였고, 남녀의 역할도 구분되어 있었으며, 나름대로 당시의 문화에 따라 유행했던 행동이나 규범 또는 규범에 어긋난 행동에 대한 처벌이 있었다.

또한 농경사회에 있어서는 일꾼이나 전투요원을 위해 종족번식을 원했으며, 남녀 비율에 따라 결혼제도도 바뀌곤 하였다. 그러나 인간의 성은 번식을 위해서도 필요하지만 성적 쾌락이나 부부간의 유대감을 결속시켜 주는 매개적 역할을 하여 삶에서 오는 스트레스, 고통, 괴로움 등을 발산시켜 주는 새로운 청량제가 되기도 하였다.

성적 활동에는 생리적·심리적 발달이 이루어져야 하지만 인간은 태어나서 사건들과 부딪치게 되며, 그러한 과정을 통해 성인들의 성적 행동들을 익히게 된다. 또 성장하는 동안이나 성숙한 성인일지라도 성에 대한 올바른 지식을 갖추지 못한 경우가 대부분이고, 성적 파트너에 대한 이해와 성적 태도, 성적 기호 등이 사람에 따라 다르므로 항상 혼란이 올 수 있다.

더욱이 우리는 빅토리아 시대처럼 성에 대하여 억압당하였던 유교 문화권에서 벗어나 있는 우리의 성 문화는 급속한 경제발전과 산업화 영향으로 여성의 사회진출이 늘고 외래문화와 더불어 성과 관련된 자극적인 문화까지 접하게 되었다. 그렇기 때문에 유교 시대에 성장해 온 부모님과 선생님들, 그리고 요즈음의 청소년들은 모두가 심한 갈등을 느끼며, 새로운 성 문화의 물결에 적응해야만 하게 되었다.

현 시대에 있어서 청소년과 성인들이 배워야 할 성에 대한 과제는 나이에 따라 다소 차이가 있지만 성의 생리학적·해부학적 지식의 결핍으로 인한 궁금증은 한둘이 아니었고, 그로 인한 무지한 행동 등도 많았다. 여러 사람들이 서로가 만족할 수 있는 성감대는 어디에 있는가? 어떤 성 활동까지가 정상적이고 또 비정상적일까? 우리 부부는 성에 대한 접근 방법이나 의사소통이 잘 되고 있는가? 잘못된 임신이나 원치 않는 아기가 생기면 어떻게 하며, 그 예방법은 어떤 것이 있는가? 에이즈(AIDS)나 매독 등에라도 걸리면 어떻게 하고, 어떻게 대처해야 하는가? 멋있고 환상적인 성생활은 어떻게 할 수 있는가? 성적으로 매력적인 사람이 되기 위해서는 어떻게 해야 되는가? 정력이 강해지기 위해서는 어떤 노력을 해야 하는가? 성생활을 할 수 있는 성교 자세는 얼마나 많은가? 법에서 금하고 있는 성추행, 강간, 간통은 무엇인가? 자위행위, 동성애, 관음증(voyeurism), 쿤닐링구스(cunnilingus), 페라치오(fellatio), 절편음란증(fetishism), 음부 비벼대기(frotteurism), 소아기호증(pedophilia), 유치증(hebephilia), 가학증(sadism), 자학증(masochism), 의상도착증(transvestism)은 어떤 것이고 나는 과연 어느 범위에 속하는가? 발기부전이나 오르가슴 장애는 무엇이고 치료는 어떻게 하는가? 짝사랑은 무엇이고, 실연당했을 때 대처할 수 있는 방법은 없는가? 임신이 되었다면 태아는 어떻게 자라고 어떻게 출산해야만 좋은가? 임신 전 지켜야 할 수칙은 무엇인가? 태교는 무엇이고 엄마의 건강이 신생아의 건강에 어떤 영향을 주는가? 임신 후 꼭 조사해야 할 검사에는 무엇이 있는가 등 수없이 많다.

　이상과 같은 수많은 질문과 의문은 성에 관한 지식을 습득함으로써 걱정이 완화되고 불안감이 씻어지며, 본인의 노력이나 상담자의 도움으로 그 문제를 해결할 수가 있다. 그러나 성의 문제는 개개인의 경험이나 기호에 따라 다를 수 있으므로 어떤 공식에 따라 그 문제가 풀리는 것은 아니다. 또 성과 관련된 사건이나 문제로 어렸을 적에 심한 심리적 충격을 받은 경험이 있는 사람은 전문가의 도움을 받아야만 그 문제를 해결할 수가 있다. 성에 대한 지식이 아무리 해박하더라도 성에 대한 경험에는 한계가 있다. 그러나 성에 관한 실습은 자유스럽지 못하다. 창녀와의 경험은 죄의식, 성병, 금전 낭비 등이 따르고, 그 외 다른 사람과의 혼전 성교는 사회적으로 비난의 대상이 되며, 미혼모 · 인공 유산 · 책임감 등의 문제가 따르게 된다. 게다가 성 행동은 은밀히 이루어지기 때문에 누구와 쉽게 협의하여 그 때 상황을 개선해 나가는 것도 쉽지 않다. 또 부인이 남편에게 성적 욕구를 표현하는 것이 여성으로서는 정숙하지 못하다거나 성 행위를 자주 하면 쉽게 늙거나 죽는다고 생각하는 일부 남성들의 그릇된 편견 때문에 부부간의 조화로운 성생활이 어려울 수도 있다.

　현재 우리가 당면하고 있는 성의 인식, 태도, 가치관 등과 이러한 심리적 · 행동적 태도 형성에는 그 당시의 사회, 문화, 정치, 종교, 과학 등의 배경에 따라 변화되어 왔고 사회적 · 윤리적 기준이 시대에 따라 다르고, 성 행동의 진단 기준도 바뀌어 왔으며, 현재는 신체적 · 정신적 건강과 함께 건강한 성생활도 삶의 질을 높여주는 생활의 우선 순위를 차지하고 있으므로 절대로 소홀히 해서는 안 될 우선 과제가 될 것이다. 이런 배경을 고대부터 현재, 미래까지 심리적 변천사를 살펴보겠다.

1) 고대부터 16세기까지의 성 심리

우리들은 보통 남자는 위에서 여자는 아래서 성 행위를 하는 것을 표준적 행동이나 모범적 행동으로 알고 있으나, 여성 상위 자세도 오래 전부터 있었다. 약 6천년 전 그리스의 하늘 신인 여성 너트 (Nut)가 땅의 신인 남성 게브(Geb)의 벌거벗은 채 누워서 음경을 하늘로 향하고 있는 자세 위에 있는 그림에서 나타난 '여성 상위' 자세나, 이집트 여신인 이시스(Isis)가 무릎을 꿇고 앉아서 남신인 오시리스(Osiris)의 음경에 입을 가까이 대고 있는 그림 등은 그 당시 사람들의 성에 대한 인식도를 반영하고 있다.『그리스 시대의 성생활』이란 책을 쓴 리크(Licht, 1932)는, 그리스 시대에는 전희 과정으로 어떻게 키스를 하였으며, 유방을 어떻게 애무하였는지를 자세히 기술하고 있다. 당시의 남성들은 여성의 두 귀를 잡아 당겨 키스를 하였으며, 첫날밤 신부와 침대가 아닌 꽃으로 장식된 곳에서 성 행위를 치른 다음에 신부를 침대로 옮겼다. 또 당시의 남녀는 겨드랑이나 성기에 있는 체모를 흉하게 생각하여 체모를 태우거나 뽑아 버렸다고 한다. 올리브 기름을 발라서 성감을 높였다고도 한다. 당시에는 남성에게도 동성애가 광범위하게 퍼져 있었으며, 여성 시인인 사포(Sappho)가 레스보스(Lesbos) 섬에 거주하고 있는 여성들과 동성애를 즐겼다고 하여 '레즈비언'(Lesbian)이라는 여성 동성애자의 호칭이 생겨났다.

이 당시 그리스에서는 의·식·주가 해결됨에 따라 성문화가 새로운 탈출구가 되었던 것 같다. 당시의 철학자 플라톤(Platon)과 아리스토텔레스(Aristotles)가 동성애의 원인과 장점을 논의한 바 있을 정도이다.

당시의 의사였던 갈렌(Galen)은 성교에 따르는 피로와 탈진감을 피하는 방법으로 성교 전 가벼운 운동과 가벼운 식사를 권하였으며, 성교 후 목욕을 하라고 권하고 있었다. 이러한 처방은 16세기까지 이어져 내려왔다. 그는 성교 전 기름을 몸에 바르는 것이 건강유지에도 좋다고 했다. 그는 '임질'이라는 용어를 처음 사용했고, 성 기능이 생리학적·심리학적 측면과 밀접히 관련되어 있다는 점을 처음으로 주장하였다. 생리적 설명에는 현대 이론과 차이가 있으나 심리적 설명은 근대 의학에서도 지지하는 견해를 당시에도 갖고 있었다. 그는 남성의 정액 보유 상태와 여성의 자궁 분비물 지연이 정신적 불균형을 초래하여 불안이 생긴다고 하였고, 성 관계의 유무와 히스테리 증상과는 상관 관계가 높고, 성 관계는 치료 효과가 있으며, 자위행위는 긴장을 이완시켜 준다고 하였다.

부인과 의사였던 소라너스(Soranus)는 패서리(pessary), 질 내 마개, 자궁경부 수축액 등으로 피임을 시도하여 당시에도 원치 않는 아기의 출산을 예방하였다. 이러한 피임 방법과 낙태약 등이 당시 광범위하게 사용되었다고 한다. 이러한 피임법의 발견은 과학적인 발전의 계기를 마련해 주었으나 다른 한편으로는 성적 타락을 부추겼고 인구가 줄어들어서 결국은 로마제국을 멸망하게 하는 원인 중의 하나가 되었다고 주장하는 사람도 있다.

15세기 초 플로렌스에서 시작된 르네상스 운동은 점차 이탈리아와 유럽 전역에 확대되었다. 르네상스의 인본주의는 인간존재의 새로운 의미를 부여하고, 개개인을 존중하며 개개인들은 자신만의 지각, 욕망, 충동 등을 갖고 있다는 사실을 인정하게 하였다. 그 결과 일상생활이나 예술, 문학 등에서 성이 자유롭게 다루어지기 시작했다. 그 당시 사람들은 동성애나 항문 성교를 즐겼고, 르네상스 시대의 초반기에는 창녀들도 출신 배경이 좋고 외모나 교양, 학문, 교육 수준 등이 높아 일반인들한테 영향력이 있었으며, 공개적으로 창녀 생활을 즐겼다고 한다. 그 당시 고급 창녀였던 임페리아(Imperia)는 뭇 남성의 추앙의 대상이었고 26세로 요절했을 때 로마 남성의 절반 가량이 슬퍼했으며, 존경의 표시로 교회 묘지에 안장했다고 한다. 또 베니스에 살던 고급 창녀 베로니아 프란코(Veronia Franco)는 당시 유명한 화가 틴토레토(Tintoretto)의 애인이자 친구였는데, 프랑스의 헨리 3세(Henry Ⅲ)가 베니스를 방문했을 때 그녀와 지낸 즐거움으로 자신의 초상화를 보내어 애정을 표시했다고 한다. 그녀는 여러 개의 외국어를 능수능란하게 구사했으며 교양을 잘 갖춘 여성으로서 의사와 결혼생활을 하면서도 공개적으로는 매춘생활을 하였고, 사랑하는 어느 남자에게 경의를 표하는 시를 써서 책으로 발간하기도 하였다.

매춘부는 시대나 사회적 제도에 따라 그 위치와 신분이 달랐는데, 르네상스 시대의 초기에는 존경이나 선망의 대상이 되기도 하였고, 바빌로니아(Babylonia)의 함무라비(Hammurabi) 법전에는 여성들이 신전에서 성직자나 참배객에게 매춘하는 것을 종교적이고 신성한 행위라고 생각하였다. 또 그리스 신전이나 일본의 신전에서도 성직자와 숭배자 간의 성적 관계는 성스럽고 신비로운 접촉의 근원이라 생각하였는데 이는 성적 욕망의 출구를 열어줌으로써 성직자들의 생리적 욕구를 해결하기 위한 제도였다고 생각된다. 기원전 6세기 초 솔론(Solon)이 아테네에 처음 공창제도를 만들었다는 기록을 비롯하여 시대마다 유사한 제도를 두었다는 기록이 있는데, 이는 그 시대에 있어서의 필요악이었을 것이다.

이처럼 한때는 매춘부에게 새로운 신분과 명성을 주기도 했지만,

16세기 초 성병인 매독이 번지면서 매춘은 금지되고 매춘촌은 폐쇄되었으며 매춘행위에는 벌을 주기 시작했다. 매독은 콜럼버스(Columbus)가 신대륙을 탐험할 때 같이 갔다가 돌아온 선원들에 의해서 전파되었고, 유럽 각지의 창녀들에게 급속히 확산되었다. 매독은 그 당시 사람들에게는 페스트와 같은 아주 전염이 강하고 무서운 몹쓸 병으로 인식되어서 성적으로 자유스러웠던 태도가 갑자기 바뀌게 되었던 것이다. 이는 최근 에이즈가 전 세계로 퍼지자 성적 접촉을 원하던 많은 남녀들이 행동의 제한을 받고 유곽을 멀리하는 심리적 배경과 유사하다.

그 당시 레오나르도 다빈치(Leonardo da Vinci)는 남녀가 성교하는 장면을 해부학적으로 스케치한 바 있었는데, 전혀 춘화도 같은 표현 없이 담담하게 묘사한 그림으로써, 당시 그는 성적인 관심이 적거나 무관심한 사람으로 생각되기도 하였으며, 뒷날 프로이트(Freud)는 성적인 에너지를 조각 등의 예술 활동으로 승화시켰기 때문이라 분석하기도 하였다.

성 기관의 인체 해부에 대한 관심은 펠로피어스(Fallopius), 드그라프(deGraaf), 바르톨린(Bartholin) 등에 과학적으로 구체화되었고, 그 결과 생식기관에 질병이 있는 환자들의 치료기술이 더욱 발전되었다. 바르톨린은 여성들이 성적으로 흥분하면 바르톨린선(Bartholin's glands)에서 분비물이 분비되어 남녀의 성교 활동을 원활하게 한다는 사실을 발견한 학자이기도 하다. 이와 같이 막연했던 성 생리 부분의 지식이 점차 넓혀짐에 따라 생체에 대한 반응과 심리적 반응과의 관계를 밝혀보려는 노력도 시도되었다.

매독의 만연은 당시 교회들이 성적 문란함을 방임한 데서 일어난

결과라고 생각한 캘빈(Calvin)은 청교도적 생각으로 죄를 짖는 성적 충동과 허약함을 극복해야 한다고 주장하였고, 루터(Lutter)와 같이 종교개혁을 제창하면서 비현실적이고 근거가 희박한 성에 관한 교리, 즉 수도사의 금욕생활, 순결, 결혼제도 등의 개혁을 주장하였다. 캘빈은 당시 금욕과 성적 방종 모두를 반대하고 쾌락을 위하여 노래 부르거나 춤추는 것, 폭음이나 폭식, 악담, 야한 옷을 입는 행위는 벌금에 처하거나 감옥에 가두었으며, 간통죄는 사형에 처하도록 하였다. 그리하여 캘빈 시대의 제네바에는 신을 모독하는 의상, 언어, 약물중독, 도박 등의 범죄는 찾아보기 힘들었다. 그러나 다른 기록에 의하면 사생아 출산이 늘었고, 캘빈의 의붓딸과 양자가 간통죄로 유죄판결을 받았다고 한다. 이처럼 종교적 입장에서의 성에 대한 견해 차이는 가톨릭과 신교가 갈라서는 획기적인 변천을 초래하였고, 성에 대한 암흑 시대가 시작되었다. 영국에서는 헨리 8세(Henry Ⅷ)가 왕위계승을 위하여 재혼을 해야만 했는데, 교황청은 이혼법을 내세워 영국 왕실의 청을 거부함으로써 캘빈 사상이 성공을 거두는 계기가 되기도 하였다.

2) 17세기 후반부터 18세기까지의 성 심리

17세기에는 데카르트(Descartes), 갈릴레오(Galileo), 케플러(Kepler), 뉴턴(Newton), 보일(Boyle), 후크(Hooke)와 같은 사람들의 등장으로 과학의 여명기를 맞이하였고, 성에 관한 새로운 인식이 싹트는 계기가 마련되었다. 르벤훅(Leeuvenhoek)은 1677년에 현미경으로 정자를 발견하여 영국 왕실 협회의 인정을 받았다. 데카르트(Descartes)는 성 문제를 합리적으로 접근하여, 남녀의 신체와 정서관계를 합리적으로 해석하였다. 그는 머리에 의해 마음이 조절되고 의지에 의해 정욕이 좌우된다고 하였다. 그리하여 신체와 정서 사이에는 일정한 상관 관계가 있으므로 머리로 마음을 조절하면 욕정적일 수 없는 감정상태를 유지할 수 있다고 하였다.

이러한 합리주의적 접근방법은 루이 14세와 계몽주의 철학자들 사이에 특히 각광을 받게 되었다. 그리하여 루이 14세는 당시 스페인 국왕의 딸과 결혼한 지 1년도 채 안 되어서 여러 명의 첩을 두기도 하였다. 또한 당시 프랑스에서 왕과 귀족들로부터 가장 존경받았던 니논(Ninon)은 그녀의 집에다 연애관계 학교를 개설하고 부인이나 첩을 다루는 기법으로서 여성의 심리, 구애하거나 유혹하는 법, 일시적 정사 사건을 끝내는 법, 생리와 성의 예술 등을 젊은 귀족들에게 가르쳤다. 또한 그의 지도를 바라는 소녀들에게 행동, 자세 및 정서적 표현 등은 조심스럽고 합리적으로 해야 한다고 가르쳤다. 즉, 당시 성 활동도 합리적·지적으로 조절할 수 있으며, 억압하기보다는 자제력의 문제라고 해석하였던 것이다.

자연주의적 입장에서 성 문제를 다룬 사람은 루소(Rousseau, 1750)이다. 그는 계몽주의적 입장에서 본 성은 너무나 합리적이어서 온정이 없다고 보고 낭만적·애수적·정서적 측면을 포함시켰다. 그는 인간은 선한데 인간이 살고 있는 사회의 제도들이 인간을 악하게 만든다고 주장하였다.

이러한 루소의 사상이 알려진 지 얼마 되지 않아 남태평양의 타히티를 탐험한 영국 선장 쿡(Cook, 1769)과 선원들에 의해 원주민들의 자유분방한 성 행동이 유럽에 전파되면서 기독교의 금욕주의적 교리는 배척당하기 시작하였다. 타히티의 원주민 중 11세된 소녀는 사람들이 보는 앞에서 소년과 성 행위를 하는 의식을 갖음으로써 성교육을 받고 있었으며, 성적으로 개방되어 있었다. 당시 프랑스인 탐험가 선장 브겡빌(Bougainville)이 전한 폴리네시아인들의 숨김 없고 통제되지 않은 자유 분방한 성 행동 또한 유럽사회에 영향을 주어 자유주의자인 철학자들로부터 금욕주의적인 기독교 교리를 버리기 시작하였고, 이후 유럽의 성에 대한 규준에 심각한 의구심을 갖게 하였다. 볼테르(Voltaire) 같은 작가들은 이러한 비인도적 규준을 공개적으로 비판하고 프랑스혁명 당시 법적 개정과 성적 자유를 요구하였다.

18세기 후반 디드로(Diderot), 라크로스(Lacros) 등은 현대적 심리학과 정신의학을 연구하는 사람들로서 계몽주의의 허무주의적 편견에서 벗어나 인간의 자연스러운 성적 문제를 다룬 바 있다. 이들은 성적 추동(drive)에 대한 임상적 연구를 시도하였다. 디드로는 동성애의 임상 연구를 시도한 바 있고, 라크로스는 여성의 성적 충동에 대한 견해를 밝힌 바 있다.

당시 자연주의의 영향을 받은 사드(Sade)와 같은 작가는 재봉사 여성을 매질하고, 15세된 소녀들을 매춘 알선하거나 매춘부를 때리고 최음제를 먹여 실험하는 등 잔혹한 행위를 하였으나 법적 제재를 받지 않았으며 후에 자신의 소설에서 섹스보다 더 위대하고 아름다운 것은 없고 섹스로서만 구원을 받을 수 있다는 견해를 밝힌 바 있는데, 그는 여성들을 학대하면서 즐거움을 만끽하는 성 도착증 환자였던 것으로 기록되어 있다. 가학증이라는 의미를 갖는 사디즘(Sadism)도 그의 이름에서 유래한 것이다.

헨리 8세의 재혼 문제로 교황청과 갈등이 생긴 영국에서는 성에 대한 사회·윤리적 변혁기를 맞게 되었다. 런던의 중심가 코벤트 가든(Covent Garden)에 있는 사창가는 전 유럽에서도 유명한 장소로서 당시 5만여 명의 매춘부가 고용되어 있었다고 한다. 이들은 파리에서 패션쇼를 주도하기도 하였으나 실패했으며, 당시의 패션으로 청색 양말이 유행하여 여류 문학자들이 청색 양말을 신기도 하였다. 당시 이름 있는 매춘부들은 런던의 왕립회원이나 고급 사교계에서도 활동했던 인정 받는 여성들이었다. 당시 런던에서는 신랑 신부가 교회의 승인 없이 자신들이 좋아할 때까지만 관계를 유지하는 비밀 결혼(fleet marriages)이 유행하기도 하였다.

감리교 운동가인 존 웨슬리(John Wesley)는 1738년 이러한 향연을 즐기는 사회적 풍토를 비난하고 합리주의의 허점을 지적하면서 대중들의 신앙심 부족을 탓하였다. 그의 금욕적인 설교는 일반인들에게 받아들여져 18세기 중반에는 왕가의 유태계를 뺀 전 국민의 결혼식은 성공회의 성직자에 의하여 집전되었다. 그리고 1780년에는 마부인 리드(Read)와 미장이인 스미스(Smith)가 항문 성교를 하다가 발각되어 손과 목에 칼날이 채워지는 형틀에 묶여 돌로 맞아죽는 가혹한 법의 심판을 받기도 하였다.

계몽주의 사상의 반대 운동으로 시작된 낭만주의는 계몽주의의 이성(reason) 중심 사상에서 벗어난 지적 혁명으로서, 이성적 판단 대신 정서와 본능을 강조하며, 지성적인 마음(mind)이 아니라 감정과 정서가 담겨 있는 마음(heart)을 강조하였다. 그 결과 개인의 욕망과 열정이 인간행동에 강한 충동적 힘으로 작용할 수 있었고, 개인의 감정과 생각이 강조되었으며, 남녀의 구별이 무시되었다.

19세기 초반 이후 현재 우리가 갖고 있는 결혼에 대한 견해가 바로 낭만주의 사상에 근거한 것이다. 즉, 결혼이란 두 남녀의 깊은 사랑 끝에 이루어지는 자연스러운 현상으로서 부부 모두에게 정서적인 욕구와 성적인 욕구를 만족시켜 줄 수 있고, 또 다른 낭만주의적 이상을 실현시켜 줄 수 있어야 한다는 것이다. 즉, 심리적 문제와 신체적 문제가 동등하게 중요한 요소로서 다루어져야 한다는 것이다.

낭만주의는 여성의 역할에 대한 종래의 관념이 바뀌는 전기를 마련해 주었다. 여성은 과거처럼 한 사람의 어머니, 부인, 주부 또는 매춘부가 아니라 자유스럽고 당당한 여성으로 나설 수 있게 되었다. 이러한 낭만주의 사상은 정서적이고 신체적인 양립성을 강조하여 사랑하는 사람은 정서적이고, 지적이고, 성적으로 매력을 느껴 서로가 합법적인 관계를 가질 수 있다는 생각을 갖게 된다. 그리하여 어떤 교회법이나 도덕적 규준에 얽매여 자신의 욕구를 억제하지 않아도 된다고 생각하게 되었으며, 애정이 있으면 성교를 할 수 있고, 충동이나 욕망의 표현이 즉각적으로 이루어져도 된다고 생각하게 되어 전통적으로 내려오던 혼전 순결의 도덕적 규준이 무너져버렸다.

이러한 정서적 문제를 이상화시킨 소설이 괴테의『젊은 베르테르의 슬픔』으로서 당시 사람들의 흥금을 울렸다. 이런 낭만주의의 영향은 바이런(Byron), 워즈워스(Wordsworth), 콜리지(Coleridge), 키츠(Keats), 셸리(Shelley) 등의 작품에도 잘 표현되어 있다.

낭만주의 사상은 결혼제도에도 영향을 미치게 되어 결혼을 하지 않고도 계속적인 성 관계를 갖는 자유연애(free love) 사상이나 남녀평등 사상 등이 움트는 개혁기를 맞게 되었다. 매리 월스톤크라프트(Mary Wollstonecraft)는『여성 권리의 정당함』(Vindication of the Rights of Women, 1792)을 출판하여 19세기의 결혼 개혁가들에게까지 영향을 미친 바 있다. 월스톤크라프트는 자유연애 사상을 신봉하였고, 혼전 성 관계나 혼외 성적 문제가 죄를 짓는 것이 아니라고 주장하였다. 공상적 사회개량주의자인 생시몽(Saintsimon)의

추종자 헨리(Henri)는 혼외 성적 관계를 아주 자연스러운 것이라고
하였고, 독일의 프리드리히 쉬레러마흐어(Friendrich Schlelermacher)
는 잘 맞는 배우자는 결혼 전 성적 실험을 통해서만 찾을 수 있다고 주
장하였다.

영국의 윌리엄 고드윈(William Godwin)은 일부일처 주의의 결
혼제도를 반대하였고, 영국의 로버트 오웬(Robert Owen)은 농사
를 짓고 수공업 단지의 조합에서 생활하면서 자유연애를 찬성하는
집단을 만들어 공상적 사회주의를 건설하려고 하였다. 이러한 사상
들이 미국에도 도입되었는데, 프랑스의 푸리에(Fourier)를 선봉하
는 『뉴욕 트리뷴』(The New York Tribune)지의 발행인 호레이스
그릴리(Harace Greeley)는 강력한 공상적 사회주의자였다.

푸리에는 1,620명이 공동으로 생활하는 집단촌을 건설하여 생활
하기도 하였다. 1843년도에는 미국 내에도 약 40개의 집단촌이 건
설되기도 하였으며, 그 후 한때 200여 개까지 생겨나기도 했지만 모
두 붕괴되어 버렸다. 그 중에서도 가장 잘 알려진 오네이다 공동생
활체(Oneida Community)는 뉴욕의 오네이다에 위치하고 있었으
며, 이 집단은 존 험프리 노이에스(John Humprey Noyes)에 의하
여 설립되었다. 이들의 목표는 남녀 사이의 사회적 관계를 개선하
고, 성적 질의 향상을 도모하며, 출산 조절을 통하여 우량 인간만을
출산하는 인간 개량법의 개발이었다. 이 집단의 창시자 노이에스는
완벽주의자였으며 그의 추종자들도 완벽주의적 병자로 취급받았다.
결혼은 중앙위원회의 동의가 있어야 했지만 남녀는 쉽게 맺어질 수
있고, 또 쉽게 바꿀 수도 있는 등 공동체 구성원은 누구든 부부가 될
수 있었다. 그리고 비과학적이지만 우량 인종을 출산시킨다는 목표
가 있었으며, 10대 소년들에게 피임 방법의 하나로서 사정을 중지하

거나 조절하는 기법을 가르쳐 주기 위하여 나이 많은 여성들과 관계를 갖게 하였고, 첫번째의 여성 파트너는 위원회가 직접 선정해 주기도 하였다.

3) 19세기의 성 심리

18세기 후반 영국에서는 다산정책을 강조하고 있었는데, 실용주의자인 맬서스(Malthus)는 『인구론』(1798)에서 인구 폭발로 인한 식량부족으로 재앙이 올 것이라고 주장하였다. 그리고 해결책으로는 30세까지는 성적으로 억제된 생활을 하고 30세 이후에 결혼을 하라고 하였다. 이런 그의 의견 개진은 사회 분위기와도 일치되지 않았고, 또 부적절한 논평이었지만 피임 문제를 대중적으로 거론한 공로는 있다.

인구 조절을 주장하던 학자의 모두가 금욕생활을 주장했던 것은 아니다. 1822년 산아제한 운동의 창시자인 프란시스 플레이스(Francis Place)는 성적 본능과 번식 본능을 구분한 사회적 이론으로 피임을 설명하였으며, 피임 방법으로 콘돔을 사용하는 것이 아니라 성교 중지법, 스펀지 및 템폰(tempon)을 사용하라고 권고하였다.

피임 방법으로 도구를 사용하는 것은 그 당시의 사람들에게는 강한 조소 반응을 일으켰을 뿐이었다. 당시 미국의 의학자 놀턴(Knowlton)은 『지손의 철학』(Fruits of Philosophy)에서 냉정하고도 도덕적인 입장으로 피임 방법을 설명하였으나, 그의 학문적 업적에도 불구하고 당국을 노하게 하여 벌금형과 함께 매사추세스 감옥에서 3개월 중노동형을 받기도 하였다. 놀턴은 성적 욕망을 적당히 즐기면 만족할 수도 있고 건강을 유지할 수 있는데, 성적 욕구를 거부하는 독신주의는 건강을 해치는 행위라고 설명했다. 그리고 피임 방법으로는 격막(당시 질 내 텐트라고 함)을 사용하고 성교 후 관수욕을 권장하였다. 이 책은 영국에서 음란물로 인정되어 판매업자가 유죄 판결을 받았지만 후일 사면되었다.

빅토리아 시대의 사상의 이면에는 당시 산업화의 영향으로 여성들의 일자리가 생겨 새로운 수입원이 생겨났으며, 노동자들은 일자리를 위하여 집을 떠나 있어야 하므로 매춘이 필요했고, 매춘은 여성들의 또 다른 수입원이 되어 경제적 힘을 갖게 하였다는 사회적 사정이 있었다. 경제력 향상으로 새로 형성된 중산층들은 과거에 겪어 보지 못한 안락함과 성적 쾌락을 즐길 수 있게 되었다. 또 당시 성적 방종을 부추기고 있었던 낭만주의 사상과 급진 사상이 여성의 경제적 해방과 더불어 빅토리아식의 성 윤리와 성적 억압을 촉발시켜 주는 계기가 되었다.

빅토리아 시대에는 가정의 신성함이 최우선으로 강조되었다. 당시 주부의 첫째 임무는 가정을 밝고, 편하고, 안락하고, 즐겁게 꾸밈으로써 세상이 싫어진 남편이 편하게 쉴 수 있도록 하여야 했다. 결혼제도와 가정의 중요성이 대두되자 남자는 성공하여 돈을 벌 때까지 결혼을 늦춰야 했기 때문에 결혼은 또 다른 경제적 · 사회적으로 스트레스를 안겨주었다. 사춘기 이후의 남성은 선천적으로 타고난 성욕의 자발적 표현이 가능하였으나 여성은 성적 욕구를 감추고 잠재워야 하였다. 아동들도 여성들과 마찬가지로 천성적으로는 고결하여 성적 감정이 없다고 하였으며 나쁜 친구나 버릇 때문에 순결을 잃는다고 하였다. 여성들과 아동들은 순결을 지키기 위하여 모든 유혹을 물리쳐야 하였고 성과 관련된 책이나 대화, 환경 등이 제한되었다.

당시에는 피아노 다리를 말총으로 짠 딱딱한 천으로 덮어 성적 자극을 일으키는 것을 방지하려고 하였으며, 문학에서도 다리라는 용어를 못쓰게 하여 사지로 표현했고, 당시 사지도 몇 겹의 속치마로 감추게 하였다. 여성의 젖가슴은 운동복으로 꽉 끼게 하여 볼륨이 없게 하였다. 또 식탁에서도 닭의 가슴이란 용어 대신 목이란 용어로 이야기해야 했다고 한다. 의사가 여자 환자를 진찰할 때에도 배라는 표현을 못쓰고 위라고 하여야 했다. 문학 검열이 심하여 당시 토마스 보들러(Tomas Bowdler)는 셰익스피어 작품에서도 음란한 부분은 삭제하여 번역하였고, 과학이나 의학잡지도 유통을 금하였으며, 1889년 『앨리스의 성 심리학 연구집 2편』(The Psychology of sex Ⅱ)은 영국 경찰에 의하여 몰수당했다.

빅토리아 시대는 자위행위를 비밀스러운 죄, 자기타락, 자기비난, 혼자서 짓는 악행 등으로 표현하였고 아주 유해한 활동으로 비난해 왔다. 당시 권위 있고 영향력 있는 비뇨기과 의사 액톤(William Acton)과 티소트(Tissot)는 자위행위는 눈이 멀고, 발기 부전(impotence)를 유발하고, 미치게 하거나 좌창을 일으킨다는 등의 불안감을 조성한 바 있다. 액톤은 임신중 성교를 하면 악행, 간질, 성적으로 조숙한 아동이 태어난다고 하였다.

이러한 피해는 정액의 손실 때문이라고 믿었기 때문에 1900년대의 의사들은 성적으로 특히 활발한 아동은 거세하였고, 각종 기계를 고안하여 상대의 성기에 접근하지 못하도록 하거나 발기가 되면 고통을 주는 반지모양의 고리를 착용토록 하기도 하였다.

성적 절약과 정숙을 추구하던 당시 영국사회에서는 거꾸로 사생아가 늘어났고, 매춘부가 활개쳤으며, 외설책이 출판되고, 스캔들이 난무했다. 마커스(Marcus, 1966)는 그중 빅토리아 시대의 신사의 회고록『나의 비밀생활』(My Secret Life)이란 외설 출판이 있었으며, 당시 네 번이나 영국의 총리를 지낸 윌리엄 글래드스톤(William Gladstone)의 일기책이 공개되면서, 그가 1840년부터 1854년 사이에 창녀들을 구조하려는 정책에 관심을 쏟았던 사실이 뒤 늦게 밝혀진 바 있다고 하였다.

당시의 난잡한 성 문란 행위는 상류층에 국한된 것이 아니었다. 그 당시 당국의 통계에 의하면, 1851년 영국과 웨일스에서 태어난 사생아가 42,000명으로 모든 가임 여성의 8%가 혼외 임신을 한 것으로 나타났다. 이 통계치는 보고되지 않은 자료와 임신 중절한 사례는 제외된 것이므로 실제는 그 이상일 것으로 추정된다. 1850년 당시 영국에는 뚜쟁이(핌프)가 5천명이나 되었고 창녀 수는 40만 명에 달했다고 한다. 1857년 경찰 당국의 보고에 의하면, 런던에만 2만 5천명의 창녀가 있었으며 영국과 웨일스를 합하여 당국에 체포된 창녀는 약 3만 1천 명이었다고 한다.

1870년대에는 빅토리아 시대의 도덕적 규준에 상반되는 외설문학『욕망의 로맨스』(The Romance of the Lust)가 자세한 성적 표현을 쓰고 있었다. 마커스(Marcus)는 당시 빅토리아 시대의 외설문학은 19세기 인간의 진정한 심리상태를 간파한 것이며, 금욕주의 사상의 쇄퇴 이유가 된다고 하였다. 그리고 인간의 성은 관 주도가 아니라 대중의 하위문화 속에서 우아하고 존경받는 불감증의 여성을 바커스 신의 여사제로 전환시키는 계기를 마련했다고 하였다.

4) 20세기의 성 심리

20세기는 정신분석학 이론을 발표한 프로이트(Freud)의 출현, 제
1차 세계대전의 발발, 여성의 사회·경제적 해방, 급속한 산업화와
매스컴의 발달 등으로 급진적 성문화의 발달을 초래하였다.

18세기 후반 프랑스 정신과 의사 모렐(Morel), 마그낭(Magnan),
샤르코(Charcot) 등은 전통적인 도덕성을 강조하여 관습에 의하지
않는 성 행동은 성 도착증이라고 하였다. 러시아·독일·오스트리
아 의사들도 성적 규준에서 벗어난 모든 행동을 성적 정신병리학이
란 개념으로 비난하였다.

그러나 프로이트는 "성의 이론에 대한 평론"(Three Essays on
the Theory of Sexuality, 1905)에서 리비도(libido) 이론을 소개하
였고, 리비도는 그의 성격 이론 중 이드(id), 즉 원초적 자아에 자리
잡고 있는 성적 에너지로서 성적 이상은 유아기 때 생긴 정신적 외
상(충격)에 의한 영향의 결과이지 타락이 아니라고 주장하였다.

당시 영국의 엘리스(Ellis)는 『성의 심리』(The Psychology of
Sex)라는 책을 7권 출판하였는데, 당시 외설물로 당국에 의하여 고
발당하기도 하였으며, 1935년까지는 의료전문가만이 읽을 수 있도
록 법적 제재를 받은 바 있다. 그럼에도 불구하고 전 유럽과 미국 등
지에 널리 알려졌으며, 프로이트와 교류하였고, 후일 성교육 및 여
성운동의 투사 중 손꼽히는 학자로 기록되었다.

당시 독일 베를린의 블로흐(Bloch)는 성병 전문의로서 후에 성
개혁운동에 활발히 참가하였고, 광범위한 저서 중 『우리 시대의 성
생활』(The Sexual Life of Our Time, 1907), 『성 과학의 편람 1,
2, 3』(Handbook of Sex Science in its Totality, 1912-1925)을 남

긴 바 있다. 그리고 베를린의 의사인 허쉬펠트(Hirschfeld)는 일반 의사로서 '성적 심리 장애'의 대가가 되었는데, 그는 동성애에 특히 관심이 많아 동성애의 심리적·사회적 문제를 다루었으며, 동성애 자에게 가해지는 법적 박해는 공평치 못하고, 비합리적이며, 비인간 적이라는 점을 특히 강조하였다. 그는 1897년 과학-인간위원회를 세우고 동성애자들에 대한 과학적 연구를 진행하면서 동성애자들을 실제로 도왔으며, 엘리스·프로이트·블로흐 등과 함께 독일의 반 (反)동성애 법안 철회운동에 나섰다. 그는 1919년 새로운 민주독일 정부의 탄생과 함께 성 과학연구소를 허가 받아 실험실과 많은 성적 수집물과 도서관을 갖춘 연구소에서 일반인들을 대상으로 상담과 치료를 해주었으며, 가난한 환자는 무료로 시술해 주었다. 1921년 허쉬펠트는 국제 성 개혁위원회를 발족시키고 1928년에는 세계 성 개혁연맹으로 발전시켰으며, 여기에는 프로이트·러셀(Russell)· 린드제이(Lindsey) 등과 같은 성 개혁론자가 대거 참가하였다. 1933년 허쉬펠트의 연구소는 히틀러(Hitler)의 나치 정권에 의해 급 습당하여 수집품과 책 등이 모두 불타고 파괴되었다. 그리고 동성애 자들에 대한 박해는 심해졌으며, 심지어 집단으로 살해당하기까지 했다. 그러나 허쉬펠트가 사망한 후인 1960년에 그의 노력이 빛을 보게 되어 독일에서 반동성애 법안이 폐기되고 동성애자들은 성적 으로나 시민으로서의 권리를 갖게 되었다.

성병에 관한 연구 노력으로 바세르만(Wassemann)은 1906년에 매독 검사법을 개발하였고, 1910년 에흐리히(Ehrlich)와 하타 (Hata)는 처음으로 매독의 치료에 성공하였다. 그리고 1928년 플레 밍(Felming)에 의하여 발견된 페니실린(Penicillin)은 현재까지도 매독의 효과적인 치료방법으로 이용되고 있다.

제1차 세계대전으로 도덕적 질서가 흔들리고 성적 자유사상이 더 높아갔다. 여성은 속박된 전통적 성역할을 거부하고 해방되기 시작했다. 인류학자인 말리노스키(Malinowski)와 미드(Mead)가 태평양 연안 섬의 트로브리아(Trobria)와 사모아(Samoa)의 원주민을 대상으로 1920년대부터 1930년대에 걸쳐 실시한 성문화에 관한 연구보고서는 서구식으로 생각하는 보편적인 남향성과 여향성이 아니었으며, 새로운 도덕적 과제에 대한 자료를 제공해 주었다. 그리고 성적으로 잘 참는 것이 도덕적 타락을 막아주는 것은 아니라는 사실이 입증되었다. 포드(Ford)와 비치(Beach)는 광대한 양의 인류학적 자료를 모아『성 행동의 유형』(Pattern of Sexual Behavior, 1951)이라는 책으로 출판하였다.

미국의 킨제이(Kinsey)는 인디애나 대학에서 1938년에 학교 내 자원봉사자들의 도움을 얻어 수천명의 성 발달사를 수집하였고, 1939년에는 학교 외곽의 조그만 마을의 주민과 교도소 재소자들을 대상으로 자료를 수집하였다. 연구수행을 위해서는 더 많은 시간과 연구자금이 필요하다는 것을 느끼고, 학교 · 공공기관 · 개인기관 등의 도움을 얻어 그의 동료 포메로이(Pomeroy), 마틴(Martin), 겝하드(Gebhard) 등과 더불어 1947년 성 연구소를 개설하였다. 그리고 1959년에는 개별 면담을 통하여 약 18,000명의 개인 성 발달사 자료를 수집하였다.

이러한 방대한 자료는『남성의 성 행동』(Sexual Behavior in Human Male, 1948)과『여성의 성 행동』(Sexual Behavior in Human Female, 1953)으로 출판되었다. 이 책에서는 연령과 직업에 따라 인구론적 분류를 실시하였는데, 이 결과에서 놀랄만한 성 행동 범위가 밝혀졌다. 즉, 그 당시 미국의 성에 관한 법률이 대부분비현실적이라는 사실이 밝혀졌다. 예를 들면, 동성애 성향의 행동이 아주 넓게 퍼져 있었으며, 이는 사람들이 주장하는 성 도착 행동이 아니라 많은 남성과 여성들에게 동성애 및 양성애적 성향(이성애＋동성애)이 정도의 차이는 있지만 잠재적으로 존재한다는 사실이 밝혀졌다. 또한 이 책에는 성반응의 생리현상에 대한 새로운 지견(知見)과, 선행 연구자들의 연구 결과에 대한 비판이 수록되었다.

킨제이의 연구 보고서 출판은 좋은 평가를 받았고 선풍적 인기를 얻었으며, 그는 용기 있는 학자로서 칭송받았지만 또 한편으로는 분별없고 파렴치한 심성의 파괴자라는 비난도 받았다. 1956년 킨제이가 사망한 후 겝하드(Gebhard)의 주도하에 연구소는 계속 유지되어 『임신, 출산 및 유산』(Pregnancy, Birth, and Abortion, 1958), 『성 범죄자』(Sex Offenders, 1956), 『남성 동성애자』(Male Homosexuals, 1974) 등이 출판되었고 현재도 계속 유지되고 있다. 마스터즈(W. H. Marsters)는 산과학과 비뇨기과학을 전공하였고 세인트 루이스에 있는 워싱턴 대학 의과교수로서 호르몬 연구를 시작하여 1954년에는 인간의 성 반응을 직접 관찰하였고, 1957년에는 존슨(V. E. Johnson)과 함께 연구를 수행하여 1959년에는 창녀 118명과 남창 27명을 대상으로 약 20개월 동안 성적 불만에 대한 임상적 연구를 실시하였다. 그 중 여성 8명과 남성 3명에 대해서는, 실험실을 침실처럼 꾸미고, 심리적 · 생리적 변화를 측정하였다.

마스터즈는 처음 실험에 이어 1964년에는 생물학 재단의 후원으로 성교시 해부학적 반응과 성반응을 일으키는 힘과 지속시간에 생리적으로 차이가 있는지를 연구하였다. 이 때는 창녀가 아니라 정상 자원자를 대상으로 연구하였는데 여자 382명, 남자 312명이었으며, 그중 276쌍의 부부가 각종 연구에 참여했으며, 독신여자는 106명

(25명 미혼, 81명 결혼 경력), 독신남자는 36명(19명 미혼, 17명 결혼 경력)이며, 연령 분포는 18세에서 80세까지였다. 이들 자원봉사자들은 실험실에 있는 동안 성 활동과 성 반응들이 관찰기록되었으며, 직접 사진을 찍어 두기도 하였다. 이 실험은 약 10년간 대학교의 재정 지원으로 이루어졌으며, 그 결과로 『인간의 성반응』(Human Sexual Respose, 1966)이 출판되었다.

이 연구 결과는 성에 대한 잘못된 편견이나 신념, 허구 등을 밝혀냈으며, 전통적 신념에 대한 일종의 도전이었다. 특히 여성의 성 반응에 대한 정신분석적 가설들은 틀리며, 성 반응은 직접적인 생리적 사실에 근거하고 있다는 점이 밝혀졌다. 마스터즈와 존슨은 1959년 인간의 성 기능을 좀더 연구하였으며, 만약에 결혼하지 않았거나 성적 파트너가 없으면 대리 파트너를 치료에 참가시켜, 아주 효과적이고 획기적인 치료기법을 담은 『인간의 성적 부적응』(Human Sexual Inadequacy, 1970)을 출판하였고 이는 현재도 임상에서 많이 사용되고 있다.

하이트(Hite)는 『하이트의 여성 성 보고서』(The Hite Report on Female Sexuality, 1976)에서 24%의 여성은 성교중 전혀 오르가슴을 느끼지 못하며, 95%의 여성이 자위행위로 오르가슴을 느낀다고 보고하였고, 여성의 성적 만족을 위해 남성이 반드시 필요한 것은 아니라고 하였다. 또한 『하이트의 남성 성 보고서』(The Hite Report on Men and male Sexuality, 1981)와 『여성과 사랑』(Women and Love, 1987)이라는 보고서를 출판하였는데 여성의 성은 정서적으로 영향을 많이 받는다고 결론지었다. 그리고 『왜 여성은 여자를 싫어하는가』(Why Women Dislike Female, 1999)에서 여성들 사이에는 성적인 여러 금기의식이 있고, 그것은 보이지 않는 버릇인데, 그 버릇은 경쟁심리를 만들어 내어 여성들 사이를 갈라놓는다는 이론이다. 이런 금기는 남성 중심사회에서 살아온 어머니의 성적 태도 때문이며, 어머니는 성문제는 아버지와 대화하는 것이지 딸과는 대화해서 안 된다는 생각들 때문에 무의식중에 딸의 성적 인식의 발달을 저해하게 되고, 딸은 자신의 육체에 대해서는 친밀감을 가져서는 안 된다는 사회적인 메시지를 배우게 된다는 것이다. 그러므로 성장하면서도 다른 여성에 대해 심리적으로 성적인 부분을 감추게 되므로 동료와 솔직한 관계를 어렵게 한다는 것이다. 따라서 여성은 동료들끼리 서로 스킨십을 포함한 신체적 애정을 감추지 않고 대화하는 것이 필요하다고 주장하였다.

5) 21세기의 성 심리 예측

21세기는 경제적·산업적 발전으로 인한 개인의 소득향상, 여성 지위와 사회적 역할의 확대 등으로 남성 중심의 사회가 약화되고 가정 내에서 기존의 성 역할 균형이 깨어져 여성 우위의 가정이 증가될 것으로 예상된다. 이러한 여성의 역할 변화는 낮은 출산율로 이어질 것이며, 에이즈 치료약의 개발은 동성애와 성적 자유를 부추길 것이고, 혼전 순결이나 결혼, 이혼 등에 대한 태도 변화가 심화되어 혼전 동거나 결혼 후 남녀가 쉽게 헤어지고 만날 수 있게 될 것으로 예상된다. 이런 성적 자유 및 윤리관의 변화로 사생아 및 미혼모, 이혼부모에 의한 아동 유기, 결손가정 등이 증가될 것이다. 또 에이즈 정복 후 또 다른 무서운 성병이 출현될 가능성도 없지 않다.

그러나 투약에 효과가 있는 남성의 경우는 자신의 성생활 패턴과

부인의 성생활 패턴을 무시하고 무리한 행동을 하여 부인으로 하여 금 질염, 자궁내막염, 방광염 및 신우염 등에 감염되기 쉽게 할 것이다. 더구나 갱년기를 넘어선 부인의 경우 질 내의 바르톨린 분비가 잘 안 되고 건조하여 질 손상 등도 주의하여야 할 것이다. 부인이 이런 성교로 인한 고통 때문에 성생활을 회피하면 남편은 자신의 성적 만족만을 위하여 사창가나 혼외 문제를 일으킬 수도 있다. 그리고 남편의 강압적인 성교로 부인에 의하여 강간으로 고소되는 남편의 숫자가 늘어날 것이다.

원만한 성생활이란 발기상태를 계속 유지할 수 있다고 해서 이루어지는 것은 아니라는 점을 부부 모두가 알아야 하고, 오르가슴은 서로의 기분에 좌우된다는 것을 꼭 깨달아야 된다. 특히 여성은 직접적인 성적 자극뿐만 아니라 정서적 상태, 즉 무드에 의하여 더욱 지배받는다는 점을 항상 유의해야 하고, 이런 점에 미숙한 부부는 성생활 방법을 다시 지도받아야만 질적으로 만족스러운 성생활을 유지할 수 있을 것이다. 또 부부생활을 약에 의존하다 보면 약물의 존이나 약물남용자가 늘어날 수 있으므로 기질적 문제는 비뇨기과 전문의의 치료가 필요하고, 심리적 문제를 갖고 있는 사람들은 성치료 전문가인 임상심리전문가나 정신과 전문의의 도움이 필요할 것이다.

남성 동성애자들이나 여성 동성애자들은 성 전환 수술을 시행하고 부부의 법적 지위를 획득하려 할 것이며, 동성애자들의 사회적·경제적 지위도 높아져 징치적으로 영향력 있는 지위에 오를 수도 있을 것이다. 우리 나라의 경우 결혼 적령기의 남자가 여자보다 많아 결혼을 못하거나 연상의 여자, 이혼녀 또는 외국 여성과 혼인하는 남자도 증가될 전망이다.

청소년들이나 성인들의 사이버 섹스, CD-ROM, 컴퓨터 게임과 인터넷을 통한 성적 활동이 증가될 것이며, 성도착증이나 잘못된 성 정보들을 받아들여 충동적 행동으로 성적 비행이나 성 범죄를 저지를 수도 있고, 컴퓨터를 통한 섹스에 중독된 나머지 혼자서 비밀스러운 죄를 짓는다고 생각하여 대인관계를 회피하고 정신분열증적 사고에 빠져 정신병을 앓을 수도 있을 것이다.

청소년들에 대한 피임교육이 학교 내에서 강화될 것이며, 쉽게 피임기구를 구입할 수 있을 것이다. 또한 가족법이 바뀌어 간통죄 등이 없어지고 성 전환자들의 부부 인정 등과 같은 가족법의 법적 변화가 있을 것이다.

배가 고플 때에 밥을 먹으면 포만감이 있지만 포만감이 사라지면 더욱 맛있는 음식을 찾아다니는 버릇이 있듯이, 성적 욕구는 다양하여 집단성교, 부부교환, 소아기호증 등이 늘어날 것이고 또 다른 새로운 성행동을 추구하며, 자신의 기호에 맞는 새로운 성적 파트너를 동경하게 되거나 찾아다니게 될 것이다. 그 결과 가치관의 변화나 그 변화에 따라 성에 관한 사회적 · 도덕적 변화도 뒤따를 것으로 예상된다.

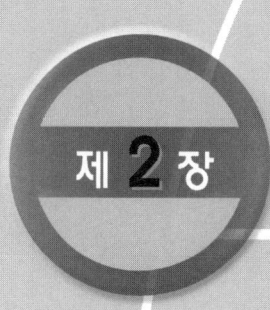

제 2 장

인간의 성 기관에 대한 생리적 체계

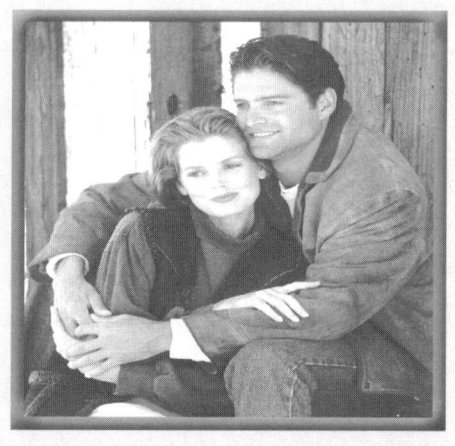

1. 여성·남성의 결정

1) 성 분화과정

일련의 태아기에 있어서의 성 분화과정은 다시 되돌릴 수 없는 비가역적인 과정이며 어느 특정한 시기까지 성차가 없던 성샘, 생식관, 외부생식기, 뇌라고 하는 각 기관은 어떤 열쇠가 되는 작용에 의하여 남녀에 있어서 다른 기관 형성으로 진행되어가는 것이다. 각각의 성 분화의 열쇠가 되는 요인으로 성샘의 성 분화는 Y 염색체상에 있는 유전자, 생식관과 외부생식기의 성 분화는 고환에서의 호르몬, 그리고 뇌의 성 분화도 고환에서의 남성 호르몬이 그 열쇠를 쥐고 있다. 이상의 과정에서 공통된 원리는 이들 열쇠가 되는 요인이 작용한 경우가 남성형의 각 기관이 형성되고, 이들이 존재하지 않거나 혹은 어떤 원인으로 작용하지 않는 경우에 여성형의 각 기관형성이 되는 것이다.

뇌의 성 분화과정에서는 고환에서 분비되는 남성 호르몬에 뇌가 노출되면 남성의 뇌로, 노출되지 않으면 여성의 뇌가 되어간다. 뇌의 성 분화기는 인간에 있어서 태내 4개월에서 7개월 사이의 3개월간이며 대부분의 뇌의 성 분화하는 이 시기에서 시작되어 출생 후까지 계속된다.

뇌의 성은 유전자의 성과는 독립되어 있다. 즉, 형성되는 뇌가 남성인가 여성인가는 생식기의 성과는 관계가 없다. 안드로겐(androgen)이 정상보다 많으면 여성 태아일지라도 뇌는 남성화되며, 반대로 안드로겐이 적으면 남성의 태아더라도 뇌는 여성화되어

미분화 상태의 성

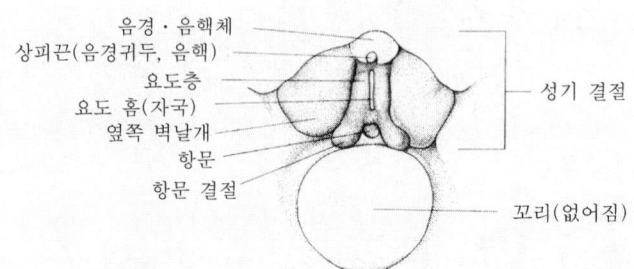

음경·음핵체
상피끈(음경귀두, 음핵)
요도층
요도 홈(자국)
옆쪽 벽날개
항문
항문 결절

성기 결절

꼬리(없어짐)

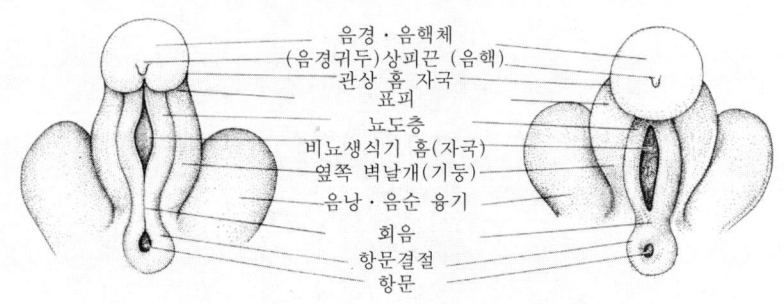

음경·음핵체
(음경귀두)상피끈 (음핵)
관상 홈 자국
표피
뇨도층
비뇨생식기 홈(자국)
옆쪽 벽날개(기둥)
음낭·음순 융기
회음
항문결절
항문

성숙된 상태의 남성·여성

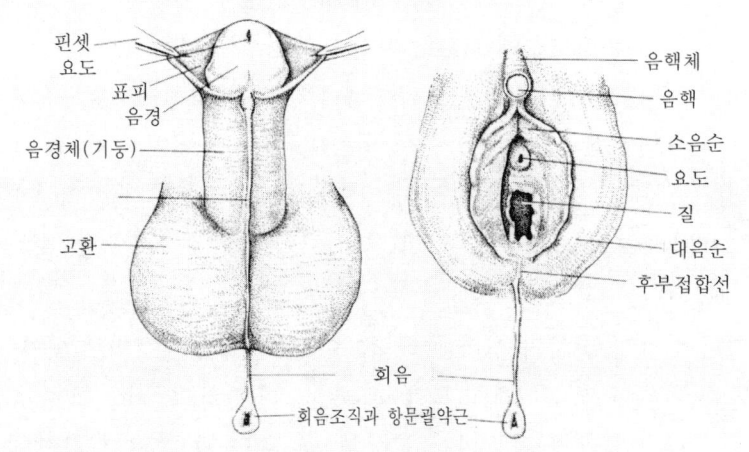

핀셋
요도
표피
음경
음경체(기둥)

고환

회음
회음조직과 항문괄약근

음핵체
음핵
소음순
요도
질
대음순
후부접합선

[그림 2-1]   남녀 외부 생식기의 분화과정

유전자의 성과 뇌의 성이 달라지는 비극이 생기게 된다.

　뇌의 성 분화가 중요한 것은 그 방향성에 차질이 생기면 유전적 성, 성의 자기인식, 성 행동의 삼자 간에 심한 갭이 생기기 때문이다. 유전적으로 남성으로 음경도 가지고 자신을 남성으로 자인하면서도 성의 대상으로 남성을 선택한다든가, 해부학적으로는 여성이면서 행동은 남성과 같아서 성의 대상으로 여성을 선택한다고 하는 비극에 직면하게 된다. 생후 4년간의 육아방법의 문화적 요인에 의해서도 뇌의 성 분화가 영향을 받는다.

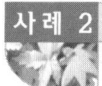

사례 1 뇌하수체와 성 기능 장애(성기능 항진증)

　46세의 가정주부이며 대졸학력으로 남매의 어머니며 신장은 158cm이고 체중은 72kg으로서 풍족한 생활을 하고 있었는데, 약 6개월 전부터 성욕이 항진되어 남편에게 수시로 잠자리를 요구하더니, 주차장에 세워둔 자동차 안에서, 자신의 집 옥상에서, 대낮에 애들이 옆방에 있을 때도 수시로 성생활을 요구하는 등 행동의 변화를 보였으며, 그 당시 냉장고 안에 예전에는 잘 먹지도 않던 과자, 빵 등을 사다 놓고 혼자 계속 먹는 행동으로 체중이 약 10kg 이상 늘어나는 현상 등 이해할 수 없는 행동이 나타나자 정밀검사 결과 뇌하수체에 악성 종양이 발견되어 수술을 받은 사례도 있었다.

사례 2 뇌하수체와 성 기능(임포텐츠)

　항상 운동도 즐기는 54세의 남성으로 학력은 대졸이며, 신장은 171cm, 체중은 68kg으로서 건강상 별 문제도 없었으며, 자신의 사업상 스트레스도 없었는데 성욕이 떨어지고 발기가 잘 안 되고 하여 이제는 늙었구나 하고 자포자기하였으며, 이런 저런 노력도 해 보았고 부인의 적극적 성적 자극에도 별 반응을 보이지 않자 자신의 가까운 친구와 의논 끝에 뇌하수체 기능 검사 결과 기능상 문제로 MRI 검사를 받은 결과 신경외과에서 뇌하수체 양성 종양 수술 제거 후 정상적인 기능을 회복한 사례도 있다.

2) 호르몬과 성

남성과 여성의 성 호르몬   성의 유전적 결정은 X나 Y염색체
가 관장하고 있기는 하지만 나머지 분화는 성 호르몬의 작용과 조절
에 달려 있다고 본다. 거의 모든 종류의 성 호르몬의 분비조절은 뇌
의 하단부에 위치한 뇌하수체 전엽(anterior pitutary)에서 행한다.
역시 유전적인 프로그램에 의해 진행되는 이 호르몬의 생산은 뇌의
작용에 의해 조절이 이루어지고 기능이 활성화되기도 한다.

성 염색체에 의해 성이 결정될 때에도 어떤 물질의 추가, 즉 Y 염
색체의 존재가 있어야 남성으로 발달되었던 경우와 마찬가지로, 호
르몬 작용에 의한 성의 분화에도 어떤 물질의 추가라는 조건이 성립
되어야 남성으로의 발달이 진행된다. 남성 호르몬인 안드로겐
(androgen)의 존재 여부가 관여하는데, 이 안드로겐의 생산과 분비
가 이루어지지 않으면 태아의 생식기구조는 염색체상의 유전적인
성과는 관계없이 결국 여성으로 분화하게 되어 있다.

남성으로의 성 발달이 안드로겐의 분비에 의해 결정되고 있는 반
면 여성으로의 성 분화는 호르몬 분비작용과는 무관하다.

남성과 여성은 양쪽 모두 성과 관련된 호르몬으로 안드로겐, 에스
트로겐(estrogen), 프로게스테론(progesteron)을 각각 분비하는 것
으로 알려져 있다. 남성과 여성 간에 존재하는 호르몬 분비와 차이
는 이들 호르몬 분비의 절대량에 있는 것이 아니라 오히려 그 상대
적인 분비량이나 균형에 기인하고 있다. 남성과 여성 모두에서 안드
로겐과 에스트로겐의 분비가 확인되고 더욱이 여성들에게서 성욕이
나 성의 쾌락을 느끼게 해주는 요소가 여성 호르몬인 에스트로겐이
나 프로게스테론이 아니라 안드로겐의 효과인 것으로 밝혀진 것은

재미있는 발견이다.

첫째, 난포자극 호르몬(FSH: folicle-stimulating hormone)은 고환과 난소의 정상적인 성장을 촉진한다. 이 난포자극 호르몬은 추후에 성인의 여성에서 진행되는 배란에 필수적인 요소이며 성숙하고 있는 난자(난세포)를 둘러싸고 있는 각개의 난포(folicle)가 에스트로겐을 분비하도록 유도하는 기능을 갖고 있다. 성인 남성의 정자 형성과정에서도 난포자극 호르몬은 중요한 역할을 한다.

두 번째로는 황체형성 호르몬(LH: luteinizing hormone)이 있는데 여성의 난포성장의 최종 단계에서 난포자극 호르몬과 함께 작용하고 있다.

세 번째로는 젖샘자극 호르몬(LTH: lactogenic hormone)이나 황체자극 호르몬이 있는데 이것들은 프로락틴(prolactin)을 포함하고 있으며 임신 후반기부터 유방에서 모유의 분비를 촉진한다.

위에서 언급한 이 모든 성샘 자극 호르몬들은 모두 일제히 협력하고 조화를 이루어 남성과 여성의 생식기 관계의 내부 조직을 1차적으로 조절 통제하여 양성 간에서 나타나는 근본적인 생리적 구별을 가져오는 주요인으로 작용하고 있다.

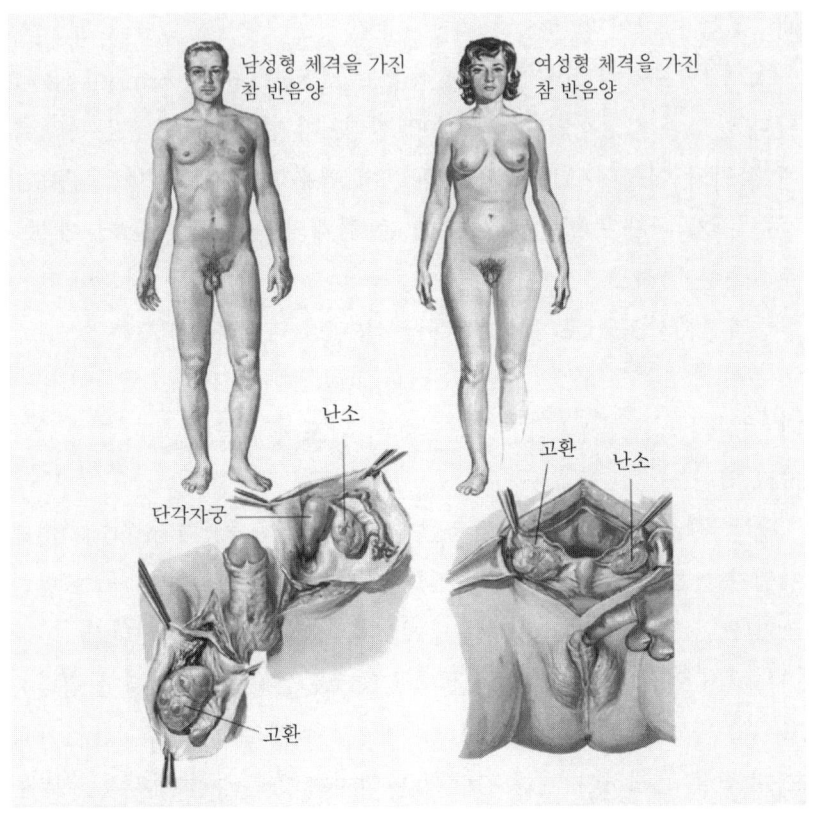

남성형 체격을 가진
참 반음양

여성형 체격을 가진
참 반음양

난소

고환   난소

단각자궁

고환

[그림 2-2]   참 반음양자

3) 성 분화과정의 이상 현상

염색체에 의한 성 이상은 클라인펠터 증후군(Klinfelter's syndrome)으로 정상적인 46개의 염색체가 아니라 47개(XXY)를 갖고 태어나는 이상 증후군으로 겉으로 보기에는 남성으로 태어나서 성장하나 사춘기 이후에는 여성의 성징이 나타나 유방 등이 발달되어 남성과 여성의 성징이 나타나는 이상을 보인다.

그리고 터너 증후군(Turner's syndrome)으로 외부로 보기에는 사춘기 이후 성인 여성처럼 유방이나 음부의 발달을 보이나 발달이 미숙하고 2차 성징의 발현이 정상 여성과 차이를 보이는데 난소의 배란 현상이 없으므로 임신 능력이 없다. 대개 발달이 늦고 키도 150cm 정도이다.

그리고 XYY 증후군(XYY Syndrome)으로서 정상적인 남성보다 Y 염색체가 하나 더 많은 이상으로서 남성화가 더 상화된 이상으로 신장도 180cm 이상이 많고 반사회적이고 공격적인 성향이 높기도 하다.

그리고 반음양자(hermaphrodite)로서 해부학적으로 남성과 여성의 기능을 갖고 있는 사람으로 고환과 난소, 질, 자궁 그리고 음경을 갖고 있는 사람을 참 반음양자(true hermaphrodite)라고 하고, 그리고 거짓 반음양(pseudohemaphroditism)이 있는데 남성 거짓 음양자(male pseudohemaphrodite)와 여성 거짓 음양자(female pseudohema - phrodite)가 있다.

2. 사춘기의 신체적 변화

성 호르몬의 변화는 남성과 여성의 성 결정단계 이후 사춘기에 이르러서 호르몬의 강력한 영향을 받아 남성과 여성의 1·2차 성징의 발현이 시작된다. 이 성징의 발현은 남성과 여성의 성선의 발달로 남성의 특징과 여성의 특징을 신체적, 심리적으로 뚜렷이 변별시켜 주고 있으며, 점차적으로 여성으로서 또는 남성으로서의 성숙단계로 넘어가게 된다.

똑같지는 않지만 대개 여성은 만 10-20세 정도에 사춘기의 성징이 발현되고, 남성은 다소 늦고 키도 작고 발달이 늦다. 대부분의 소녀들은 16세경에 2차 성징을 보이고, 소년들은 18세 또는 더 늦을 수도 있다.

사춘기는 소년과 소녀 모두에게 성적 잠재력을 깨우는 여명의 시기로서 정서, 태도, 관심사들이 급속히 변화되며, 자위행위와 같은 새로운 신체적 경험과 심리적 만족감 등을 경험함으로써 그 빈도는 증가되며, 성숙된 성적 태도를 갖게 된다.

1) 사춘기 소녀의 성적 발달

사춘기 소녀들에게서 처음 나타나는 성징으로서는 유방으로서 젖몽우리가 커지고, 젖꼭지가 살짝 앞으로 튀어나오며, 단계별로 1, 2, 3, 4, 5차의 발달을 거친다.

이러한 유방의 발달과 더불어 골반의 발달이 비례적으로 일어나며, 엉덩이가 커지고, 여성의 외음부 음모성장도 점차 발달되어 역

삼각형 형태로 무성하게 성장한다.

이런 유방과 음모의 성징이 나타난 1년 후쯤 약 13세 전후에 초경이 시작된다. 초경은 소녀의 월경 기능의 정상적인 신호이나 그 당시에는 성숙된 난자가 없으므로 임신이 불가능하다. 대개 성숙된 난자는 초경 이후 1년 또는 그 이상이 지나야 가능하다. 때문에 소녀가 성숙된 난자를 생산할 수 있는 나이는 약 14세경으로서 이 때를 사춘기라고 한다. 여성의 성 기관의 변화는 사춘기에서 성인기 사이에 일어나는데, 음모의 발달과 더불어 치구(mons pubis)가 통통하게 살찌고, 대음순이 더욱 발달되어 소녀기에는 눈으로 보였지만 안으로 숨겨지고, 소음순도 더욱 발달하게 된다.

음핵은 이 시기에 급속한 혈관조직의 발달이 이루어지며, 질은 더 발달되며 짙은 빨간색으로 변하고, 내음부 및 외음부의 급격한 발달이 이루어지면서 질 분비물이 산성화되기 시작한다. 자궁은 약 10세보다 18세 때는 2배 정도의 크기로 발달된다.

약 10세 전후 소녀들은 여성 호르몬(에스트로겐)의 분비로 난소가 성장되기 시작하여 초경이 있을 당시는 성숙된 난소의 1/3 크기 정도로 성숙되었다가 19세 내지 20세 정도에는 최고의 크기로 성장된다.

2) 사춘기 소년의 성적 발달

소년들은 약 11세경에 사춘기 성징이 나타나는데 이 때는 '비만해지는 시기'로, 이 당시 자연적인 음경의 발기 현상이 나타난다. 12세쯤은 음경이나 정낭이 더욱 커지고, 발기 현상이 더욱 잦아진다.

13세나 14세쯤 음모가 나타나고 이 당시 사정을 경험할 수 있는

데, 사춘기 소녀들의 난자가 완전히 성숙되지 않은 것처럼 정자의
성숙도 미숙하다. 그리고 턱 수염이나 음모의 발달이 있고, 몽정을
경험하게 되며 14세나 15세경에 변성기가 온다.

3) 성선과 호르몬

남성과 여성의 성숙은 연령의 증가에 따른 것이 아니라 성 호르몬
의 영향에 따른 것이다. 내분비 계통은 아주 복잡하며 생리적 기능
과 인간 행동에 많은 영향을 미치고 있다. 그리고 성 호르몬의 다소
에 따라 성적 발달과 성적 기능에 미치는 영향이 심각하다.

뇌하수체 성선은 뇌의 전두엽에 위치하고 있으며, 모든 성선 호르
몬을 장악하고 있는 중요한 부위로서 다른 내분비선과의 조화를 이
루고 있으며, 불균형을 이룰 때는 비정상적인 기능이 나타나게 되어
있다.

성선 호르몬은 정자와 난자의 생성과 관련이 있고 릴요드(Lioyd,
C. W. 1964)는 뇌하수체 전두옆에서 약 6개의 호르몬이 생산되는
데, 난포자극 호르몬(FSH: follicle - stimulating hormone)은 고환
과 난소의 정상적인 성장을 촉진시키며, 황체형성 호르몬(LH :
luteinizing hormone)이 있는데 프로락틴(prolactin)을 포함하고
있으며 이 호르몬은 임신 후반기 부터 모유의 분비를 촉진시킨다고
했다.

4) 여성의 호르몬 활동

난포자극 호르몬(FSH)은 난소에 있는 난포세포에 작용하여 난포

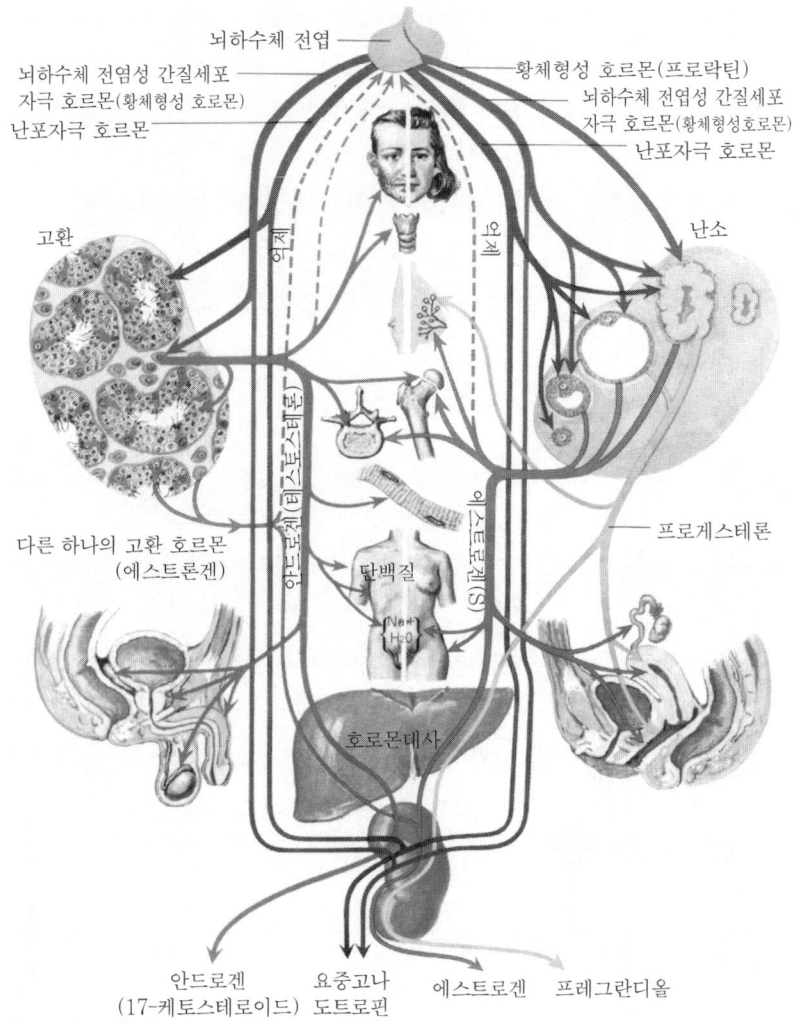

뇌하수체 전엽

뇌하수체 전엽성 간질세포
자극 호르몬(황체형성 호르몬)
난포자극 호르몬

황체형성 호르몬(프로락틴)
뇌하수체 전엽성 간질세포
자극 호르몬(황체형성호로몬)
난포자극 호르몬

고환

난소

다른 하나의 고환 호르몬
(에스트론겐)

프로게스테론

탄백질

호로몬대사

안드로겐
(17-케토스테로이드)

요중고나
도트로핀

에스트로겐　프레그란디올

[그림 2-3]　성샘의 기능적 관계

의 성장을 도와 난자가 성숙하게 한다. 난자의 성숙에 따라 에스트
로겐(estrogen)을 분비하여 월경을 유발시키며, 사춘기 소녀들의 2

차 성징의 발현이 이루어지게 한다.

월경기 이후에는 에스트로겐의 농도가 높아져 황체 호르몬은 황체의 발달과 프로게스테론(progesterone)의 분비를 촉진시킨다.

이 프로게스테론은 자궁내막의 수정란을 착상시킬 준비를 하였다가 프로게스테론의 농도가 감소하면 두꺼워졌던 자궁내막층이 떨어져 나가면서 월경이 나타나고, 다시 배란 후 정자와 난자의 수정이 일어나면 수정란이 자궁에 착상하여 황체의 활동에 의하여 프로게스테론을 생산하여 임신기간 동안 중요한 역할을 수행하는 것이다.

5) 남성의 호르몬 활동

난포자극 호르몬은 사춘기에 고환 내에 있는 정세관에 정자의 발달을 촉진시키는데, 난포자극 호르몬은 정자의 성숙을 돕고, 간질세포 호르몬은 테스토스테론(testosterone) 호르몬의 분비를 촉진시켜 고환 내 정자의 성장을 도우며 남성의 2차 성징이나 성 기관의 발달 또는 성욕과 관련된 기능을 돕고 있다. 이러한 남성 호르몬의 활동은 여성과는 달리 평생 동안 지속되며, 여성의 호르몬 주기에서 나타나는 규칙적 주기와는 다르다.

6) 1, 2차 성징

성징이란 남녀 각각의 특징을 말한다. 성징의 시기는 남자와 여자가 성 분화과정을 거쳐 남녀 각각의 생식기에 성징이 나타나는 출생 후 약 2년까지의 기간인데, 이 시기를 1차 발육 급성장기(1차 성징)라 한다. 그리고 아동 후기가 끝나고 청년기로 들어가는 과도기인 사춘기에도 남녀 모두가 급격히 성장·성숙하는데, 이 시기를 2차 발육 급성장기(2차 성징)라 한다.

청소년기의 초기에 해당되는 사춘기는 여성의 경우 보통 11-13세, 남자의 경우 13-15세에 나타난다. 따라서 대부분의 중학생들이 사춘기에 해당한다. 그러나 옛날에 비해 영양, 위생 등의 개선으로 성숙해지는 속도가 빨라지고 있다.

(1) 1차 성징

1차 성징(primary sexual character)이란 생식에 직접 관계되는 생식기관에 의해 나타나는 특징을 말하는데 사람에 따라서는 신생아에게서 나타나는 남녀의 차이를 1차 성징이라고 정의하는 경우가 있다. 남자의 경우 정소와 그 부속기관으로 정소상체, 정관, 정낭선, 사정관 등의 내성기와 음경, 음낭, 전립선 등의 외성기를 포함하고 있다. 여성의 경우는 난소와 그 부속기관인 난관, 자궁, 질 등의 내성기와 대음순, 소음순, 질전정, 음핵 등의 외성기를 포함하고 있다.

(2) 2차 성징

사춘기에 접어들면서부터 뇌하수체의 활동에 의한 내분비선의 변화때문에 남녀의 차가 뚜렷하게 나타나기 시작하는 것은 10세 정도부터인데 그뒤 몇 년 동안에 그들의 신체모습은 현저하게 달라진다. 그런데 이때 생식작용과 직접적인 관계는 없지만 간접적으로 중요한 역할을 하는 신체의 모습 또는 특징을 2차 성징(secondary sexual character)이라 부른다.

2차 성징이란 생식기관 이외의 신체 각부에서 나타나는 남·여의 특징을 말한다. 전신의 체형, 골격, 근육, 발모상태, 유방 등 형태적인 특징 및 기타 기능적 특징을 말한다.

신체의 윤곽에서도 남자는 '넓직한 어깨, 좁은 엉덩이, 수직의 다리'와 같은 특징이 나타나고, 여자는 '좁은 어깨, 넓은 엉덩이, 각선이 약간 구부러진 다리' 등의 특징이 있다. 2차 성징 가운데 구체적으로 나타나는 특징은 성기 가장자리와 겨드랑이에 털이 생겨나고, 목소리가 변하고, 유방이 커지고, 얼굴에 여드름이 나타나는 것과 같은 것이다. 그리고 골격과 근육의 발달로 남자는 남자다워지고, 여자는 피하지방의 발달로 여자다워지는 것도 여기에 포함된다.

2차 성징의 발현 순위를 남자는 골격 성장→고환의 비대→음모→변성→음경의 비대→다리의 털→첫 사정→겨드랑이 털→가슴의 털 순이고, 여자는 골격 성장→유방→초경→착색된 곱슬한 음모→겨드랑이 털→골반의 넓이와 깊이의 증가 순이다. 이것 역시 개인차가 심하다.

7) 사춘기와 신체상

사춘기 직전 단계인 아동기부터 소년, 소녀들은 자신의 외모에 대한 관심도가 높아지기 시작하고 자신을 멋있게 꾸미며, 소녀들은 더욱이 머리 가꾸기, 화장하기 등으로 자신을 치장하게 된다. 또한 자신의 신체적 조건들, 즉 신장, 몸무게, 골격 크기, 얼굴, 머리 모양 등에 자신들의 판단 기준에 따라 신체 각 부분에 대한 열등감 등이 형성되기 쉽다. 왜냐하면 급격한 성숙단계에 놓인 아동기 후기 및 사춘기 소년, 소녀들은 급격한 성숙으로 인하여 신체 각 부분으로

균형적인 발달이 미처 이루어지지 않기 때문이다. 예를 들면 소년들
은 먼저 비만해지기 시작하다 키가 멀쑥하게 자라고 어깨가 넓어지
며, 소녀들은 키가 멀쑥하게 자라며, 엉덩이 부분은 두드러지게 커
지고 체중이 증가하므로 모델과 같은 몸매를 유지하는 데는 생리적
성장 요인이 방해를 하기 때문이다. 그러나 이러한 변화는 정상적인
발달과정상 일어나는 자연스러운 생리적 현상인 것이다. 이러한 성
장관계에서 형성되는 신체상(body image)은 청소년들의 식생활 유
형에도 영향을 주어, 음식섭취를 거부하는 신경성 식욕부진증
(anorexia nervosa)이나 다량의 음식을 섭취하는 과식증(bulimia)
과 같은 섭식 장애(eating disorder)를 유발하기도 한다. 미국의 팝

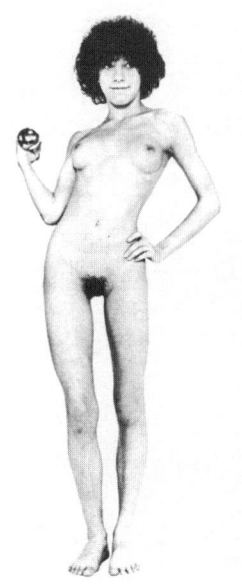

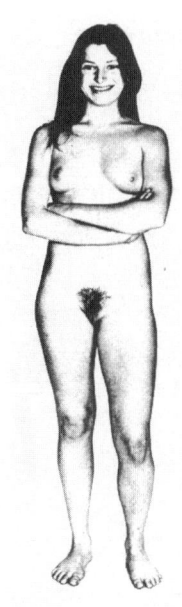

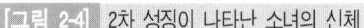

[그림 2-4] 2차 성징이 나타난 소녀의 신체   [그림 2-5] 성숙된 여인의 신체

송가수 카펜터스(Capenters)는 신경성 식욕부진증에 걸려 체중이 37.8kg이었던 당시에도 음식섭취를 거부하는 등의 증상으로 입원하여 심부전증으로 사망하였다. 또 우리 나라 영화 301, 302에서도 보았듯이 계속적으로 음식을 섭취하고 토하며 다시 먹고 하는 거식증을 영화화한 경우도 있었다. 더 심한 경우는 자신의 얼굴이나 신체 부위에 대한 망상적 사고 때문에 수차례에 걸쳐 성형수술을 하였으나 마음에 안 든다며 자신의 얼굴을 면도칼로 여러 차례 자해한 18세의 고등학교 남학생 정신분열증 환자도 있었다. 또한 무모한 다이어트로 소녀들은 빈혈, 영양실조, 무월경 등을 수반할 수도 있다.

최근에는 연예계에도 개성시대, 즉 캐릭터(character) 바람이 불어, 뚱뚱하면 뚱뚱한 대로, 키가 크면 큰 대로, 작으면 작은 대로, 못생겼으면 못생긴 대로 각자의 특성이 자신을 대표하는 간판, 즉 자신의 대명사로서 자신의 정체감(identity)을 찾아가는 새로운 유행을 볼 수 있는데 바람직한 현상으로 볼 수 있다. 그러므로 예전에는 유명 연예인 누구의 코, 누구의 눈, 누구의 입술, … 등등의 대표적인 인상의 기준에 따라 성형수술을 받는 것이 여성들의 소망이나 소원이었는데 현재는 사회적 분위기가 다소 변화 되어가고 있다.

3. 여성의 생리

1) 여성 성기의 구조와 생리

여성의 성기는 외부에서 볼 수 있는 대음순, 소음순, 질, 음핵 등의 외성기와 내부에 있어서 보이지 않는 자궁, 난관, 난소 등의 내성기가 있다. 내성기는 임신과 직접 관계가 있는 성 기관으로서 여성의 신체 내부에 깊숙히 있다. 이곳에서 배란과 수정이 이루어지고 태아가 출산 전까지 안전하게 성장하며 분만할 수 있다. 또한 부부간의 성교역할을 돕는 성감대이기도 하다.

여성은 초경 이후 매달 한 번씩 1개의 난자가 배출되어 호르몬의

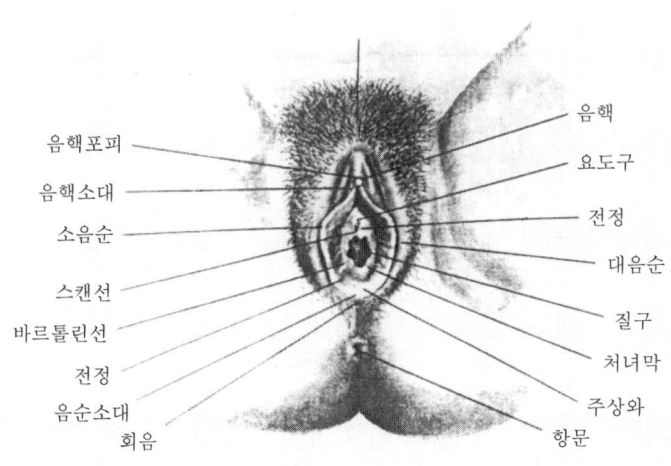

음핵포피
음핵소대
소음순
스캔선
바르톨린선
전정
음순소대
회음

음핵
요도구
전정
대음순
질구
처녀막
주상와
항문

[그림 2-6] 외생식기의 구조

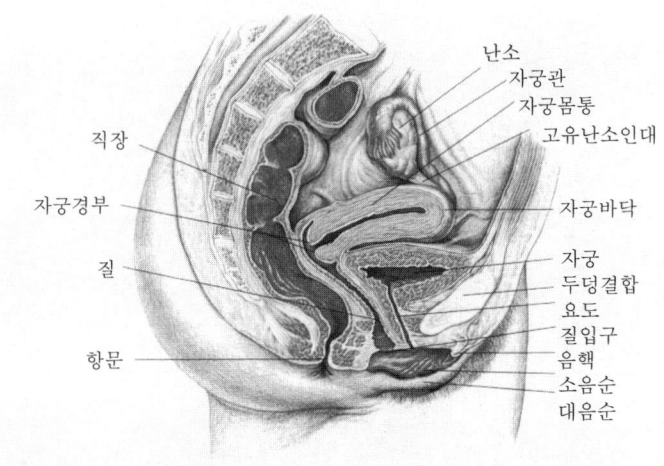

직장
자궁경부
질
항문

난소
자궁관
자궁몸통
고유난소인대
자궁바닥
자궁
두덩결합
요도
질입구
음핵
소음순
대음순

[그림 2-7] 여성 생식기의 단면도

변화에 따른 생리 현상이 있다. 여성 호르몬 중 배란 전에는 난포에서 난포 호르몬을, 배란 후에는 황체에서 난포 호르몬과 황체 호르몬을 분비하게 된다.

이 여성 호르몬 중에서 난포 호르몬은 전신적인 활동을 하고 있으며, 사춘기 이후의 여성의 몸이 부드러운 곡선미를 만들고 남성과 전혀 다른 특징을 지닌 '제2차 성징'이 나타나는 것이 바로 이 여성 호르몬의 역할이다. 또 이 여성 호르몬은 자궁내막을 두껍게 하고, 발육기 자궁의 성장을 돕는다. 그리고 황체 호르몬은 수정란이 임신이 되기 쉬운 내막으로 바꾸어주며, 난포 호르몬과 공동으로 여성다운 미를 완성시키는 중요한 역할을 하고 있다.

난소에 주기적인 배란 현상이 있으며 자궁이나 난관, 질에도 주기적인 생리적 변화가 일어난다. 이러한 난소 주기를 지배하고 있는 것은 호르몬 주기의 중추로 생리적 현상이나 성적 행동을 조절하고 있

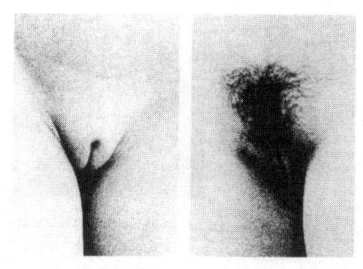 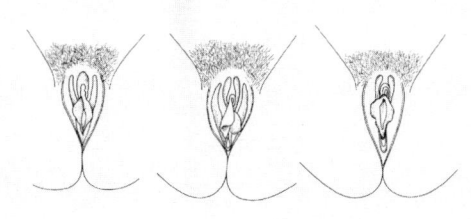

[그림 2-8] 사춘기 전후 외음부의 변화   **[그림 2-9]** 여성의 외성기 모양

는 중추는 뇌의 뇌하수체 전엽으로서 직접 혈액 내로 보내어 혈류를 따라 신체 각 기관을 돌며, 신체의 성 기능을 조절하고 있는 것이다.

2) 음 부

치구(mons pubis)   치구는 음부(vulva)의 치골을 덮고 있는 두 툼한 지방층 살점이다. 사춘기에 접어들면서 바로 이 부분에서부터 음모가 자라기 시작해서 완전한 성인이 되면 그 아래 음부 전체에 곱슬곱슬한 털이 자라게 된다.

사춘기에는 치구에 음모가 나는 것 외에도 이 부분이 더욱 두툼해지면서 앞으로 솟아오르게 된다. 치골을 덮고 있는 지방층이 두터워지기 때문이다.

대음순(major labia)   치구 아래로 내려가면 살갗이 두 겹으로 주름잡힌 채 양쪽으로 갈라지는 모습을 볼 수 있다. 이곳이 대음순으로 라틴어로 라비아 마조라(labia majora)로서 '라비아'는 잎새를 뜻하고 '마조라'는 크다는 뜻으로서 대음순을 말한다.

어린 소녀는 외음부에 털이 없으며 간혹 작고 부드러운 솜털이 나 있으며, 사춘기에는 외음부에 털이 자라기 시작한다.

어린 소녀들의 대음순은 약간 벌어져 있으므로 대음순의 양면이 서로 접촉하는 일이 없다. 그러나 사춘기에 이르면서 대음순은 보다 더 두터워지면서 가끔 닫혀지기도 한다. 그리고 성숙한 여성의 대음 순은 늘 닫혀 있는데, 출산경험이 있는 여성들은 간혹 대음순이 벌 어져 있을 수도 있다. 노년에는 대음순이 몹시 얇아지면서 서로 벌 어져 있게 된다.

어린 소녀들의 대음순은 매우 매끈매끈한 반면에 사춘기에 접어 들면서는 약간 뒤틀려지며, 성숙한 여성은 몹시 구불구불하게 주름 이 지고 뒤틀려진다. 그렇지만 노년에는 대음순이 다시 부드럽고 반 반해진다.

대음순은 그 밑의 성 기관을 보호한다. 대음순 바로 밑부분은 어 린 소녀나 성숙한 여성이나 마찬가지로 매우 부드럽고 연약한 살갗 으로 덮여 있으며 이 부위에는 털이 자라지 않는다.

사춘기에 접어들면, 대음순은 지방 성분 분비로 인해 늘 축축하게 젖어 있는 것을 감지할 수 있고, 색다른 채취가 나는 것을 알 수 있 다. 이 채취는 대음순 밑의 유샘에서 분비되는 지방 성분에 의한 것 이다.

어린 시절에 대음순 밑부분은 피부색에 따라 엷은 분홍빛이거나 짙은 갈색을 띠고 있으나 사춘기에 접어들면서 짙은 갈색으로 변해 간다.

소음순(minor labia)　　대음순 밑에 두 겹으로 갈라진 작은 주름 이 있는데 이것을 소음순이라 한다. 유년시절에는 거의 볼 수 없으나, 사춘기에 접어들면서 그 형체가 뚜렷하게 발달되어간다. 소음순도 그 밑의 살갗을 보호하고 있으며, 사춘기를 지나면 보다 굴곡이 지고 색깔도 더 짙어진다. 잎새처럼 생긴 소음순, 대음순은 여성마다 제각기 다른 모양을 하고 있다.

음핵(clitoris)   소음순 위쪽으로 소음순이 서로 합쳐지는 맨 윗부분에 음핵이 있다. 음핵은 남성의 음경과 거의 똑같은 발기성을 갖춘 구조이며, 크기나 모양은 사람에 따라 다양하나 성감의 반응 정도와는 무관하다. 음핵은 사춘기를 지나면서 완전히 성숙된다.

소음순 음핵의 돌기가 있으며, 처마 끝 양쪽으로 음핵의 기둥(날개)이 있다.

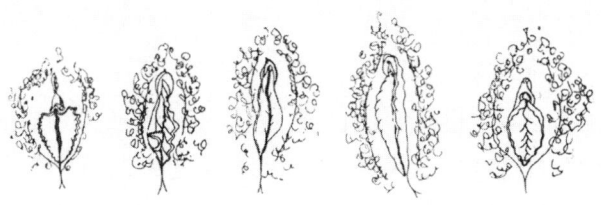

[그림 2-10]　음순, 소음순의 모습

요도구(uretha)   음핵 아래로 요도구가 있다. 이 요도구를 통해 우리의 몸 안에서 만들어진 오줌이 밖으로 배출된다. 방광에 오줌이 가득하면 자연히 압력을 받게 되며 이때 적절한 장소에서 긴장을 풀면 방광 밑으로 오줌이 도관을 타고 흘러 생식기의 요도구를 통해 몸 밖으로 흘러나오게 된다.

질(vagina)　　질은 여성 생식기의 내면에 자리잡고 있으며 요도구 아래에 자리잡고 있다.

질 그 자체는 작은 주머니 모양을 하고 있다. 사춘기에 접어들면서 점차 성장되며, 직경이 2cm, 깊이가 7-8cm이고, 성적으로 흥분이 고조되면 음경을 받아들일 수 있을 정도로 확장되어, 직경이 4.75-6.25cm 깊이가 9.5-10.5cm까지 확장된다. 질경으로 측정하였을 때 직경이 6.75-7.25cm 깊이가 11-12cm로 확장되며, 출산시에는 더욱 확장되는 신축성을 갖고 있다.

처녀막(hymen)　　질구 바로 아래로는 처녀막이라고 하는 얇은 살점으로 된 막이 있다. 처녀막도 사람마다 다른 모습을 하고 있다.

어린 소녀들에게는 처녀막이 희미하게 형성되어 있다. 사춘기에 이르러 처녀막은 크기가 커지면서 두께도 두터워지고 육안으로 분간할 수 있으나 모든 여성에게서 처녀막을 확인할 수 있는 것은 아니다. 드물기는 하지만 어떤 여성들은 처녀막 없이 태어난다. 또 어떤 여성들의 처녀막은 몹시 작아서 육안으로는 확인하기가 힘들고 어떤 여성들은 말타기라든가 심한 운동으로 처녀막이 파열되기도 한다.

수세기 동안 처녀막은 여성의 순결을 가늠하는 척도이며 파수꾼으로 여겨져 왔다. 중국이나 쿠르드(Kurd)족은 신부의 순결을 입증하기 위해 첫 성교시 흘린 피가 묻은 옷이나 이불을 마을사람들에게 보여준다. 아라비아의 어느 부족의 혼인식에서는 신랑 신부가 신방에 들어서 부부로서 화합할 때에 흰 양털 담요를 신방 침대에 깔아 성 관계가 끝나면 양가 부모가 참석한 내빈에게 피의 흔적 여부를 보인다. 만일 처녀의 징표인 피가 묻어 있지 않으면 그 결혼은 성립

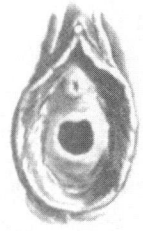 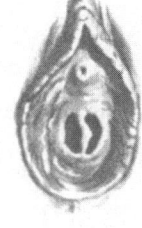 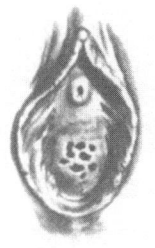 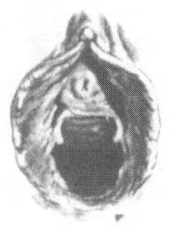

윤상처녀막   중격처녀막   사판처녀막   경산부질입구

[그림 2-11] 처녀막의 모양

되지 않는다.

　오래 전부터 이러한 관습적 욕구를 충족시키기 위해, 즉 처녀성을 확인시켜주는 출혈을 보여주기 위해, 혹은 순결을 잃었을 경우에 대비하여 여러 가지 위장술을 사용하였다. 원시적인 수법으로 신부 스스로 피를 내게 하는 방법이 있다. 그러나 가장 일반적으로 행해진 방법은 짐승의 피가 배어 있는 스폰지나 피로 채워진 작은 물고기의 방광을 질 내에 삽입하여 성교시의 압박으로 출혈이 있는 것처럼 위장하는 것이었다. 오늘날은 처녀막 재생술로 처녀막을 보여줄 수도 있다. 그러나 처녀막의 유무는 성 관계와는 아무런 관련이 없다. 실제로 어떤 여성들은 처녀막을 일체 다치지 않고 성 관계를 갖기도 한다.

　자궁(uterus)　　자궁은 난자와 정자가 수정이 된 후 착상되어 40주의 임신기간 동안 성장 발달하여 출산할 때까지 충분한 영양과 보호를 받는 아주 중요한 기관이다. 모양은 거꾸로 놓은 요트와 유사하다. 자궁 위쪽으로 크고 둥근 부분을 자궁체라고 하며, 자궁의 정상부는 자궁저라 하고, 자궁저의 양측을 자궁각이라고 하는데 나팔관과 연결되었다. 그리고 자궁의 아랫부분은 비교적 좁은데 자궁경관 또는 자궁경부라고 부르며, 자궁은 자궁경관과 질강으로 통하고 점막으로 덮힌 자궁간에는 평활근과 탄력성을 지닌 섬유로 구성된 근층이 있다. 자궁의 크기는 보통 계란 크기만 하고 무게는 50mg 정도이나 임신말기는 약 500배 정도까지 확장될 수 있다.

나팔관(fallopian tube) 길고도 가늘면서 만곡의 도관으로서 내측은 자궁각과 통하고 나팔관 외각의 끝부분은 유리 상태로 되어 난소와 접근하면서 복강과 서로 통하였다.

난소(ovary) 난소는 자궁의 양측으로 나팔관 아래에 자리하고 있는데 한쌍의 납작한 타원형의 여성 성선이다.

3) 유 방

유방(breast)의 내부는 15-25개 정도의 유선엽(lobe)층과 그 유선엽층을 둘러싸고 있는 지방으로 되어 있다. 유방은 사춘기에 접어들면서 유방 내 유관이 발달되고 지방층이 두터워져 다음의 다섯 단계를 거쳐 발달한다.

1단계는 유년기의 유방을 나타낸다. 젖가슴 전체가 평평하고 단지 젖꼭지만이 나와 있을 따름이다.

2단계는 유방이 꽃봉오리처럼 솟아오르기 시작하는 시기로 양 젖꼭지 밑으로 유관과 지방층이 자그마한 단추 모양으로 도톰하게 발달한다. 젖꼭지도 보다 넓어지고, 색깔도 보다 짙게 변한다.

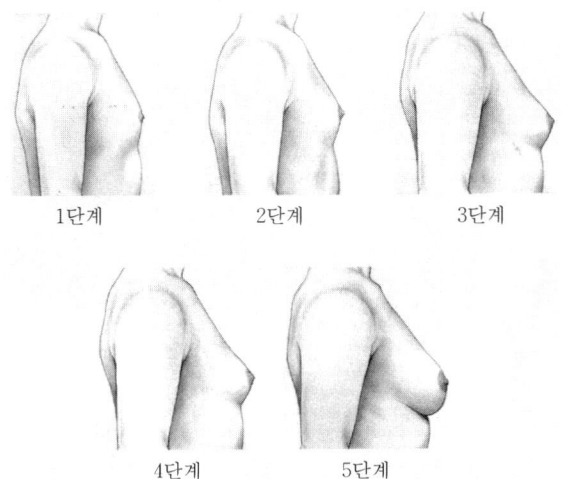

1단계   2단계   3단계

4단계   5단계

[그림 2-12] 유방 발달의 다섯 단계

3단계는 유방이 보다 둥글고 두툼해지면서 유방의 모양을 드러내기 시작하는 단계이다. 유두와 유륜이 계속해서 넓어지고 커지며, 그 색깔이 더욱 짙어진다. 이 단계의 유방은 보통 납작한 원뿔 모양이다.

4단계는 일부 소녀들에게서 뚜렷한 특징이 나타나지 않을 수도 있지만 대부분의 소녀들이 반드시 거치는 발달단계로, 유두와 유륜이 유방 위로 볼록하게 돌출한다. 이때 대부분의 초경이 있게 된다.

5단계는 비로소 완전히 성장한 여성의 유방이 된다. 유방은 완벽한 구형으로 부풀어 있다.

유방이 발달하기 시작하는 시기와 유방의 성장 속도와는 아무런 상관이 없고 개인차가 심하다. 또 발달속도와 나중에 성인이 되어 갖게 될 유방의 크기도 아무런 상관이 없다.

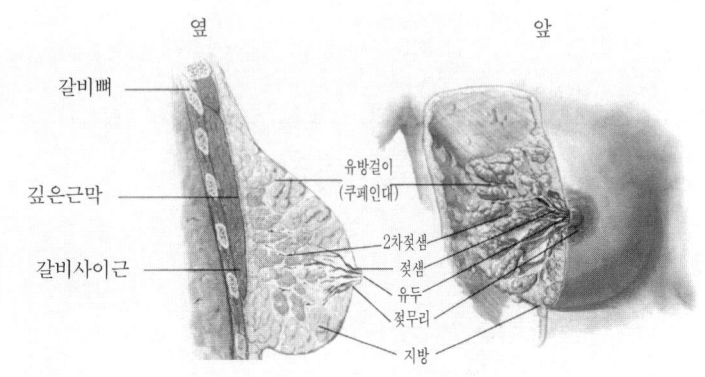

옆   앞

갈비뼈

유방걸이
(쿠페인대)

깊은근막

2차젖샘
젖샘
유두
젖무리

갈비사이근

지방

[그림 2-13] **젖샘의 구조**

유방의 중심부에 위치하는 유두는 성감대로서 다양한 감각 수용기와 신경종말이 집중되어 있는 민감한 성감대로서 유두의 자극만으로 오르가슴에 도달하는 여성도 있는 것을 보면 얼마나 민감한 감각 수용기인가를 알 수 있다. 유방의 자극은 주변 테두리부터 안쪽으로 부드럽게 만져주면서 유두를 살짝 눌러주거나 가볍게 찝어주면 유두조직 내에 있는 근섬유의 불수의적인 수축의 결과로 유두가 꼿꼿이 일어난다. 그리고 성적 긴장이 더욱 고조되면, 유방이 커지고 젖무리가 부풀어 오른다.

임신한 여성의 유두가 착색되는 것은 주로 부신에서 분비되는 호르몬 때문이다. 임신을 하게 되면 호르몬의 분비에 의하여 젖샘기능의 발달이 촉진되므로 유방이 커진다. 또 유두는 아기들에게 젖을 먹일 때 큰 역할을 하며, 그것이 착색되는 것은 성 행위보다는 임신, 수유와 보다 밀접한 관계가 있다.

4) 월경

월경(menstration)은 자궁내막의 주기적인 생리적 활동으로 배란 후 황체 호르몬의 변화에 따라 자궁내막의 탈락으로 일어난다.

자궁내막에서 일어나는 생리적 활동의 주기를 월경주기라고 한다. 자궁내막의 주기는 크게 3단계로 구분되는데 다음과 같다.

첫째 단계는 난소에서 원시난포가 성숙해지면서 에스트로겐을 분비하는 자궁내막 증식기가 있으며, 월경 제5일째 되는 날부터 배란될 때까지 빠르게 증식된다.

둘째 단계는, 난소에서 배란되고 난 뒤에 난포가 황체로 바뀌면서 에스트로겐과 프로게스테론을 분비하여 수정란이 착상하기에 가장 알맞은 환경이 된다.

셋째 단계는, 월경하기 직전의 3일간이다. 임신이 되지 않으면 난소에 있는 황체가 퇴화하여 에스트로겐과 프로게스테론의 양이 줄어들면서 내막이 탈락되면 월경이 시작된다.

월경은 여성의 생식기능의 건강 여부를 엿볼 수 있는 것이므로, 정상적인 월경이란 어떠한 신체적·정신적 변화가 일어날 수 있는가에 대하여 정확한 지식이 필요하다. 다음은 초경의 시기, 월경주기, 지속일수, 그 양의 성질, 자각증상에 대하여 알아보기로 하자.

초경　　첫 월경을 초경 또는 초조(menarche)라고 하며 연령은 11세에서 16세 사이에 있는데 평균 14세이다. 초경은 빠르면 7-8세, 늦으면 20세 전후에 오는 경우도 있으며 이것은 유전적 소질, 기후, 생활환경, 종족에 따라 영향을 받는다고 한다. 특히 건강, 영양상태, 사회적인 생활환경, 정신활동으로도 많은 영향을 받으며 빈혈, 당뇨병, 결핵과 같은 만성질환을 앓고 있을 경우 늦을 수도 있다.

월경주기　월경이 시작된 첫날부터 다음 월경 전날까지를 월경주기라 한다. 이 주기는 26일에서 32일이 보통이며 그 중에서도 28일형, 29일형, 30일형을 흔히 볼 수 있다.

이 월경주기는 사춘기에는 불규칙한 경우가 많으나 성숙되면서 점차 규칙적으로 된다. 그러나 하루도 틀리지 않고 규칙적으로 나오는 일은 드물어서, 며칠 당기거나 늦어질 수도 있다.

지속일수　월경은 3일 또는 5일간 지속되는 것이 보통이지만, 하루 이틀에 끝나거나 1주일 이상 지속되는 경우는 정상이 아니다.

월경의 양　월경의 양은 약 50-60cc이다. 월경에는 혈액 이외에 자궁내막선, 자궁경관, 질 등의 분비물이 섞여서 나오므로 월경 전체가 혈액은 아니다.

월경은 자궁내막이 떨어져나가며 몸 밖으로 나오는 것이며, 자궁내막은 대부분이 용해되는 것이 보통이다. 그러나 용해되지 않고 막과 같은 형태로 나오는 수도 있으며, 월경통이 동반되기도 한다.

월경혈의 성질　월경은 대부분이 혈액이며 자궁내막의 용해물, 자궁경관 및 질물을 포함하고 있다. 색깔은 검붉고 특유한 냄새가 나며 일반 혈액과는 달리 엉기지 않는 점이 다르다.

월경 전 증후군(premenstrual syndrome)　젊은 여성의 약 1/3

정도가 월경을 시작하기 전 1주일 또는 10일 동안 피로, 요통, 복통, 안절부절, 정서적 불안, 긴장, 우울 및 몸이 붓거나 유방이 팽창되는 등의 증세를 나타내며, 이중 10% 정도는 일상생활에서 장애를 받을 정도의 심한 증세를 호소하기도 한다. 이와 같이 주기적으로 월경 전에 사라지는 증세들을 월경 전 증후군이라고 한다.

월경 전 증후군은 개인에 따라 다양한 증세들이 나타나지만 정신적 측면, 행동적인 변화 그리고 신체적 변화의 측면으로 나누어 볼 수 있다.

월경 전에 나타나는 정신적 변화로서는 죽음, 불구, 이별, 죄의식, 수치감 등에 따른 불안감이 높아지고, 특히 청소년기에 있는 소녀들은 부모의 관심과 애정을 얻기 위한 수단으로써 심리적 갈등을 신체적인 증세로 호소하거나 행동으로 표현하는 히스테리 증상을 보이기도 한다. 또한 불안정, 주의집중력 저하, 우울, 무기력감 등을 나타내기도 한다.

행동적 변화로는 비능률적인 사회생활, 의존적이고 소극적인 태도와 행동 및 활동수준의 변화 등이 있다.

신체적 변화로서는 수면 장애, 두통, 변비, 복부팽만, 요통, 유방의 통증, 체중변화, 구토 및 알레르기 증세 등이 나타난다.

치료방법으로는 가벼운 운동이나 소금과 설탕, 카페인의 섭취량을 줄이고 술을 피하며 하루 세끼의 식사 대신 5-6회로 나누어 조금씩 식사를 하고 정백하지 않은 곡물과 과일, 야채를 충분히 섭취하는 것이다.

그리고 30대 이후 매달 분비되는 호르몬의 변화, 특히 에스트로겐의 분비량이 큰폭으로 변하면서 두통이 흔히 일어난다. 이런 경우에는 에르고타민(ergotamine), 디하이드로-에르고타민(DHE)을 복용하고, 월경시의 두통은 피임약이나 소량의 에스트로겐 투여로 치유될 수 있다. 그러나 호르몬제를 복용할 때는 전문의와 상의하여 용량과 투여방법에 대한 처방을 받도록 한다.

생리통(dysmenorrhea, 월경곤란증)　생리통은 초경 후 2-3년경에 나타나며 일반적으로 월경기간 중에는 뚜렷한 반응이 나타나지 않으나 월경이 나타나는 첫날에는 간혹 복통이나 식욕부진 혹은 허리가 시큰시큰한 통증이 나타난다.

월경시의 증상　월경이 있을 때는 아랫배나 허리가 아프다는 느낌이 있기도 하고, 기분이 불쾌하거나 두통이 있을 수도 있으며 신경질, 미열, 구토증, 식욕부진, 수면장애, 설사, 변비 등이 있을 수 있다. 그러나 이와 같은 증상으로 일상생활에 지장이 생긴다든지 누워서 쉬어야 할 정도가 되면 병적이라고 할 수 있다.

비정상적인 질 출혈　월경량이 80cc 이상이거나 주기가 21일 이하, 혹은 월경기간이 7일 이상 지속되면 이를 비정상적인 질 출혈이라고 한다. 청소년기에 나타나는 질 출혈의 대부분은 신체적 질병으로 인한 출혈이 아니고 불규칙하며 통증이 없다.

청소년기의 질 출혈의 원인은 주로 중추신경계의 미성숙으로 인한 무배란성이며, 성인 여성에게는 골반 내 염증, 암 등 악성 종양, 갑상선 질환, 부신피질 질환 등으로 발생된다. 일단 비정상적인 출혈이 나타나면 출혈의 원인이 무엇인지 산부인과 전문의의 정확한 진단을 받아야 한다.

치료는 대부분 내과적 치료도 병행된다. 비정상적인 출혈로 인해

빈혈이 심해지면 철분 제재의 복용과 함께 호르몬제 치료를 한다. 치료제로는 경구피임약이 사용되며, 때로는 고용량의 에스트로겐과 같은 호르몬제를 사용하기도 한다.

월경 중 개인위생   여성은 남성보다 약 75% 정도의 아포크린 선을 더 많이 가지고 있으며 월경 중 보통 때보다 더 적극적인 활성화 작용으로 몸의 수분, 연분, 유산 등을 포함한 외분비물을 배출하여 피부를 보호하는 작용을 한다. 그러나 이러한 분비물을 규칙적으로 씻어주지 않으면 불쾌한 냄새가 난다. 이 냄새는 불쾌하고 여성들의 두려움의 대상이 되기도 한다. 특히 팬티스타킹이나 몸에 꼭끼는 거들과 같은 내의들은 통풍을 방해하여 냄새가 더 날 수 있다.

월경 중이라도 평상시 습관대로 몸을 씻는다. 본인이 원하면 날마다 샤워 또는 목욕을 하지만, 더럽다고 생각하지 않는 사람들은 며칠만에 씻어도 상관없다. 그리고 피부의 세균을 없애기 위해 특별히 항균 비누나 세정제를 사용할 필요는 없다.

월경과 관련된 잘못된 생각들   오랫동안 통용되어 오던 월경에 대한 잘못된 생각들이 사실이 아님이 밝혀졌는데 그 내용은 다음과 같다.

- 월경기간에는 모든 형태의 운동을 피해야 한다.
  - ☞ 가볍고 규칙적인 운동은 월경기간 중 발생되는 여러 가지 불쾌한 증상을 완화시키는 데 도움이 된다.
- 월경 중인 여성은 수영을 해서는 안 된다.
  - ☞ 수영이나 목욕을 해서는 안 된다는 근거는 없다.

● 건강한 여성은 매우 규칙적인 월경주기를 가지고 있다.

☞ 월경주기에 영향을 끼치는 여러 가지 변인들이 있고, 나이가 어린 여성들은 매우 불규칙한 주기를 가질 수도 있다.

● 대부분의 여성은 월경이 불결하다고 생각한다.

☞ 건강한 여성의 아주 자연스러운 생리적 현상이다.

● 탐폰을 이용하면 자궁에서 나오는 월경혈의 흐름을 막을 수 있다.

☞ 2개의 탐폰을 한꺼번에 사용한다 할지라도 자궁경부의 입구를 막아서 월경을 멈추는 것은 불가능하다.

● 월경 중에는 성 관계를 피해야 한다.

☞ 의학적으로 부부가 서로 원한다면 이 시기라고 해도 성 관계를 피할 이유가 없다. 오히려 월경 중 혹은 그 직전에 여자의 성적 욕구가 증대되는 경우가 있기 때문이다.

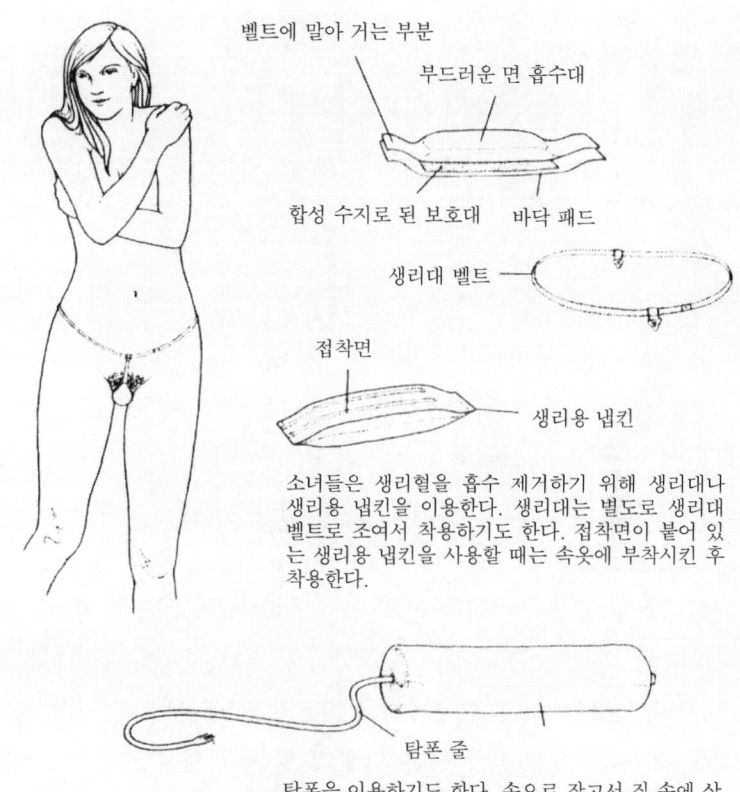

벨트에 말아 거는 부분
부드러운 면 흡수대
합성 수지로 된 보호대　바닥 패드
생리대 벨트
접착면
생리용 냅킨

소녀들은 생리혈을 흡수 제거하기 위해 생리대나 생리용 냅킨을 이용한다. 생리대는 별도로 생리대 벨트로 조여서 착용하기도 한다. 접착면이 붙어 있는 생리용 냅킨을 사용할 때는 속옷에 부착시킨 후 착용한다.

탐폰 줄

탐폰을 이용하기도 한다. 손으로 잡고서 질 속에 삽입하는 형태의 탐폰이 있는가 하면 특별한 삽입 튜브를 이용해서 삽입하게 되어 있는 탐폰도 있다. 질 속에 삽입된 탐폰을 제거할 때는 탐폰 끝에 달려 있는 줄을 잡아 당겨서 제거한다.

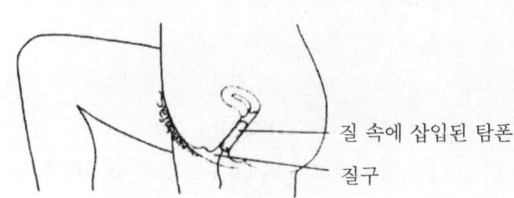

질 속에 삽입된 탐폰
질구

[그림 2-14]　생리대와 탐폰

4. 남성의 생리

1) 남성의 성 주기

남성의 사춘기에는 뇌하수체(pituitary gland)의 영향으로 고환 안에 위치해 있는 정세관에서 정자의 생산을 시작한다. 정자 생산은 직·간접적으로 두 종류의 성샘자극 호르몬에 의해 영향을 받는데 정자 생산의 시작은 난포자극 호르몬의 영향이고 간질세포자극 호르몬은 테스토스테론(testosterone)의 분비를 촉진시키는 작용을 한다. 테스토스테론은 고환 내에서 정자의 생산을 촉진시키는 기능 외에도 생식기 계통의 부수적인 기관의 발달, 2차 성징의 발현 그리고 성생활에 관련된 행동이나 기능에도 중요한 역할을 담당하고 있다. 남성의 호르몬 주기나 난포자극 호르몬과 내분비, 정자의 생산, 테스토스테론의 분비 현상 등은 남성의 일생에 걸쳐 꾸준하고 일정한 유형으로 활동과 기능이 지속되는데 여성의 호르몬 주기에서 나타나는 매우 규칙적인 특성과는 큰 차이가 있다.

2) 성 기

남성의 신체 외부를 보면 남성의 성기(genital organ)는 음경과 음낭으로 구성되었다. 남성의 성기는 사춘기부터 성인에 이를 때까지 내·외부의 변화를 보이며 성장된다.

음경은 아래 기둥의 역할을 할 수 있는 몸체와 그 위에 모자를 씌

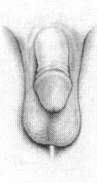
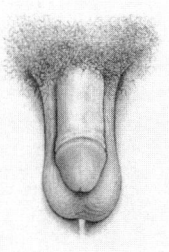

[그림 2-15] 사춘기 전후 음경의 변화

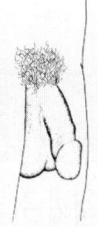
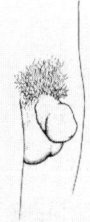
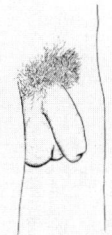

[그림 2-16] 남성의 외성기 모양

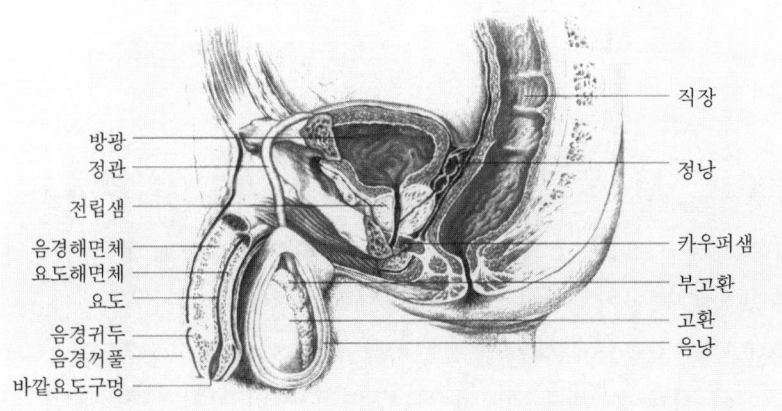

[그림 2-17] 남성의 생식기관

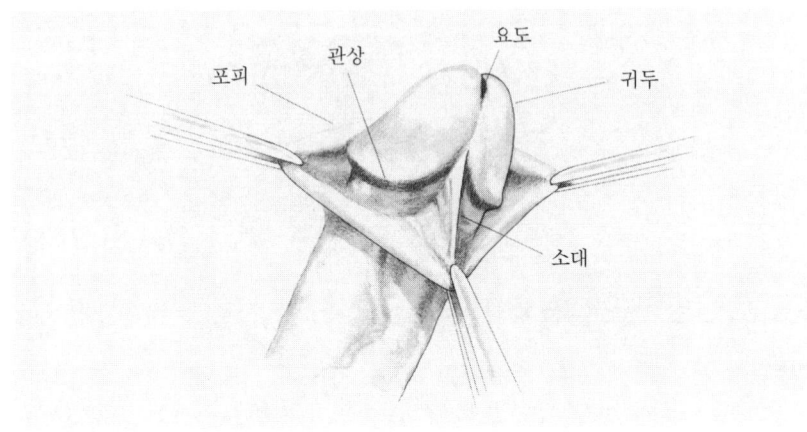

[그림 2-18] 남성의 음경

위 놓은 것처럼 보이는 귀두로 이루어져 있다.

귀두는 음경의 맨 위 부분으로 둥글며 송이버섯의 윗부분과 흡사하다. 요도구는 오줌이나 사정 후 정액이 몸 밖으로 배출되는 구멍이 된다. 음낭은 음경 밑에 있고, 그 안에 두 개의 고환이 들어 있어 정자 생산을 돕는다. 항문은 배설물을 몸 밖으로 배출하는 구멍으로, 실질적으로 성기는 아니지만 성기 부분에 위치하고 있고 성감대이기도 하다.

음경(penis)　　음경은 음경의 양쪽에 각각 1개씩의 해면체와 아래쪽의 해면체 1개로 둘러 쌓여 있으며, 혈관과 해면체에 혈액이 가득 채워지면 발기현상이 일어난다. 그리고 음경의 상단 부위는 귀두로서 모자 모양으로 여성의 음핵처럼 많은 혈관과 신경종말들이 퍼져 있어 신체 중 가장 예민한 성감대로 남성이 사정을 조절하는 오르가슴의 감지기 역할을 담당하고 있다.

음경의 크기는 디킨슨(Dickinson, 1940)에 의하면 남성의 음경 길이는 정상시 이완되어 있을 때 8.5-10.5cm이며, 평균은 약 8.5cm라고 한다. 그러나 흥분되어 발기상태에 이르면 약 7-7.5cm 정도 늘어나 14-18cm까지 늘어나는데, 어떤 남자들은 7.5cm로 작아보이던 음경의 길이가 9cm 정도 늘어나 16.5cm가 되고 11.0cm에서 5.5cm 늘어나 16.5cm 정도 되어 결국은 같은 크기가 될 수도 있다는 것이다. 즉 외형적인 크기와 실제 발기되었을 때의 크기는 개인차가 심하다고 했다.

또 마스터즈와 존슨(Masters & Johnson, 1970)은 남자 312명과 여자 382명을 대상으로 남성의 성 반응 2,500회, 여성의 성 반응 7,500회를 분석한 결과에서 정상적인 흥분단계에 오르면 남성의 음경의 크기와 여성의 질 크기 때문에 음경의 삽입 때 문제가 되는 경우는 없었으며, 오르가슴이나 성 만족도와는 아무런 상관이 없다고 했다.

고환(testis)   고환은 태생 초기에는 복강 내에 있다가 임신 7개월 이후에 음낭으로 내려온다. 그러므로 고환은 음낭 안에 두 개가 들어 있다. 이 두 고환은 각각 별도로 분리된 내부 조직을 갖고 있으며 250여 개에 달하는 미세한 조직들은 또 미세한 관들로 촘촘하게 채워져 있다. 남성은 사춘기 동안에 고환 내의 미세한 관에서 정자를 만들기 시작하여 세포분열을 통해 하루에도 수천만 개씩 일생을 두고 신선한 정자를 계속해서 만들어낸다.

정자는 우리 체온보다 4-5℃가 낮아야 활발히 생산될 수 있으므로 고환을 둘러싸고 있는 음낭에는 주름이 많이 잡혀 있는데 이는 표면적을 넓혀 열의 발산 효과를 높이기 위해서이다.

고환은 정자를 생성하는 것뿐 아니라 남성의 성장과 발달기능에 필요한 테스토스테론(testosterone)이라는 남성 호르몬을 분비한다. 이 호르몬의 작용은 남성답게 활동을 하고 성욕도 일으킨다. 그러므로 고환에 문제가 생기면 정자 생성에 문제가 생길 뿐만 아니라 성욕도 쇠퇴하고 활력도 감퇴하여 남성다움이 없어지게 된다.

부고환(epididymis)　　고환 내의 미세한 관에서 만들어진 정자들은 역시 수많은 미세한 관으로 이루어져 있는 부고환으로 이동하게 되는데 정자가 완전한 제 모습으로 성장하는 장소가 바로 이 부고환 내의 관 속이다. 정자가 부고환 내의 관을 전부 통과하는 데는 약 4주에서 5주가 걸리며 그 동안에 정자는 완전히 성숙하며 자라게 된다.

정관(ductus deferens)　　음낭으로부터 체내 깊숙이 이동할 때 정자들은 정관을 통해 이동한다. 각 고환마다 하나씩, 두 개의 정관을 갖고 있다. 각 정관은 길이가 약 35-45cm가 된다. 정자가 잘 만들어지려면 우리 몸의 체온보다 약 4-5℃가 낮아야 최적의 상태가 된다. 이런 상태를 유지하기 위해 고환은 우리 몸에서 멀리 매달려 있는 것이며, 고환을 싸고 있는 주머니인 음낭은 표면적이 주름으로 되어 있어 공기를 순환시켜 열이 쉽게 발산되도록 하여 체온보다 항상 낮은 상태를 유지하고 있는 것이다.

팽대부(ampulla)　　정관은 오줌이 모이는 기관인 방광 위를 휘감아 지나가는 관으로서 방광을 넘어간 정관은 갑자기 넓어지는데 이 부분을 팽대부라고 한다. 팽대부는 사정하기까지 정액이 모여 있는 일종의 정액 저장소이다.

정낭(seminal vesicle)   팽대부 바로 밑에는 정낭이 있다. 정낭은 정자를 담고 있지는 않지만 정액이라 불리는 희뿌연 액체를 만들어내어 팽대부에서 정자를 내보내고 정낭에서는 정액을 내보내 정액을 뒤섞음으로써 음경 밖으로 정자가 쉽게 배출될 수 있도록 하는 기관이다. 문자 그대로 해석하면 정자를 담고 있는 작은 주머니라는 뜻으로 사정하기까지 정자가 모여 있는 기관이라고 생각한 과학자들이 붙인 이름이다. 실제로 정자를 담고 있지는 않지만 그래도 정낭은 중요한 기능을 수행하고 있다. 수억만 마리의 정자들이 팽대부에서 정액과 뒤섞임으로써 음경 밖으로 쉽게 배출될 수 있도록 정액이라 불리는 희뿌연 액체를 만들어내는 일이 바로 그것이다. 정자는 워낙 크기가 작아서 사정할 때 몸 밖으로 쉽게 배출되는 한순갈 분량의 희뿌연 액체 중 약 10분의 1 정도에 지나지 않는다. 나머지 90%는 정낭에서 만들어진 희뿌연 액체로 이루어져 있다.

정액(sperm)   정액은 당분이 50-60%가 함유되어 있는 희뿌연 액체로서 정자에 영양을 제공해 주는 힘을 가진 체액이다. 사정과 동시에 팽대부에서 배출된 정자와 정낭에서 배출된 정액이 전립선 요도 내에서 합쳐짐과 동시에 음경

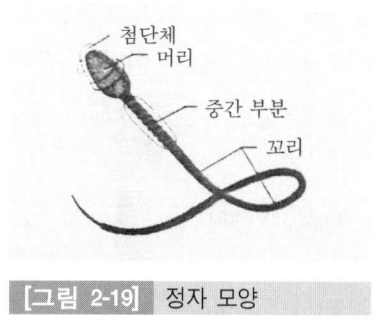

[그림 2-19] 정자 모양

밖으로 배출될 때 정자는 정액에서 충분한 영양을 받아야만 난자를 찾아갈 수 있는 힘이 생기는 것이다. 팽대부에서 배출된 정자는 정낭에서 만들어진 희뿌연 상태의 정액과 당분을 함유하고 있는데 이

는 난자를 찾아갈 수 있는 에너지의 원천이 된다.

정자들은 난자와 수정하기 위해서 오랜 여행을 한다. 여성의 질 속에 남성의 음경이 사정을 하면 정자들은 질의 상부로 이동하여 자궁으로 이어지는 가느다란 통로인 자궁경부를 통과한다. 자궁경부를 통과하여 자궁에 도착한 정자들은 다시 난자를 만나 수정시키기 위하여 나팔관으로 이동한다.

정자가 난자를 만나기 위해 이동하는 거리는 약 15cm로서 정자의 길이가 0.05mm에 불과하다는 사실로 계산해 보면 정자에게 15cm라는 길이는 사람에게 대략 6km의 거리로서 6km를 전속력으로 달려가기 위해서는 많은 에너지가 필요한 것이다.

전립선(prostate gland)　팽대부와 정낭 밑에 자리잡고 있는 전립선은 둥근 밤 모양을 하고 있다. 정관을 포함한 여러 가지 관들이 이 전립선으로 합쳐져서 모인다. 전립선은 정액에 일정량의 체액을 첨가해 준다. 남자가 사정을 할 때면 전립선이 팽창, 수축하면서 정관을 조이게 된다. 이러한 운동의 힘으로 팽대부에 있던 정액을 세차게 밀어 전립선의 요도를 통해 몸 밖으로 빠져나가게 만든다.

요도(urethra)　요도는 음경의 부드럽고 신축성 있는 근육으로 받쳐지고 있고, 소변을 볼 때 방광으로부터 흘러내려온 오줌이 요도를 지나 몸 밖으로 배출될 수 있으며, 사정하는 순간에는 방광 밑에 있는 일종의 개폐장치가 작동하여 오줌은 차단시키고 정액과 정자는 이 요도관을 통해서 귀두 윗쪽에 있는 요도구로 배출되어진다. 그러므로 오줌과 정액은 동시에 배출될 수 없다.

사정(ejecculation)과 오르가슴(orgasm)   생식기의 근육이 경련을 일으키면서 정액을 사정할 때 느끼는 황홀한 성적 쾌감을 오르가슴 혹은 클라이맥스(climax)라고 한다. 거의 대부분의 경우 남성들은 사정을 할 때 오르가슴을 느끼기 때문에 사정과 오르가슴은 동시에 일어난다고 할 수 있다.

오르가슴을 어떤 기분이라고 설명하기는 쉽지 않으나 한번쯤 자위행위를 해본 사람은 쉽게 예상할 수 있을 것이다. 그러나 사람들마다 기분이 다를 수 있고 똑같은 사람이라도 때에 따라 차이가 있다. 어떤 때의 오르가슴은 매우 강하여 생식기 부위를 포함해서 전신으로 퍼져나가는 성적 쾌감을 느낄 수도 있고, 또 어떤 때는 약한 오르가슴을 느낄 수도 있는 것이다.

남성은 오르가슴에 도달하면 음경이 흥분 상승단계보다도 단단하게 발기된다. 이 때는 음낭의 외피도 줄어들어 단단해지면서 배쪽으로 바짝 올라와 붙는다. 맥박이나 호흡이 빨라지고 거칠어지며 얼굴과 가슴, 배 등 신체의 여러 부위에 성적 홍조가 나타난다. 유방도 긴장하면서 유두가 발기된다. 항문 주위의 근육이 수축되고 음경의 귀두에는 투명하거나 희뿌연 액체가 조금씩 보인다. 더구나 귀두의 윗부분은 발기된 상태보다 약간 더 팽창되어 사정의 긴박감을 느끼게 하고, 그 빛깔은 짙은 자줏빛이나 빨간색으로 변한다.

일단 오르가슴에 도달하면 생식기의 근육들이 경련하듯이 심하게 반복 수축을 하면서 보통 서너 차례에 걸쳐 정액이 세차게 분비되는 것이 사정 현상이다. 이때 각 사정의 간격은 1초도 되지 않으며, 정액이 분출되고 나서는 여섯 번 내지 열다섯 번의 작은 간격의 경련이 뒤따른다.

오르가슴에 오르면 쾌감이 강렬하여 절정의 순간이 꽤 오래 지속되는 것 같으나 실제는 약 10초 정도밖에 안 된다. 오르가슴이 지나면 심장의 박동과 호흡이 점차로 정상으로 되돌아오고, 고환과 음낭은 예전처럼 느슨하게 이완되고, 음경도 다시 제 모습으로 돌아온다. 이러한 모든 현상이 흥분 하강단계(resolution phase)에서 이루어지는데 그 시간은 불과 몇 초 안에 이루어진다. 생식기가 본래의 제 모습으로 돌아가면 온몸에 긴장이 풀리면서 잠이 온다. 이런 수면 촉진법은 수면 장애시 이용될 수도 있고, 이스라엘에서는 전시에 불안을 극복시키기 위한 방법으로 성생활을 권장하고 있다. 실제 전쟁 이후 높은 출산율을 보이는 것은 한 예라 할 수 있다.

사정을 하고 난 뒤 얼마 지나지 않아서 다시 발기가 될 때까지는 약간의 시간이 걸리는데 이때 즉각적으로 다시 발기가 되지 않는 상태를 무반응기(refractory period)라고 하며 보통 다시 발기가 될 때까지는 약 30분이 소요된다. 무반응기는 젊을수록 그 시간이 더 짧고 노년으로 갈수록 더 길어진다.

발기(erection) 성적 공상이나 성적 접촉은 성적 흥분이 일어나 부교감신경의 작용으로 뇌하수체 호르몬이 활성화되어 음경이 일어서는 것을 '발기한다' 고 한다.

음경이 발기하는 것은 신축성이 매우 뛰어난 음경 내부조직 해면체 속으로 피가 몰려 들어가서 이루어지는 것이다. 이 해면체는 음경의 양옆으로 두 개 아래로 1개 총 세 개로서 이 속이 충혈되면 발기가 된다. 이렇게 피가 몰려 들어가면 교감신경의 작용으로 음경의 밑부분에 있는 근육이 조여들면서 피가 체내로 역류하는 것을 막아줌으로써 음경은 부피가 점점 커지고 길어지며 조직은 단단해진다.

발기는 매우 빠른 시간 안에 이루어진다. 불과 몇 초 안에 음경은

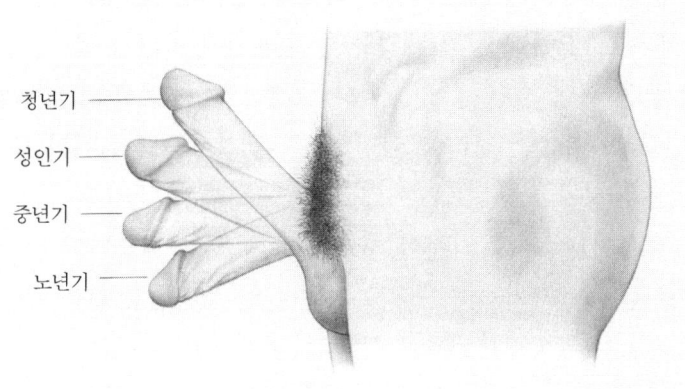

청년기

성인기

중년기

노년기

[그림 2-20] 발 기

부드러운 상태에서 몹시 단단한 상태로 된다. 음경의 평상시 길이는 평균 7-8cm로서 발기되면 평균 12-15cm가 되는데 발기하기 전 크기와 발기 후의 크기는 정비례하지 않는다. 또 크기에 따라 성감이 더 높아지거나 여성을 더 흥분시키는 것은 아니다.

발기할 때면 발기된 상태의 각도는 대부분의 음경이 약간 위로 솟구쳐 오르든가 약간 밑으로 처진다. 그러나 전방으로 직각을 이루거나 더 위쪽으로 치켜올라간 형태로 발기될 수도 있다.

발기된 상태의 각도는 연령에 따라 차이가 있다. 〔그림 2-20〕과 같이 청년기, 성인기, 중년기, 노년기 등에 따라 다를 수 있다.

음경이 발기하는 조건들을 보면 음경이나 음낭을 손으로 만져주는 자극에 의한 발기, 팬티나 옷의 마찰, 성적 공상, 소변을 참을 때 또는 아무런 자극이 없이도 일어나는 아침 발기 등이 있다.

몽정(dream wet)   남자는 14-15세 정도가 되면 음경의 크기와 모양이 성인의 수준으로 발달한다. 이 때부터 정자의 생산이 매우 활발해지고, 생산된 정자는 정낭 속에 채워져 있다가 성적으로 자극적인 꿈을 꾸면 수면 중에 발기와 사정이 되어 정자가 정액과 함께 체외로 배출되는 현상이 일어난다. 이런 현상을 몽정이라 한다. 이런 과정은 정자가 체내에 과잉으로 남게 되면 정낭과 전립선의 분비물이 많아지게 되고, 이것이 척수를 통해 뇌에 전달되어 정자를 배출하고 싶은 욕구가 생기게 되는 자연적인 생리현상이다.

포경 수술(circumcision)   포경은 귀두부를 덮고 있는 포피의 포피구가 작아서 포피를 젖히기가 힘들거나 불가능한 상태를 말한다. 이렇게 포경된 상태는 심할 경우 성교시 동통과 배뇨에 지장을 주는 경우가 있으며, 청결치 못했을 때는 귀두포피염과 같은 염증과 유착이 일어나기 쉽다. 따라서 포피절제술 혹은 포경 수술을 해주어야 한다. 이 수술은 음경 귀두부를 덮고 있는 포피를 절개한 후 제거하는 수술이다. 우리 나라에서는 생후 2-3년 사이 포경 수술을 가장 많이 하고 있으며, 성인이 되어서 하는 경우도 있다. 특별한 의학적인 이유가 아니면 포경 수술이 필요없다는 학자들도 있으며, 포경 수술과 성감은 아무런 연관이 없다고 한다. 장점으로는 포경 수술 후에는 음경을 깨끗이 하기가 쉽기 때문에 염증 발생률이 낮으며, 음경암에 걸릴 빈도도 낮다. 그리고 유태인들처럼 남자 아이가 태어나면 종교적 의식으로 포경 수술을 하는 민족의 부인들은 다른 민족에 비해 자궁경부암 발생률이 매우 낮나는 연구 보고가 있다. 이는 부부산의 성적 접촉시 여성은 남편의위생 상태의 영향을 많이 받는다는 것을 의미한다. 그래서 요즈음은 이런 의학적 이유와 사회적 관습에 따라 어린 아동들에게 포경 수술을 해 주는 경향이 많아졌다.

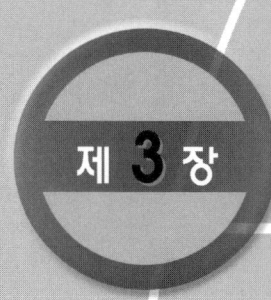

제 3 장

성 활동

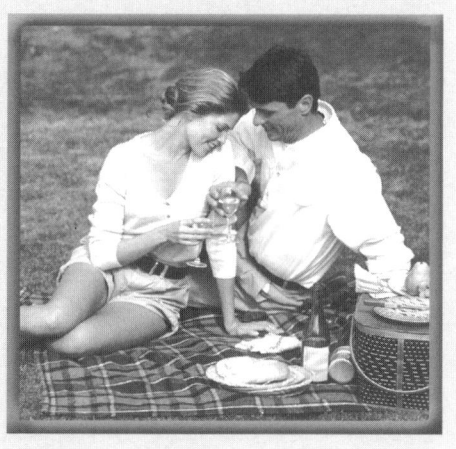

1. 우정, 사랑, 실연

　사춘기 전후 우리는 이성에게 많은 관심을 갖게 되고, 이성이 좋아할 수 있는 모습이나 태도를 행동으로 나타내려고 노력하고, 외모나 치장에 많은 시간을 투자한다. 즉 매력에 이끌리는 사람을 찾으려고 하고 자신도 매력이 있는 남성과 여성으로 보이려 한다. 그러나 이성을 사귀는 데 있어서는 각자 성장해 온 유아기, 아동기, 청년기에 자신이 사귀어 왔던 사람들과의 대인관계 경험이 크게 작용한다. 즉 성장과정중 사랑을 표시한 방법과 사랑을 받아온 방법의 차이나, 타인을 신뢰하거나 타인에게 신뢰받을 수 있는 방법의 차이들은 자신의 감정을 전달하는 방법이나 애정표현의 방법에도 많은 영향을 줄 수가 있기 때문이다.

　우리는 이성간의 우정이냐 사랑이냐 또는 사랑할 때와 실연당했을 때 나타나는 심리학적 반응을 살펴보고 나 자신이 현재 이성과 우정의 관계에 있는지, 또는 상대방 이성이 현재 나를 너무나 사랑하고 있기 때문에 더욱 사랑의 표시를 못하고 있구나? 등의 사랑하는 사람들의 행동 특성이나 심리적 반응을 잘 살펴보고, 또 실연 당했을 때 나타나는 심리적 반응들과 행동에 대하여 올바로 이해하고 대처하여 성숙한 성인으로 한걸음 더 전진해야겠다.

1) 우 정

　우정의 심리적 특성을 연구한 다비스(Davis)와 토드(Todd, 1985)는 우정이란 '함께 있으면 즐겁다', '있는 그대로 받아들인

다', '서로 깊게 신뢰한다', '서로 존중한다', '서로 도와주고 받을
수 있다', '서로 비밀이 없다', '서로 이해할 수 있다', '있는 그대
로 보일 수 있다' 등과 같이 친구는 수용, 신뢰, 존중의 바탕 위에서
인생의 즐거움을 공유하고 도움을 교환할 동반자라고 하였다.

그러나 사랑은 '매혹적이다', '이런 감정은 그대가 처음이다',
'성적 욕망을 느낀다'라는 열정과 '그대를 위해 무엇이든 할 수 있
다', '우리는 무조건 한편이다'라는 심리적인 특성이 있어 우정과는
달리 보호적 특성을 갖고 있는 점이 다르다고 하였다.

2) 사 랑

사랑은 기쁨과 슬픔, 환희와 고통, 행복과 불행을 좌우하는 오묘
한 감정상태에 빠지게 만드는 강렬한 정서적 경험을 수반한다. 그러
므로 사랑에 빠진 한 사람과 또 다른 한 사람을 융합시키고 강렬한
열정으로 서로를 원하게 하는 신비한 마력을 지니고 있다. 즉 애정
의 유지 여하에 따라 상반된 감정상태가 될 수 있고, 우리의 행동이
나 동기에 미치는 영향이 막대하다. 우리는 사랑하는 사람들의 심리
적 특성과 행동특성을 이해하여 사랑을 줄 수도 있고 사랑을 받을
수도 있는 행복한 경험자로서 인생을 즐겁게 보낼 수 있다.

사랑의 요소　스턴버그(Sternberg, 1986)는 한번 이상 사랑해
본 사람을 대상으로 한 연구에서 사랑은 친밀감(intimacy), 열정
(passion), 투신(commitment)의 세 가지 요소로 되어 있다고 하였
다.

● 첫째로, 친밀감으로서 가깝고 편하게 느껴지는 것, 서로를 잘 이해해 주는 것, 함께 공유하는 것, 의사소통이 원활한 것, 뜻을 잘 따르는 것 등 따뜻하고 푸근하게 느껴지는 정서적 상태로 설명하였고, 만나는 횟수에 따라 시간이 흐름에 따라 더욱 친밀해지고 보다 가까워지면 친밀감을 의식하지 못하는 수준에까지 도달하게 된다.

● 둘째로, 열정은 애인들을 흥분시켜 들뜨게 하고 늘 함께 있고 싶어하고, 일체가 되고 싶은 강렬한 욕망을 느끼게 한다. 이러한 열정은 시간이 지나감에 따라 감소하거나 다른 형태로 바뀌게 된다.

● 셋째로, 투신으로서 사랑하는 사람과 사랑을 지키겠다는 결정으로 책임의식을 가지고 지속적인 관계를 유지하기 위하여 자신을 묶어두는 약혼이나 결혼 등이 투신행동에 해당된다.

사랑하는 사람의 행동특성   사랑은 기쁨과 슬픔을 동시에 안겨주기도 하며, 특히 낭만적인 사랑에 빠진 사람은 무한한 행복감에 사로잡히기도 하지만 또 한편으로는 많은 갈등과 고뇌 때문에 고통을 받기도 한다. 사랑은 우리의 행동을 바꾸어놓는데 그러한 행동특성 일곱 가지는 다음과 같다.

● 사랑하는 사람의 기분이나 감정을 주의 깊게 관찰하며, 과연 나를 좋아하는 표현인가 싫어하는 표현인가에 대해 무척이나 예민해진다.

● 사랑하는 사람이 자신에게 보이는 사랑의 표현, 행동 등이 좋을 때는 기뻐하지만, 멀리하는 듯하면 절망감과 불안감에 싸여 초조해한다.

- 서로 사랑의 마음을 확인해가는 탐색적 애정단계에서 거부당하면 어떻게 하나 하는 두려움이 가장 높으며, 자신이 거부 당한 후 상처를 줄이기 위해 솔직한 사랑의 고백이 어렵고 모호하며 우회적으로 사랑을 표현한다.
- 사랑하게 되면 상대방을 이상적인 사람으로 이상화하여 자신은 자신의 결점이나 열등감이 더욱 확대되어 자신을 못나고 왜소하게 느끼게 된다.
- 과연 나를 사랑하고 있는가? 다른 사람과 사귀지 않는가? 나를 속이는 것은 아닌가? 등 피해의식적 공상이나 의심을 하게 될 수 있다.
- 자신의 애인 주변에 있는 모든 사람에게 경계심을 갖고 질투를 느끼며, 자신의 애정관계를 위협할 만한 대상자가 있으며, 더욱 적개심과 질투를 느끼게 되며 행동으로 표현한다.
- 사랑하기 전에는 혼자서도 잘 지냈는데 애인과 떨어져 있으면 무언가 부족하고 불완전한 느낌이 들어 늘 함께 있어야 하며, 허전해하며 안정되지 않고 다시 만날 날을 손꼽아 기다리게 된다.

3) 실 연

사랑은 또 다시 사랑하기 위한 시행착오일 수 있듯이 모두가 행복한 결말을 맞는 것은 아니다. 실연이란 뜨겁게 깊은 상처만 남기고, 좌절과 분노감을 느끼거나 이성에 대한 그릇된 편견을 낳기도 한다. 이런 실연에는 크게 세 가지 유형이 있다.

첫째로는 두 사람 중 한 사람이 성격, 능력, 행동 등의 부조화 때문이거나, 새로운 애인의 출현 등으로 관계를 청산하는 경우로서 사랑의 상실감과 함께 자존심의 손상이 심하며, 그 충격으로 심한 우울감을 경험하고 상대방에게 분노, 적개심, 배신감, 복수심 등이 생긴다.

둘째로는 애정관계를 맺었던 동안에 쌓였던 불만과 갈등으로 헤어지자고 합의한 경우로서 상처는 크지 않지만 미련, 아쉬움, 후회 등이 남게 된다.

셋째로는 두 사람의 의견과는 달리 불가피한 외부적 요인에 의한 이별로서 애인의 죽음, 부모의 반대, 유학, 이민 등으로 헤어져야 할 때는 이루지 못한 사랑이기에 그리움, 아쉬움, 안타까움 등이 마음속 깊이 자리잡아 아주 슬픈 상태에 빠져 더욱 연민의 정이 강해질 수가 있다.

이러한 실연은 모두 다 고통이 따르지만 다음의 여덟 가지 경우는 그 고통이 더욱 심하다.

- 상대방의 일방적인 결정에 의해 통고받는 실연.
- 전혀 예상하지 못한 상태에서 갑작스럽게 일어난 실연.
- 애인에게 정신적이거나 물질적 투자를 많이 한 실연.
- 다른 애인이 생겨서 실연했을 때.
- 성격, 능력, 외모, 키 등의 이유로 생긴 열등감을 자극하는 실연
- 첫사랑의 실연.
- 주변사람들에게 자신들의 사이가 너무 알려져 있던 실연.
- 친구나 가족 등이 자신의 주변에 없을 때 당하는 실연 등이다.

4) 실연의 극복

실연은 실연을 당해본 사람만이 그 아픔을 이해할 수 있다. 그러나 실연당한 당사자는 실연의 아픔이 너무나 커서 앞으로도 전혀 헤어나지 못할 것 같이 느끼는 경우가 많으며, 다시는 그 누구도 사랑할 수 없다고 생각하며, 자신을 자책하고 고통스러워하나 대부분은 시간이 지남에 따라 상처가 자연적으로 치유되고 그 아픔을 극복해 나갈 수 있다. 실연을 극복하는 첫단계에 나타나는 반응은 실연 직후 슬픔, 우울, 미련, 후회, 배신, 분노감을 느끼는 충격과 고통의 단계를 거친다. 그리고 두 번째 단계는 실연의 아픔을 치유하기 위하여 주변 사람에게 도움을 청하거나, 여행을 가거나, 실연과정을 마음 속으로 재정리해 봄으로써 자신의 평상시 생활로 다시 돌아가는 것이다. 그 다음 세 번째 단계로는 자기 반성과 자신의 새로운 사랑관을 재정립하여 봄으로써 성숙된 이성관계를 가질 수 있는 성숙한 인격으로 성장되고 새로운 모습으로 변화될 수 있는 것이다. 그러면 실연을 극복하는 구체적 전략적 방법을 살펴보자.

- 자신이 실연으로 고통스럽고 괴로워한다는 사실을 자신이 충분히 가슴 속 깊이 받아들이고, 이런 자신의 행동은 실연한 모든 사람들의 자연스럽고 정상적인 행동이라는 것을 다짐하고, 다른 사람들도 이런 과정을 통해서 실연의 아픔을 극복했다는 사실을 깨닫도록 하라.
- 실연의 고통을 부인하거나 숨기지 말고 다른 사람에게나 자신의 행동으로 표현해 보고, 자신의 아픔을 충분히 느껴보라는 것이다.

그러나 오랫동안 끌지는 말고 짧게 느껴보며, 그 표현이 극단적이
면 절대 안 된다.

● 새로운 환경의 변화를 스스로 찾아보거나 여행을 통해 기분을 전
환해 보라.

● 실연에 대한 자기 반성과 실연의 원인이 되었던 과정을 다시 살펴
보아라. 또다시 같은 실수로 다른 사람과 헤어지지 않기 위해서이
다.

● 자기 자신의 학업이나 직업전선으로 다시 돌아와 옛날의 인간관계
를 복원하고 성숙한 모습으로 자신의 생활에 충실하면, 더 나은 새
로운 애인이 생길 수 있다.

2. 사랑의 신체적 표현

인간의 성 행동의 분류는 여러 가지가 있지만 성 행동의 특별한 유형에 대한 표준이나 규준이 있을 수 없고 그 유형에 따른 변인이나 이탈을 설명해 볼 수 있다. 그러나 그것도 종교, 법, 의학적 기준에 의한 전통적 기준에 불과하며, 각 분야에 따라 자꾸 바뀌어가고 있으며 서로가 일치된 견해를 갖고 있지도 않다. 그러므로 어떤 행동은 시대에 따라 정상일 수도 있고 비정상일 수도 있다.

성 행동은 그 행위가 개인에 의하여 홀로 이루어지느냐 혹은 다른 사람과 더불어 이루어지느냐에 따라 구분지을 수 있고 그러한 행위의 대상이 자기 자신이냐, 이성이냐, 동성이냐에 따라 자위행위, 성교로 나누어질 수 있다. 그리고 성 활동의 과정이나 성교 당시 남, 여의 위치에 따라 전희, 성교자세로 나누어 볼 수 있다.

현재 성에 관한 연구에서 인간의 성 행동은 생물학적 본능과 사회적 학습에 영향을 받고 있다고 하며, 인류학자나 역사학자들도 사회적 배경에 따라 다른 성 행동을 보인다고 하며, 환경적 분위기와 개인의 학습경험에 따라서 성적인 대상을 선정하고 있다고 설명하고 있다. 그러나 두 말할 필요없이 성인들은 각자가 이성의 대상자를 찾고 있으며, 그 중 가장 흔한 인간의 성 행동은 이성간의 성교인 것이다. 그러나 남녀간 성적인 접촉은 생산을 주도하며 종족을 보전하거나 사회집단을 유지시킬 수 있기 때문에 허용직이였으나, 그렇치 않은 성적 쾌락만을 위한 동성연애, 수간, 수음 등은 과거부터 심한 비난을 받아왔다.

우리가 알고 있는 한 인간의 생존은 인구 과잉이나 인구 감소의 영향을 받고 있지만, 인구 과잉에 따른 출산조절을 위하여 약 2천년 전 고대 그리스에서는 아리스토텔레스(Aristotle)의『정치학』II권에서 크레타섬(Crete)의 경우 동성연애를 권장하고 있다는 기록이 있다. 이러한 사회적 영향은 생리학적 요인에 의해서만 성 행동이 결정되지 않는다는 단서이며, 또 이성과의 성교 행동의 경향은 일종의 포유동물의 유산이며 가장 진화된 포유동물로서의 일반적 행동의 흔적이기도 하다. 이렇듯이 우리 인간 사회에서 이성과의 성교 행동은 아주 자연스러운 행동임을 모두가 강화해주고 그 이외의 다른 유형의 성 행동들은 저지시켜왔던 것이다. 이러한 결과는 두 가지 결론을 암시하고 있다. 첫째, 이성과의 성교에 대해서는 타부나 금지가 없으며 가장 흔한 성 행동유형이 된다. 둘째, 그 이외의 유형들도 최근 점차 증가되어 가고 있다는 사실이다. 근래 우리 사회는 괄목할만한 성 개방 풍조와 그 결과로 인해서 예전보다 더욱 성에 대한 관심이 증대되고 있다. 빅토리안 시대의 청교도적 사상에서 벗어나 사람들은 자신의 성적 잠재력을 개발하는 기회와 더 나은 정보를 얻을 수 있으며, 믿을 수 있는 피임기구의 개발로 원치 않는 임신의 공포에서 벗어나게 되었다. 또 여성의 경제와 법으로부터 해방은 남녀 간의 공정성을 높여 주었고, 최근 매스미디어는 계속적인 성 정보의 유입으로 젊은이나 기성세대 모두에게 성적 본성을 갖고 있는 인간으로서 이해하고 수용하도록 돕고 있다.

1) 자위행위

인간(다수의 동물들)은 성적 상대가 없이도 성적으로 흥분하여 오르가슴에 도달할 수 있다. 그러한 자신에 의한 성적 자극은 연령에 상관이 없으며, 자발적으로 하는 자위행위와 수면중 일어나는 비자발적인 행동을 들 수 있다. 즉 우리의 신체는 성적 상대가 있든지 없든지 간에 스스로 성적 반응을 느낄 수 있다.

과거 중세의 기독교들인은 수면중 일어나는 비자발적인 오르가슴이 천사나 악마에 의하여 일어난다고 생각하였고 여자가 누워서 잘 때 여인들을 덮치는 악마(incubus)와 남자들이 잘 때 남자와 누워 정을 통하도록 꼬시는 악마(succubus)가 있다고 믿었다. 과거 기독교 당국자들은 여자들의 자위행위에는 남자보다 관심을 덜 기울였다. 그 까닭은 중세 의사들은 정액(semen)은 인간이 생존하는 데 아주 필수불가결한 수액으로서 피보다 더 귀한 것으로 단정지었다. 그러므로 남자가 사정을 하면 정액을 소비하며 많은 사정은 건강에 아주 나쁘다고 생각한 데 반해 여자들은 정액을 사정하지 않기 때문이었다. 또, 18세기에는 자위행위를 비만한 사람의 다이어트 방법으로 당시 의사들이 처방을 내리기도 하였으며, 딱딱한 침대 요, 얇은 담요, 찬물 목욕, 낮은 방안 온도 등이 자위의 습관을 고치는 데 도움이 된다고도 하였다. 그리고 남자들이 바지를 입으면 너무 덥고 성적 기관을 자극하므로 스커트를 입자는 캠페인까지 있었다. 그리고 19세기 영국 정신과의사 모슬리(Maudsley, H., 1867)는 자위행위자의 경우 초기에는 감정과 사고의 혼란이 오고, 후에는 지능 저하, 야행성 환각, 자살 및 타살 경향성 등이 올 수 있는 잠재적 살인자이므로 요양원에 가두어야 한다고 하였다. 그러므로 당시 이 병을 예방하거나 방지하기 위하여 묶어놓거나, 쇠못이 달린 벙어리 장갑 끼우거나, 정조대를 채웠다. 그리고 의사들이 고안한 '발기 탐지기'로 수면중 아들이 발기되면 벨이 울려 부모가 알아차리는 기발한 상품도 유행되었다고 한다. 그러나 이런 모든 장치가 결국은 실패하였으며, 그 후로는 외과적 처치가 권장되어 남자들에게 금속반지를 피부에 삽입하였고, 여자에게는 음핵을 제거하는 수술이 있었다. 또 한 때는 성 기관을 소작하거나 거세해야 한다는 생각을 갖기도 하였다.

오늘날 우리는 자위행위가 건강을 해치거나 위험한 상태에 빠뜨린다는 그 당시 무모하고 비합리적인 사고를 잘 알고 있으며, 자위행위는 '자연적이고', '정상적이며', '건강'한 성 행위인 것이다.

수면 중 오르가슴   사람이 수면 중 꿈 속에서 자기 혼자서 성적 경험을 할 수 있다는 것은 잘 아는 사실이다. 그러나 이런 경험은 남성에게만 있는 일이라고 이해되던 고대 구약인 히브리 성서에서는 남성이 수면 중 사정을 하면, '타락'이라고 보았으며, 죄를 씻도록 목욕을 시키는 의식을 거행하고 있었다. 그 당시 여성은 수면 중 오르가슴을 느끼더라도 사정을 하지 않기 때문에 이런 현상이 없는 것으로 여겨졌으며, 남성처럼 어떤 제재도 없었다고 한다. 그 동안 기독교 문화에서는 남성에게만 일어나는 '야밤의 배설', '야밤의 타락' 등으로 논의되어왔는데, 킨제이(Kinsey, 1953)와 동료들의 연구 결과 여성들에게도 수면 중 오르가슴을 느낀다는 새로운 사실이 보고된 이후, 밤뿐만이 아니라 낮잠 등과 같이 낮에도 수면 중 꿈속에서 성적 오르가슴을 느낄 수 있으므로 수면중 오르가슴은 낮이나 밤 동안 수면 중 성적 경험을 통해 일어날 수 있다고 이해하게 되었다.

불수의적 오르가슴은 대개 남성의 꿈속에서 일어나는데 우리가 일상 생활에서 결코 계획할 수 없는 가까운 친척과의 성교, 아동이나 동물과의 성교, 집단성교, 노출증 등으로 묘사되어 나타나는 색 다르고 깊은 무의식 속에 감춰진 소망들이며, 꿈만을 통하여 쉽게 억압이나 억제가 풀어짐으로써 나타나는 정신현상이다. 그러므로 현실에서는 불가능한 무의식적 소망 등이 남에게는 해를 끼치지 않고도 꿈속에서 상징적으로 성적 소망들이 발산될 수 있다는 것이다. 또 많은 사람들(특히 여성)이 깨어 있을 때보다 수면중 더욱 빨리 오르가슴을 느낀다고 한다.

오늘날에는 종교계와 의학계에서도 수면 중 오르가슴을 느끼는 경험에 대한 태도는 과거와 비교할 때 매우 허용적이다. 어떤 기독교 단체에서는 전혀 부정적인 관심을 갖지 않고 있는 곳도 있으며, 가톨릭계에서는 다소라도 의식적으로 계획했든가, 환영한다든가, 즐긴다든가 할 때만 죄로서 고려하고 있다. 한때 어떤 정신과 의사들은 수면 중 오르가슴을 노이로제 증상으로 생각한 때도 있었지만 지금은 성적 금욕에 대한 보상으로써 아주 자연스러운 현상으로 건강에 필수적이라는 새로운 견해가 지배적이다. 즉 의식적으로 성적 활동이 없는 사람이 수면 중 성적 위안을 갖게 된다는 것이다. 그리고 수면중 불수의적 오르가슴 횟수가 많으면 실제 깨어 있을 때 일어나는 수의적 오르가슴도 증가된다는 사실은 수면 중 오르가슴이 인체의 자연스러운 현상이며 의식적 성적 활동의 대리적 행동만은 아니라는 사실이다.

혼자만의 비밀

사례 3 자위행위 1

저는 중2 남학생 입니다. 요즘 혼자 있거나 TV를 볼 때면 이상한 생각이 들고 성 충동이 느껴져 자위행위를 하게 됩니다. 자위행위를 많이 하면 어떻게 되는지요! 혹시 머리가 나빠지거나 나중에 결혼생활에 지장이 있는 것은 아닌지 걱정이 됩니다.

사례 4   자위행위 2

> 고1 남학생입니다. 중2 때 수학여행 가서 친구들로부터 자위행위에 대해서 듣고 호기심에 한 번 해보았습니다. 그 이후 계속하게 되었는데, 못된 짓을 하고 있다는 생각이 들고 추하다는 생각으로 미칠 것 같지만 자위하는 습관을 쉽게 고칠 수가 없습니다. 얼마 전 어머니께서 제 방을 치우시다 휴지통의 분비물을 보시게 되었습니다. 절 얼마나 나쁜 아이로 보시겠어요. 혹시 식구들에게 얘기하는 건 아닌지 정말 부끄러워 어찌해야 할지 너무 비참합니다.

자위행위   자위행위(masturbation)는 masturbare라는 라틴어에서 유래한 '손으로 더럽히고, 손으로 휘저어놓는다'는 뜻으로 200년 전 영어권에 소개되었으며, 그 당시 '젊음의 열정' 또는 '나 혼자의 외로운 기쁨'으로 이해되었다. 오늘날 유럽권에서도 흔히 사용되는 단어이다.

그러나 근래의 성 심리학자들은 남녀 모두에게서 손을 사용하지 않고도 자위행동을 할 수 있기 때문에 "자신의 신체를 의도적으로 자극하여 일어나는 성적 반응"이라고 설명하고 있다. 이러한 의도적 자극은 여러 가지가 있다. 그러나 대부분의 경우는 손으로 행해지고 있으며, 남자들은 자신의 음경을 쓰다듬고 애무하고, 비비고, 흔들고, 아래 위로 쳐서 오르가슴을 느낄 때까지 계속하며, 또 한편으로 동시에 다른 한손을 사용하여 다른 신체의 성감대를 자극할 수도 있다. 예를 들면, 모든 성적 흥분을 고조시키기 위하여 음낭을 손으로 어루만지고 끌어올리거나 자신의 항문에 손가락을 집어넣을 수도 있다. 그리고 드문 경우이지만 철사를 자신의 요도에 집어넣는 등 고체 물질을 사용하는 경우(고통을 유발하고, 무척 위험스럽다)가 있다. 최근에는 미국의 성 기구 판매점(슈퍼마켓)에서 전기로 고안

한 자위행위 기구, 즉 장애자들이 치료용으로 사용할 수 있는 공기
흡착기 등을 사용할 수도 있다.

여성의 경우도 마찬가지로 한 손이나 두 손을 사용하여 자위행위
를 한다. 대개는 성기 전체를 자극하거나 음핵 날개기둥과 소음순을
부드럽게 두드린다. 어떤 여성은 자신의 젖꼭지를 자극하고 또 어떤
경우에는 젖만을 자극해도 오르가슴에 도달할 수 있다.

손을 사용하는 대신에 남녀 모두 베개 수건, 침대보, 침대요 등에
자신의 성기를 문지르는 경우도 있으며 어떤 여성은 자전거를 타면
서 오르가슴을 느낄 수도 있다.

그리고 많은 여성이 앞 뒤로 율동적으로 걷는 동안에 자신의 다리
를 꼬거나 밀착시켜 자위행위를 할 수 있으며, 율동적 근육긴장이
충분한 오르가슴을 도달시킬 수 있다.

많은 남성들이 여성들은 자위행위를 할 때 질 속으로 둥그런 물건
이나 손가락을 집어넣을 것이라고 상상하지만 소수의 여성만이 그
렇게 할 뿐이다. 그 이유는 질벽에는 성적 신경말단 세포들이 거의
없으며, 가장 민감한 성감대는 음핵과 소음순이기 때문이다. 그러나
어떤 여성은 성기에 다양한 물건을 집어넣음으로써 자신을 기쁘게
하거나 즐겁게 하기도 하는데 주로 양초, 오이, 가지, 바나나 등이
다. 그렇지만 오늘날은 특별히 고안된 자위행위 도구들을 판매하고
있는데, 가장 흔한 것으로는 음경모양으로 만든 성 기구(dildo)로서
나무, 고무, 플라스틱 등으로 제작되어 있으며, 그 기구 안에 따뜻한
용액을 채울 수도 있고, 갑자기 줄어들어 사정하는 것처럼 가장할
수 있게 제작되어 있다.

더 나아가 최근에는 음경모양으로 제작된 전동기구가 미국의 약
국에서 판매되고 있으며, 일본인이 제작한 벤와(ben-wa) 또는 리노

타마(rin-no-tama)는 납과 수은이 들어가 있는 두 개의 구슬로서 여성이 질 속에 넣고는 탐폰으로 막고 난 후, 정상적 신체적 움직임에 따라 두 개의 볼이 움직이면서 짤까닥 소리를 내며 쾌감을 주는 진동을 그녀의 골반 주변에 전달해준다는 장치이다. 그렇지만 성적 흥분이나 오르가슴을 줄 수 있을지는 의문점이 많다. 왜냐하면 음핵을 전혀 자극하지 않으며 질벽에 있는 오르가슴 플랫폼에는 자극이 가지만 질벽 자체에는 성적 신경말단세포가 없기 때문이다.

또 여성의 외음부를 진동시키거나 마사지하는 장치는 조그만 전기 모터를 달아 플라스틱 용기로 포장하여 진동시킬 수 있는 고무로 만든 넓적한 반달모양의 컵이 장치되어 있는데, 진동컵을 사용하여 음핵 주변을 자극하면 여성의 성적 흥분이 고조되어 질 내 남성의 성기 삽입을 돕는 데 효과적인 성적 장치로서 여성 오르가슴 장애 환자의 치료 도구로 사용하기도 한다.

남성이나 여성은 그들 스스로 어릴 때부터 자신의 성 기관을 가지고 놀고, 그때 어떤 즐거움을 경험하게 되어 다시 반복함으로써 자위행위를 배우기도 하지만 대부분은 청소년기에 시작한다. 소년들은 대개 다른 소년들에 의하여 배우거나 그들끼리의 대화에서 듣게 되고, 소녀들보다 개방적으로 이야기함으로써 어린 나이에 성에 대한 정보를 얻게 된다. 그러나 소녀들은 혼자서 터득하거나 우연하게 터득하게 된다. 어떤 소녀들은 소년과의 애무에서 또는 책이나 잡지를 읽음으로써 터득한다. 어떤 소녀는 자신이 무엇을 하는지도 모르고 몇 년 동안이나 자위행위를 하는 경우도 있다.

대개 많은 성 교육서(심지어 의대 교과서에서도)는 자위행위를 배타적인 행위로 보고 있으나, 대부분의 어른들은 실제로 경험하고 있으며, 노년에 남성, 여성들이 홀로 되거나, 배우자가 병들거나, 약하거나 또는 그 이외의 이유로 어렵게 되었을 때는 자위행위를 하고 있으며, 그러므로 긴장이완, 신체적 운동, 상상력의 자극, 성적 능력의 확인 등으로 생각하는 성교에 대한 대리적 만족을 느낄 수 있다.

아직도 잘 교육받은 사람들은 자위행위의 실용가능성을 충분히 이용하고 있는 데 반해, 낮은 교육 수준에서는 자위행위가 성교에 비해서 유치하고, 부적당하고, 비도덕적이고, 더구나 건강에 좋지 않다고 생각하고 있어 자위행위를 중단하는 경향이 높다고 한다. 그러나 고등학교나 대학을 졸업한 사람들은 건강에 전혀 상관이 없으며, 유용하고 치료적일 수 있다는 견해를 갖고 있으며, 더욱 가치 있는 경험을 수반하는 성적 환상들 때문에 더 소중히 생각하기도 한다.

10대들이 흔히 자위행위를 하는데 이는 성적 발달단계에서 청년기에 있는 '적절한 행동'이 아니라 가장 흔한 성적 배출구이며, 청년기에는 이성과 성교를 할 수 있는 기회가 없을 뿐이고, 성인에게서도 성적 대상이 없을 때 자위행위하는 경우 '미숙한 행동'이 아니라는 사실을 알아야만 한다.

2) 전 희

전희는 성적 흥분을 고조시키기 위하여 성감대를 성적 파트너끼리 부드럽게 자극하는 애무 행위로서 서로의 긴장을 이완시키고, 준비태세가 갖춰지도록 천천히 여유 있게 시작한다. 마스터스와 존슨은 성 기능장애자들은 서둘러 음경을 여성의 질 속으로 삽입하려는 경향이 있기 때문에 전희에서 얻을 수 있는 성적 쾌감을 누리지 못한다고 하였다. 전희는 실제적인 성교의 준비과정이라기보다 그 자체가 성적 쾌감을 얻을 수 있는 성 행위인 것이다.

많은 남성이 잘못 생각하고 있는 성적 편견 중 가장 흔한 것으로 "여성은 질 내에 음경을 곧 삽입하면 좋아한다."라고 하는 것이다. 물론 성교 중 음경의 삽입과 사정은 중요하다. 그러나 성 행위를 음경의 삽입과 사정의 과정만으로 생각하는 것은 성에 대하여 잘 모르고 있다고 말할 수 있다.

여성이 높은 오르가슴에 잘 오를 수 있도록 하기 위해서는 심리적·생리적으로 충분히 흥분하게 한 다음 음경이 삽입되어야 한다. 흥분단계에서 흥분이 충분히 고조되어 있으면 삽입 후의 성적 절정감도 더 강렬하게 느낄 수 있다. 즉 절정기의 오르가슴의 강도는 흥분기의 전희가 얼마나 잘 되어 있는가에 따라 다를 수 있다. 여성이 심리적·생리적으로 흥분되기 위해서는 성적 수치심과 경계심으로 억제되어 있던 긴장이 충분히 이완되어야만 한다.

여성은 전희에 의하여 수치심과 경계심 등의 심리적인 억제가 해제되어야 자유로운 성 행위를 향유할 수 있게 된다. 그러나 많은 남성은 여성이 아직 충분히 이완되어 흥분되지 않는 상태에서 음경을 삽입하여 성교 운동을 하는 수가 많다. 또 더구나 여성이 흥분하기도 전에 남성이 일방적으로 사정해버리는 경우도 많다. 이런 경우에 여성은 성 행위 자체에 환멸을 느낄 수밖에 없다.

여성은 남성과 달리 생리적인 이유로 흥분기에 이르기까지는 다소 시간이 요구된다. 남성은 쉽게 발기가 되면 즉각 성교에 임할 수 있지만 여성은 질 내의 분비물이 충분히 분비되기까지는 항상 어느 정도의 시간이 필요하다.

남성은 이 사실을 잘 명심해두어야 하고, 성급한 음경의 삽입과 왕복운동은 오히려 여성의 성적 관심을 떨어뜨릴 수 있다는 것이다.

더욱 필요한 것은 남녀 모두가 정신적 · 생리적으로 충분히 동조하여 성적 흥분을 고조시킬 수 있는 성감대를 찾거나 이야기함으로써 성감을 고조시킬 수 있는 자신들의 방법을 알아둘 필요가 있다.

키스　　키스는 사랑하는 남녀가 서로의 기분을 확인하기 위한 최초의 의식이며, 성 행위 동안의 키스는 두 사람의 애정을 표현하는 최고의 수단이기도 하다.

우리 문화에서는 아직 어설프지만, 전희단계에서는 가벼운 키스를 반복하여 두 사람의 성적 흥분을 고조시켜가며 성감이 고조된 상태에서는 깊은 키스로 턱의 점막, 치아의 기부, 혀 끝 등의 감각이 민감한 부분과 입술 등에 연한 혀의 자극을 받음으로써 더욱 흥분이 고조될 수 있다. 그러나 사람에 따라 좋아할 수도 싫어할 수도 있는 개인차가 있다는 점을 알아둘 필요가 있다.

젖의 자극　　유방은 여성의 가장 중요한 성감대 중 하나이며, 남성의 젖도 마찬가지다. 손과 입으로 유두를 자극함으로써 쾌감을 유발하고 성감을 높일 수 있다. 젖의 자극은 천천히 부드럽게 하고, 혀와 입술을 사용한 자극은 주변에서 젖꼭지쪽으로 부드럽게 올라가는 것이 효과적이다. 이 자극은 항상 부드럽고 연하게 하는 것이 좋다. 지나치게 힘을 주고 거칠게 다루면 아픔 때문에 성감이 급속히 저하될 수도 있다.

성기의 자극　　여성의 성감대 중 음핵과 소음순은 가장 민감한 부위이다. 이 부위의 자극은 천천히 부드럽고 율동적으로 할 때가 가장 효과적이다. 그러나 마스터즈와 존슨은 많은 여성들이 음핵에 직접적인 자극을 받을 때 고통스러워하며 싫어한다는 것을 밝힌 바 있다. 그러므로 음핵을 자극할 때에는 음핵 주변부터 시작하여 음핵의 처마 끝, 음핵의 기둥(날개), 음핵의 귀두 순으로 자극하는 것이 효과적일 것이다.

음핵과 음경의 귀두는 감각 수용기가 집중되어 있어서 매우 민감한 곳이기 때문에 부드러운 자극은 쾌감을 유발시키지만, 거칠거나 강한 자극은 쾌감보다는 통증만 주게 된다. 많은 여성은 음핵의 자극만으로도 오르가슴에 도달할 수 있다.

음핵의 자극으로서 많이 쓰이는 방법은 음핵의 기둥(날개)을 둘째 손가락과 가운데 손가락으로 가볍게 집어 좌우로 흔들거나 처마 끝을 살짝 밀고 당김으로써 음핵에는 부드럽고 간접적인 자극이 전달될 수 있게 하는 것이다.

(1) 2차 성감대

입

입술과 구강은 민감한 2차 성감대라고 할 수 있다. 인체 중에서 점막으로 되어 있는 부분, 점막과 피부가 접하는 부분은 감각이 매우 예민한 곳이다. 예를 들면 입술, 구강, 소음순, 항문 등으로 이 부분에는 신경의 말단과 성감 수용기가 밀집되어 있기 때문에 적당한 자극을 받으면 성적 흥분을 불러일으킨다.

귀

귀도 2차 성감대 중의 하나이다. 귀에는 귓볼, 귓바퀴, 귓구멍과 귀의 뒷면 등으로 되어 있다. 이 부위에는 아주 많은 성감대가 분포되어 있다.

여성을 향하여 사랑스런 말을 속삭이라는 것은 입김에 의하여 부드럽게 귀를 자극하며 여성의 심리적 긴장을 이완시키고 성 행위에 대한 수치심을 제거하는 효과가 있다.

또 말을 속삭일 때의 입김은 보통 몸의 표면 온도보다도 높기 때문에 온도차가 생기면 그것이 자극이 되어 감각 수용기를 통해서 대뇌의 미주신경(제10 대뇌신경)과 동맥에 전달되어 뇌와 넓적다리에 작용하게 된다.

머리털

머리털은 2차 성감대 중 하나이다. 머리털을 부드럽게 만져주면 머리털 자체는 느끼지 않지만 머리털 뿌리에 있는 그물처럼 생긴 털뿌리종말이라고 하는 신경말단이 분포되어 있는 민감한 감각수용기 자극이 뇌로 전달되어 성적 쾌감으로 전환되는 것이다.

겨드랑

겨드랑은 2차 성감대 중 하나이다. 겨드랑의 피부는 매우 얇고 털이 나 있으며 땀샘도 많은데 신경말단이 무수히 집중되어 있어 감각이 예민하다. 피부가 얇고 연한 부분은 부드럽고 가볍게 자극하는 것이 좋다.

목

남성이 자극의 대상으로 목과 어깨를 선택하는 것이 여성미 때문이겠지만 여성에 있어서는 목과 어깨는 중요한 성감대의 하나이다.

목줄기에는 교감신경과 미주신경이라고 하는 대뇌에 이르는 신경이 집중되어 있다. 그러므로 가벼운 자극에도 민감한 반응을 보인다. 특히 목빗근이 뻗어 있는 귀 뒤쪽에서 목의 앞쪽에 걸친 부분이 가장 민감한 성감대입니다.

3) 성 교

성교(intercourse)란 말은 라틴어의 '사이를 달리다'라는 intercurrere에서 유래하며, 사람들 사이에서 상호 교환 또는 의사소통으로 해석되어진다. 그러므로 그 어원에서는 사회적 의사소통으로서 윙크를 하면 시각적 의사소통, 이야기를 하면 언어적 의사소통, 악수를 하면 손의 의사소통으로 이야기된다. 그러나 오늘날 많은 의학자, 법률가, 그외 다른 전문가들은 더욱더 좁은 의미의 성적 교환에 의한 의사소통인 성교(intercourse ; coitus)의 의미로 사용되고 있다.

불행히도 이런 협소한 전문적 용어의 사용은 일반 대중에게도 널리 알려져 있어, 잘 알려진 결혼요강에도 성교(intercoure; coitus)와 애무(petting)를 구분해 놓고 있으며, 성교는 전희가 앞서 이루어져야 하고 후에는 후희가 이루어져야 한다고 명시함으로써 여성의 성기(vagina)와 남성의 성기(penis) 사이에 성적인 접촉으로 성교(intercoure = coitus)를 설명하고 있다.

인간의 성 반응은 전체의 신체가 포함되고, 오르가슴은 여러 방법으로 도달될 수 있다는 사실이 보고되고 있다. 통계적으로 성교는 가장 흔한 성적 접촉의 수단이지만 꼭 이런 성적인 접촉이 아닌 다른 방법을 좋아할 수도 있다. 더 나아가 신체적 불구, 손상, 질병 등으로 성교를 할 수 없는 사람들은 남녀 성기에 의한 직접적인 성교 이외의 방법으로 성적 관계를 맺을 수 있고, 성적으로도 만족할 수도 있는 것이다.

성교는 물론 유일하게 아이를 출산하는 성적 교환방법으로서 우리 문화에서 아주 최상의 방법으로 칭송되어 왔다. 기독교 문화권에서는 성과 출산은 별개로 분리될 수 없으며 출산을 위한 성 활동이 아니면 죄를 짓는 것이라고 생각하여 성 행동을 저지시켰다. 그 결과 서구 사회에서 남녀 성기 이외의 접촉에 의한 성 행위는 엄한 형벌과 벌을 가하였다. 그 후 정신과 의사들도 이러한 성기 이외의 접촉을 정신적인 병이나 '미성숙'으로 해석하게 되었다.

오늘날에는 남녀간의 성교 이외의 다른 성적 접촉에 대한 부정적인 태도가 우리의 삶을 재미 없고 무기력하게 만들었다는 사실을 깨닫게 되었다. 즉 성기 이외에 퍼져 있는 다른 성감대는 무시한 채 남녀간의 성기의 접촉 교환만이 성교라고 집착한 사람들은 성적 감각이 둔해져서 결국 성 기능의 장애를 초래하기도 한다. 근래 많은 성 전문가들은 '애무'와 '전희'의 필요성을 강조하지만 궁극적이면서 최상의 성교는 바로 남녀 성기의 교환만이 아니라 서장과 종장이 있고, 성 행위 자체는 개인에 따라 수많은 변인과 대치적 행동을 가지고 있다는 사실이다.

(1) 손에 의한 성 행위

손에 의한 성 행위는 한 사람의 성 기관을 상대방의 손으로 자극하는 것을 말한다.

옛날 결혼 안내서에서 '애무' 또는 '전희'로 소개되었던 때 여성의 성기를 손으로 자극하는 것이 원숙한 성적 흥분을 일으키기 때문에 부인을 즐겁게 하기 위한 습관적 행동지침으로 지도한 내용이 있었다. 그러나 많은 남성들이 부인에게 해 주어야 하는 '전희'를 자신들한테는 달갑지 않은 의무라고 생각하였고, 어떤 이는 너무 심하게 음핵을 자극하여 즐거움보다 고통을 주는 경우도 있었다. 또 이와는 반대로 여성이 남성의 성기를 만지는 것을 달가워하지 않는 경우도 있을 수 있다. 이렇듯 손으로 하는 성 행위는 그것 자체가 상대에게 즐거움을 주는 것만은 아니다.

오늘날 성적 태도의 변화에 따라 남성과 여성들이 자신이 좋아하는 성적 접촉을 솔직하게 표현하도록 하고 있으며, 오로지 남녀의 성기에 의한 성교만이 성적 만족을 주는 것은 아니며 단순히 상대의 몸을 만지거나 쓰다듬거나 마사지함으로써도 쾌감을 주고받을 수 있다는 사실을 알게 되었다. 더구나 최근 성 치료자들은 상호적으로 쾌감을 느낄 수 있는 것을 억제함으로써 생긴 성 기능 장애자에게 성적 반응을 개발해줄 수 있는 방법으로 소개하고 있다.

성적 파트너가 부드럽게 상대방의 가장 민감한 성감대를 찾아 반복적으로 자극하고, 주도적이거나 자발적으로 남성이 여성에게 자위행위를 해줄 때는 어느 부위를 어떻게 해야 좋은가를 분명히 물어보아야 하고, 대부분의 경우 음핵의 직접적인 자극은 너무 자극적이므로 음핵 날개기둥 옆쪽 부위나 소음순을 쓰다듬어주는 것이 더 나은 방법이다. 더 나아가 여성이 흥분되어 질 내가 자연스럽게 촉촉해질 때 성적 파트너인 남성이 손가락을 넣어 부드럽게 성감대를 자극하다 보면 가장 민감한 성감대를 알게 되고, 어느 한 사람이 주도적이거나 또는 자발적으로 행동함으로써 자위행동이 오르가슴에 이르기도 한다. 이런 과정에서 상대방을 서로 자위해 줄 수도 있다. 남성이 여성에게 자위행위를 해 줄 때는 어디를 어떻게 만져야 좋은지

를 물어야 하는데 이는 모든 여성이 똑같은 방법을 좋아한다고 볼
수 없기 때문이다.

대부분의 경우 음핵을 직접 자극하면, 강한 자극으로 느끼나 음핵
주변 날개부위나 소음순을 부드럽게 쓰다듬어 주다가 성적 흥분이
더해지면 윤활 작용을 하는 분비물이 나오고 질 내 전체가 수액으로
촉촉해졌을 때, 손가락을 넣어 자극할 수 있는데 남성들은 여성의
흥분이 고조되면 음핵이 움츠러들어 음핵 주변 테두리나 피부속 안
으로 사라진다는 사실도 알아야 하고 그 주변을 계속해서 자극하면
여자는 오르가슴에 도달할 수 있다. 또 짧은 간격으로 여러 번의 오
르가슴을 느낄 수도 있다. 그리고 애무를 계속하거나, 입을 통한 성
행위나 생식기를 통한 성 행위로 바꿔볼 수도 있다.

옛날 전통적 결혼지도서에는 부인은 성적으로 수동적이어야 하고
부인은 남자의 성기를 자극해서는 안 된다고 했다. 그러나 많은 남
성들이 자신의 성기를 만지거나 애무하는 것을 좋아한다. 이 방법은
남자를 빨리 성적으로 흥분시키며, 여성은 남성에게 어떻게 하는 것
이 더 효과적인 자위 방법이 되는지 물어볼 수도 있고, 손에 침이나
다른 윤활 물질을 바름으로써 더욱 쾌감을 고조시킬 수 있다. 남성
은 자위행위로 오르가슴에 도달한 후 다시 발기하는 데 일정한 시간
이 필요하다는 사실도 알아야한다. 오늘날에도 어떤 여성은 남성의
성기를 만지는 것을 꺼리는데 이는 그런 행동은 여성답지 못하고 유
치하고 사악하고 타락한 행동이라고 배워온 가정교육 탓이라고 설
명하고 있다. 그러나 마스터즈와 존슨 등 다른 연구사들은 치료적
방법으로 자위행위를 사용하고 있으며, 남성이나 여성이 그들의 손
을 어떻게 사용해야 상대방의 성적 쾌감을 더욱 고조시킬 수 있는지
를 배우고 또 실제 여러 가지의 성 행위에서도 이를 적용할 수 있다.

(2) 입을 통한 성 행위

한 사람의 성기와 파트너의 입을 통한 성적 접촉을 말한다.

성 기관과 입은 우리 신체의 성감대 중 가장 쉽게 자극되는 기관으로, 직접적인 접촉이 이루어지는 것은 아주 자연스러운 현상일지도 모른다. 실제 모든 포유동물에서 나타나는 가장 흔한 행동으로 생리학적 입장에서 보아도 인간은 다른 포유동물보다 가장 민감하고 잘 발달된 동물이기 때문에 그러한 행동의 예외란 설득력이 없다. 그러나 인간 사회에서 역사적으로는 입을 통한 성교란 죄를 짓는 것이고, 범죄 행위이며, 병이라고 취급하여 이런 부부는 심각한 벌을 내렸었다. 사실 오늘날에도 미국의 여러 주에서는(부부 사이조차도) 입을 통한 성교를 "섭리에 벗어나는 범죄"로 규정짓고 수년간 감옥에서 형을 받기도 한다.

그러나 아직 전통적인 종교, 법, 정신과적 비난이 있음에도 불구하고 입을 통한 성교는 미국 문화에 넓게 퍼져 사용되어오고 있다. 이것은 남녀 모두를 아주 만족시켜주기 때문이며 그렇게 놀랄 일은 아니다. 더구나 임신을 원치 않는 부부와 원치 않는 임신을 걱정하는 부부에게 권고되고 있으며, 올바른 피임제를 찾지 못한 부부나 결혼하지 않은 10대들에게는 입을 통한 성교의 장점이 여러 가지가 있기 때문이다. 즉, 임신의 위험을 없애주고 남자 친구와 완전한 성적 만족을 얻으며, 처녀성을 그대로 유지할 수도 있기 때문이다. 간단히 말해서, 입을 통한 성교의 여러 가지 형태를 알고 있으면 아주 유용하고, 성에 대해서 배우거나 실행하는 데 어려움이 있는 사람에게 상당한 성적 능력을 향상시켜주는 이점이 있다고 한다.

페라치오

페라치오(Fellatio)는 라틴어에서 유래되며 남성의 성기를 빠는
행위를 말한다.

많은 남성들이 자신의 성기를 빨게 하는 것을 즐기고 있고, 많은
여성들이 자신의 짝에게 이런 방법으로 오르가슴을 느끼게 하고 있
다. 남자의 외성기는 여성의 따뜻하고 촉촉한 입과 입술, 혀 등의 자
극으로 대단한 성적 자극을 받는다. 실례로 여성이 남자의 허벅지
안쪽에서 음낭쪽으로 키스를 하고 고환을 부드럽게 핥는다면 남성
은 점차 흥분이 고조될 것이며, 여성은 입으로 항문이나, 항문과 음
낭 사이의 회음부 쪽에서 남성의 성감대를 찾아나갈 수도 있을 것이
다.

남성의 성기를 빠는 여성은, 물론 짝에게 어떻게 하는 것을 좋아
하는지 물어보고 그가 오르가슴에 도달하기 전 약간의 연습으로 깨
달을 수 있다. 천천히, 고정되고, 한결같은 입술과 혀의 움직임이 더
욱 효과적이다. 그리고 여성의 이빨이 남성의 성기에 어디든 자극적
으로 닿아서는 안 된다. 남성이 오르가슴에 도달할 때까지 여성은
음경을 빨고 또 한편으로 한 손이나 두 손을 사용하여 음경의 기둥
을 자위할 수도 있다. 그렇지만 여성은 페라치오를 자극의 수단으로
만 사용하고 다른 형태의 성 행위로 바꾸는 것을 좋아할 수도 있다.

쿤닐링구스

쿤닐링구스(cunnilingus)는 라틴어에서 유래되었으며 여성의 성
기를 핥거나 빠는 행위를 말한다.

여성의 외성기나 주변 부위는 여성의 대표적 성감대로 가장 민감
한 부분이다. 이 부위는 손으로 부드럽게 치거나 키스를 함으로써

쉽게 자극을 받으며, 남자가 사타구니의 안쪽, 성기와 항문 사이 회음부, 항문 등을 핥으면 여성의 성적 흥분이 고조되고, 더 나아가 음핵 주변 기둥이나 소음순에 키스, 빨기, 핥기 등으로 더욱 흥분이 상승되며, 이 방법으로 여성이 오르가슴에 잘 이르도록 할 수도 있다.

여성의 성기를 핥을 때에는 여성에게 어떻게 하는 것이 가장 좋은 지를 물어본 다음에 여성이 시키는 대로 따라해야 한다. 어떤 경우 남성의 성기가 발기되지 않아 성교를 할 수 없을 때 오랫동안 입에 의한 자극으로 여성에게 큰 만족을 줄 수도 있다. 어떤 경우 다른 성행위로 바꾸기 전에 이 방법을 쓸 수도 있고, 이 방법을 통해 여성이 여러 번 오르가슴을 느낀 다음 마지막으로 직접적인 성교를 통하여 한 번 더 오르가슴을 느끼게 할 수도 있다. 어느 정도 성적 흥분상태에 도달하면 윤활 물질이 흐르고, 건강한 여성의 윤활 물질은 아주 깨끗하여 삼켜도 병에 걸릴 염려가 없다. 사실 많은 남성들이 독특하게 약간 신맛이 나는 수액을 좋아한다. 최근에는 미국에서 달콤한 향내가 나는 여성용 스프레이 제품이 개발되었는데 이런 제품들은 여성들에게 불쾌감, 염증, 감염의 원인이 될 수도 있고, 더구나 남성의 성기나 남성의 구강에 해로울 수가 있으므로 의사의 처방이 요구되어진다. 성 행위 전에 여성의 성기를 물과 비누로 깨끗이 씻으면 분비물 때문에 불쾌하거나 건강을 해칠 염려가 없다.

이런 페라치오나 쿤닐링구스는 여러 가지 다양한 자세로 이루어질 수가 있다. 파트너에 따라 자신이 가장 흥분을 느끼는 자세를 가질 수 있다. 어떤 부부에게는 여성의 생리 기간 중에는 미학적 이유 때문에 피할 수도 있으나 이는 개인적인 기호이다. 그러나 임신 말기에 여성의 성 기관을 핥거나 빠는 행위는 여성의 성기에 공기를 삽입할 수 있으므로 여성이나 태아에게 극히 위험할 수도 있으니 삼가는 것이 좋다.

'6 9'

69는 성적 파트너가 성적 기관을 입을 통해 서로 핥아주는 성 행위로 69 자세에서 유래되었다. 이런 입을 통한 성 행위는 서로에게 큰 만족을 주고 곧 오르가슴에 이르게 할 수 있다. 그러나 이 자세는 서로에게 생소한 자세로 적응하기 어려워 다른 성 행위로 넘어가기 전에 시도하는 경우가 많다.

(3) 성교(성 기관)

성기에 의한 성 행위는 두 사람의 성기의 접촉을 말한다.

성기는 인간의 성감대 중 가장 민감한 부분으로 대다수의 남녀가 성기 접촉에 의한 성교를 좋아한다. 더구나 해부학적으로 남성의 음경이나 여성의 음부는 서로 쉽게 결합할 수 있다.

기독교 문화에서 성은 전통적으로 출산의 목적이었으며, 오랫동안 남녀 성기의 결합은 자연스러운 성 행위의 형태로서 행해져 왔다. 반면에, 손이나 입에 의한 자극은 때로는 허용되었으나 남녀의 신체적 성교를 유도하기 위한 의도 이외에는 죄로써 간주되었고 서구 사회에서조차 범죄행위로 형벌을 받았다.

19세기 정신과 의사들이 처음으로 인간의 성 행동에 관하여 관심을 갖기 시작하였는데, 그 당시 그들은 자위행위, 입을 통한 성 행위, 항문을 통한 성 행위는 정신과적 질환의 개념으로 보았다. 그래서 '성적 도착'이나 '성적 이탈'로 보았다가 '성적 미숙'으로 바뀌었고, 이제는 질병의 증상으로 보지 않고 있다. 사실, 자위행위나 입을 통한 성 행위는 건전한 행위이며 치료의 목적으로 널리 사용되고 있다. 그러나 전통적 입장의 정신과 의사들은 아직도 성기를 통한 성교가 아닌 것은 '성적 이탈'로서 치료되어야 한다는 입장이나 대다수의 정신과 의사들은 견해를 달리 하고 있다.

성교와 대등한 성 행위

10대들은 직접적인 성교가 아닌 실험적인 성 행위에서 자신들끼리 원치 않는 임신을 피하고, '처녀성'을 지키기 위하여 음경을 질 내에 삽입하지 않고 짙은 애무를 하는 동안 오르가슴을 느낄 수 있다. 예를 들어, 소녀는 옷을 입은 채로 소년을 자신의 위로 올라오게 하여 성교 동작을 함으로써 자신은 아주 흥분되지 않더라도 상대방 소년은 쉽게 오르가슴을 느끼게 할 수 있는데, 이런 행동을 '물기 없는 성교'라 한다.

소녀가 점차 자유로워지면, 조금씩 옷을 벗고 후에는 완전히 벗어 버리고 같은 행위를 하기도 하는데, 임신의 두려움이나 처녀막의 손상을 막기 위하여 같은 행위를 계속할 수도 있다. 또 처녀막 손상에 따른 출혈이나 고통, 성병에 대한 걱정 때문일 수도 있다. 음경이 질 내에 삽입되지 않은 남녀 성 기관의 나란한 대치 행동은 당사자들 모두가 오르가슴에 도달될 수 있다(결국 음경은 여성의 성기 주변에 직접적인 자극을 주고, 예민한 음핵과 음순은 간접적으로 자극을 준다). 정상적인 부부들에게서도 부인이 병이나 상처가 있을 때 이와 같은 행위가 이루어지고 있다.

그렇지만 이것을 청소년들만 즐기는 성교 대리 행위만은 아니다. 성인에게서 어떤 남녀들이 이런 행위를 통해 특별한 자신만의 성교 기술을 개발할 수도 있으며, 쿤닐링구스에 의해 윤활된 다음 이 방

법을 이용하여 성 기관의 불쾌감을 극복하고 성적 감수성을 높일 수
도 있다.

성 교

성교(coitus)란 라틴어 coire에서 유래된 어휘로서 남성의 음경을
여성의 성기에 삽입하는 행동을 말한다.

한때는 남녀의 성적 접촉이 제한되던 시대가 있었고, 이 시대의
성기능은 출산만 강조되었지 여성의 성적 쾌락은 무시되었다. 현대
남성들 중에는 아직도 남녀 성기의 결합에만 관심을 기울이고 다른
성교 행위를 귀찮은 행위로 여기는 사람들이 있다. 더구나 그런 성
교에 있어서는 오르가슴이 빨리 오기 때문에 성교는 수초에 끝나게
되며, 이러한 남성 파트너 여성은 성적 즐거움을 거의 느낄 수 없기
때문에 이런 경우 여성은 완전히 좌절당하게 된다. 그러나 어떤 부
부는 천천히, 세련되고, 신중한 종교적 의식처럼 가치를 두고, 다양
한 방법으로 만족스러운 성교를 하며 한 번에 수시간씩 지속하기도
한다.

최근 신뢰할 수 있는 피임 도구들의 개발로 많은 남녀가 원치 않
는 임신의 두려움에서 벗어나게 되었다. 이런 피임 도구의 개발은
성교의 즐거움을 증가시켜주었고, 더구나 많은 여성들이 단순한 '성
적 대상'이 아닌 성적 만족을 요구할 수 있게 되었고, 수동적으로
기다리는 것이 아니라 상대 남성에게 쾌락을 줄 수도 받을 수도 있
는 대등한 성적 동반사가 된 것이나. 남성은 능동적이고 여성은 수
동적이어야 한다는 예전의 사고방식은 바뀌고 서로 함께 만족할 수
있고, 남녀 구분없이 어느 쪽에서든지 요구할 수 있는 인간 의사소
통의 새로운 장이 된 것이다.

성교는 누구나 쉽게 시작할 수 있지만 각종의 성교에서 서로가 만족을 느끼기까지는 연습과 경험이 필요하다. 그러나 많은 젊은이들은 성급한 경향이 있다. 그래서 많은 소년과 소녀들은 성교가 실제로 일어나기도 전에 생각하고, 꿈꾸고, 말하는 경향이 있고, 실제로 있을 수 있는 경험 당시에는 그들의 희망, 두려움, 공상 등이 쓸데없이 미리 앞서서 오르가슴을 방해한다. 좋은 예로서 소녀는 자신의 처녀막이 찢어지는 것을 강요에 의한 능욕처럼 생각하기 쉬우나 탐폰이나 자위행위 또는 운동으로도 손상될 수 있다. 아직도 소녀들이 질 속으로 음경이 삽입될 때 처음으로 처녀막이 손상된다는 생각을 가지고 있는 경우가 흔하다. 또 많은 청소년들은 자신의 음경이 처녀막을 뚫을 정도로 딱딱하게 발기가 될 것인지 또는 처녀막 손상에 따른 고통이 얼마나 클 것인지 등에 대한 과장된 생각으로 쓸데없는 걱정을 하는 경우가 있다. 그리고 일반적으로 남성은 야수적이고 거칠어야 된다는 생각은 기우이며, 처녀막은 아주 쉽게 손상되며 실제로도 남성이 점잖고, 천천히, 점진적으로 접근하는 성 행위가 좋은 기교인 것이다. 여성은 반면에 가벼운 출혈과 불쾌함을 경험할 수 있지만 어떤 고통으로 인한 두려움이나 공포는 쓸데없는 생각이며, 단지 처녀막이 너무 두꺼워서 뚫기가 쉽지 않은 경우도 드물게 나타날 수 있으나 간단한 외과적 처치로 쉽게 해결할 수가 있다.

일반적으로 부부들에게도 갑작스럽고, 우악스러운 성교를 피하도록 권하고 있으며, 그들이 손이나 입을 통한 성 행위로(직접적인 성교 직전 손이나 입을 통한 성 행위로 한 번 또는 여러 번의 오르가슴을 느낄 수도 있다) 흥분이 더욱 고조되었을 때, 즉 자연적으로 윤활 작용을 하는 수액이 여성의 성기에 충분히 분비되었을 때 시도해야 된다고 하고 있다. 여성들은 사랑의 행위로 흥분이 되면, 질 벽에 깨끗한 액체 수액이 분비되기 시작되어 불쾌한 자극(irritation) 없이 부드럽게 음경이 삽입될 수 있기 때문이다. 즉 그런 윤활 작용이 없으면 부부 모두에게 고통을 줄 수 있다(이런 윤활 작용을 하는 분비물이 적은 여성은 호르몬 치료를 받을 수 있고, 윤활제를 발라놓은 콘돔을 사용할 수도 있다. 또한 손이나 항문 성 행위 등에서 바셀린을 사용할 수 있으나 여성의 질 내에 사용하는 것은 안 된다).

충분히 여성의 성기에 윤활액이 분비된 후에 남성의 음경을 서서히 삽입할 수 있다. 그 때, 즉각적으로 깊게 삽입할 필요가 없는데, 이는 여성의 질벽 근육 긴장이 아직 긴장 상태에 있고, 남성이 여성의 외음부에 음경의 끝을 앞뒤로 천천히 움직일 때, 여성의 질 내 근육 긴장이 이완되기 때문이다. 그 때 성적 접촉이 전달된 여성이 엉덩이를 밀어올림으로써 음경이 더욱 깊게 삽입될 수가 있다. 이런 엉덩이 밀어대기는 포유동물의 성교에서 일어나는 자연적인 행동으로 아동기에도 관찰된 바 있다. 그러나 이런 행동은 본능적이기도 하지만 점차 발전되어 왔다고 생각한다. 경험이 많지 않은 남성들은 되도록 깊게 삽입하려 하고, 엉덩이를 빠르게 밀어붙이는 것이 가장 효과적인 방법이라 생각하지만 사실 그런 경우는 드물게나 볼 수 있다. 처음 성교를 시작할 때는 질 입구쪽으로 얕게 삽입하고 천천히 움직이는 것이 파트너를 더욱 흥분시킬 수 있으며, 깊게 삽입하기 전에 질 입구 쪽에서 음경의 머리 부분을 의도적으로 천천히 오랫동안 움직이는 것이 여성을 만족시킨다. 그 이유는 여성은 흥분되기 시작하면 질 입구 쪽에서 질 길이의 1/3되는 지점에 오르가슴 플랫폼이 생겨서 이 부분이 충혈되고 좁아지기 때문이다.

이러한 관점으로 볼 때 많은 여성들이 질 입구 주변에 둘러싸여 있는 근육을 조절할 수 있게 배울 수 있으며, 그러므로 음경을 잘 조

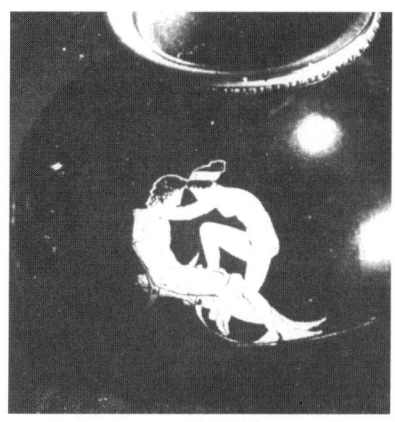

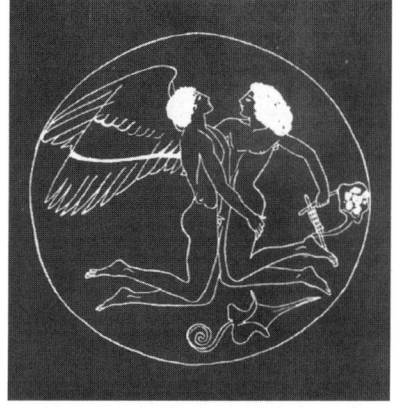

[그림 3-1] 그리스 시대 화병 그림   [그림 3-2] 그리스 시대 화병 그림

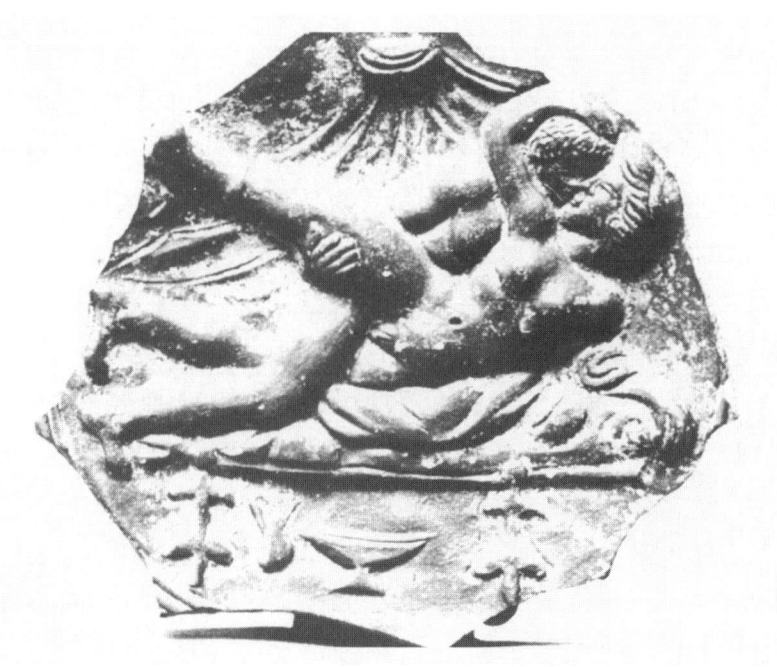

[그림 3-3] 로마 시대 벽화 그림

여줌으로써 서로의 흥분을 고조시켜줄 수 있다(질 입구가 느슨하고 넓혀진 여성들은 그들의 질 내 근육에 대해서 잘 모르고 있거나 잘 훈련되지 않은 근육 훈련이 적절한 연습만으로도 개선될 수 있다는 것을 배울 수 있다).

남녀가 성교를 하는 동안 질 내에 깊숙이 삽입하기 위하여 한쪽은 그냥 있고 다른 한쪽만 피스톤 운동을 하거나 또는 둘이 같은 행동을 하여 깊고 얕게 하는 유동적 행위뿐만 아니라 음경이 질 내에 삽입된 상태에서 엉덩이를 돌리며 앞뒤로 할 수도 있다.

경험에 따라서 부부는 자신들의 성교 중 어떤 것이 가장 쾌감을 주는 것인지를 배울 수 있고, 각자가 상대의 반응에 민감해질 수 있다면, 서로가 최선을 다하여 만족시킬 수 있는 방법을 배울 수 있다. 이렇듯이 성교란 두 개인의 친숙한 상호작용이지 어떤 숙련된 기술적 지도만으로 즉각적이고 개방적인 의사소통 수단이 될 수는 없다. 여성은 남성 파트너에게 자기가 어떻게 자극을 받는 것이 좋은지를 이야기하고, 남자가 발기를 유지하고 있는 한 자신의 감정은 억제하지 말고 오르가슴을 자연스럽게 느끼고, 또 남성이 남성 자신의 오르가슴을 늦출 수 있을 때는 여성은 오르가슴을 여러 번까지 느낄 수도 있다.

다행스럽지 못하게도 많은 남성과 여성들이 지나치게 오르가슴에만 매달림으로써 자신들의 성적 쾌감을 감소시키고 있다. 남성은 상대적으로 빠르게 오르가슴에 도달될 수 있어 "어떻게 오랫동안 상대 파트너를 만족시켜줄 것인가?", 반대로 여성은 "오르가슴이 빨리 충분히 오지 않거나 전혀 못 느끼면 어떻게 하나?"하는 걱정을 하곤 하는데, 이런 걱정들은 부부간의 장애물이 되며 정상적인 성 기능을 발휘하는 데 방해가 될 수 있다.

우리들은 성교 자체의 과정에 더 관심을 기울이고 나중에 일어날 결과에 대해서는 관심을 기울이지 않았을 때 좀더 나은 성적 행복감을 느낄 수 있다. 모든 성적 행위에서 오로지 오르가슴만이 목표일 수는 없고, 의도적으로 오르가슴에만 도달하려는 행위는 일종의 학대 행위일 수 있다. 그러므로 절정감이나 성적인 끝맺음을 멋지게 하지 않더라도 성교 동안의 신체적 즐거움을 서로 공유하는 것은 사랑하는 사람끼리 '예술적인 긴장 조성'으로 그 자체가 더 훌륭할 수 있다. 그러므로 오르가슴이란 성적 자극이 최고도에 달했을 때 자연적으로 일어나는 성적 반응이지 싸워서 이겨야만 얻어지는 전리품은 아니다.

예전의 어떤 결혼 지도서에서는 부부는 오르가슴을 위하여 분투해야 하며, 또한 부부는 동시에 오르가슴을 느껴야만 서로가 완전한 황홀경을 경험할 수 있다고 했다. 그렇지만 사실 이것은 좋은 충고라기보다는 더 해로울 수 있다. 왜냐하면 너무 결과만을 강조하고 있어서 사람들의 성 행위 자체의 과정을 무시하고 있기 때문이다. 이처럼 결과만을 중시할 경우 두 사람은 서로 자신의 행동을 조절하기 때문에 부부 사이를 냉담하고 거리감 있게 하며, 또 부부간 동시에 오르가슴이 일어날 수 없을 경우 서로가 부적절한 태도를 가질 수 있기 때문이라 할 수 있지만 다행히도 최근에는 이러한 기계적인 접근방법에 대한 유행은 지나갔고, 성 전문가들은 부부가 동시에 오르가슴을 느낀다는 것이 완전한 성 관계를 보장하지는 않는다는 사실을 밝혀냈으며, 이 문제에 대해 걱정할 필요는 없게 되었다. 대신에 부부들이 오르가슴에 얽매이지 말고 성 행위 자체의 매순간을 즐겁게 지내도록 권하고 있으며, 오르가슴이 없는 성 유희 자체도 충분한 만족을 줄 수가 있다. 또 오랫동안 억제되었던 성적 반응들이 그러한 성 유희에 의하여 개발되어서 성적 능력이 증가됨으로써 오르가슴을 이끌 수도 있다고 한다.

과거 기독교 서구 문화에서는 오로지 얼굴 대 얼굴을 마주보는 성교 자세만이 허용되었다. 이는 남성이 여성의 위로 올라가는 자세인데 아프리카, 아시아, 태평양 연안에 사는 이교도들에게는 이것이 '선교자'의 자세로서 조롱당했다고 한다. 그러나 19세기 문화적 왕래가 빈번해지자 유럽인과 미국인들이 자신들이 무모하게 완고했다는 것을 알게 되었고, 옛날 그리스 시대의 항아리 그림, 로마 시대 벽화, 중국의 병풍, 일본의 목판화, 인디안의 성 행위 요강 등에서 오랫동안 비밀로 간직해 온 새롭고도 흥분되는 성교 자세를 찾아냈다.

그러나 성에 있어서 판에 박힌 것과 엄격성이 있는 태도는 옳지 못하다. 왜냐하면 잘못된 자세를 교정해줄 어떤 특별한 마력적 처방이 없기 때문이다. 그리고 최상의, 최고의 또는 자연스럽거나 정상적인 성교 자세도 없다. 이런 이유로 최근 결혼 지도서에서 자세에 대한 기술에 지면 할애를 줄이고 있다. 결국 상상력이 풍부한 성적 파트너는 자신들의 욕구와 소망을 만족시키기 위해 환경이 허락되는 한 그들 스스로 여러 가지 방법을 적용해 볼 수가 있다. 그리고 자신만의 새로운 자세를 발견할 수도 있다. 그러므로 자세한 자세의 설명은 불필요하기 때문에 후에 몇 가지만 소개하려고 한다.

참으로 분명하고도 명확하게 정의된 틀에 꼭 맞춘 성교 자세는 없다. 성교란 항상 여러 동작이 이어지는 것이지 한 가지 성해진 행위가 아니며 대개의 사람들은 의식적이고 계획적으로 하지 않고 자연스럽게 이 자세에서 또 다른 자세로 옮겨가며 한다. 어떤 공론가는 10가지, 12가지, 20가지 또 백여 가지 이상을 기술하기도 하는데 파트너가 앉거나, 서고, 눕고, 남녀가 서로 마주보고, 남자가 여자 뒤에서, 파트너끼리 거꾸로, 옆으로 누워서 할 수도 있는 것이다.

어떤 자세는 남자의 음경이 여성의 음핵을 가장 효과적으로 자극할 수 있다고 자신있게 믿어 왔으며, 또 어떤 자세는 음경이 여성의 음핵에서 벗어나기 때문에 아주 나쁜 자세라고 믿어 왔는데, 최근의 연구가들에 의해 이것이 허구임이 밝혀졌다. 앞에서 설명했듯이 여성의 음핵은 흥분이 고조되면 음핵 주변 윗부분의 피부(처마 끝)로 움츠려 들어가거나 주변 피부로 퍼지기 때문에 성교 후 일정 시간이 경과되어 흥분되면 직접적으로 자극을 받을 수 없다. 그러나 음핵 윗부분 피부는 질 속에 삽입되어 앞뒤로 움직이는 음경의 운동으로 소음순이 밀리고 당겨지는 움직임으로 간접적인 자극을 받는데, 삽입된 음경의 각도와 방향과는 무관하다.

그렇지만 많은 여성들을 만족시켜주는 한 가지 대표적인 자세는 남성이 등을 대고 누워 있을 때 여성이 걸터앉는 자세로서 고대 그리스와 로마 시대에서도 유행했고, 그 사회에서도 정상적으로 취급된 자세이다. 오늘날 성 치료 학자들은 성 기능 장애의 치료에 남녀 모두에게 이 방법을 권하고 있다.

또한 여성이 수동적 자세를 취하며 가만히 누워 있고 파트너인 남성이 체중을 실어 여성의 위로 올라타는 '선교자 자세'를 들 수도 있다. 더구나 그 때 남성이 다리를 서로 꼼으로써 남성의 음경이 질 속 깊이 삽입되며, 여성의 질 속이 부풀어올라 소위 '정액 웅덩이'가 형성되면 임신의 가능성을 더욱 높일 수 있다(즉 사정된 정액이 성교 후 일정한 시간 동안 누워 있으므로 임신의 가능성을 더욱 높여준다). 더구나 깊은 삽입은 어떤 여성에게는 그 자체로 성적인 즐거운 보상 행동이 될 수 있으므로 이런 부부는 가능하면 그러한 자세를 취하는 것도 좋다.

끝으로 비만하거나 약한 사람들은 옆으로 누운 채 성교 자세를 취할 수도 있고 후방에서 하는 자세가 압박력이 적을 수 있고 임신 후반기에 이러한 자세를 권할 수도 있다. 그리고 다음에 오는 전희와 성교 자세에서 기본적인 성교 자세 몇 가지만 소개하겠다.

(4) 항문 성교

항문 성교는 한 사람의 성 기관과 파트너의 항문과의 성적 접촉을 말한다.

대개의 개인들에게 항문이란 아주 민감한 부위이며 또한 중요한 성감대 중 하나이기도 하다. 많은 사람들이 자신들의 성 행위 동안 어떤 식으로든 항문의 성감대를 이용하고 있는데, 자신의 손가락이나 둥근 형체의 물건을 자위행위시 삽입하기도 하며, 입을 통한 성교나 자신의 성기를 통한 성교시에도 항문의 자극을 줄 수 있다. 어떤 남녀들은 항문을 핥거나 키스함으로써 성적 파트너를 즐겁게 해 줄 수 있다. 그렇지만 완벽한 청결 상태를 유지하지 않으면 간염이나 박테리아 등에 오염될 수 있다.

또 어떤 남성은 자신의 음경을 여성의 엉덩이 사이로 앞뒤로 움직임으로써 오르가슴을 경험하기도 하는데, 이런 경우 여성도 어떤 쾌감을 느낄 수 있다.

또한 남성이 여성의 항문에 음경을 삽입하면 여성은 감도 높은 쾌감을 느낄 수 있다. 그러나 질과는 달리 항문은 자연적인 윤활 수액이 없기 때문에 침이나 바셀린과 같은 인공적 윤활 물질이 필요하다. 또한 항문의 괄약근을 부드럽게 문질러주는 마사지나 손가락을 삽입한 후에 음경을 삽입해야 한다. 항문에 음경을 삽입할 경우 아주 천천히 해야 하며, 삽입했을 때 항문 괄약근이 완전히 이완될 때까지 음경을 움직여서는 안 된다. 그 다음 한쪽이나 쌍방이 신중하게 피스톤 운동을 하면 된다.

습관적으로 이 행위를 하지 않았던 여성은 남성의 음경이 항문에 삽입되면 불쾌감과 고통을 느낄 수도 있다. 그러나 부드럽게 여러 번 시도하면 그 자체로서 오르가슴을 느끼진 않더라도 여성이 즐길 수 있다. 또한 남성 파트너는 항문 성교를 하는 동안 여성에게 자위 행위를 해줄 수 있고, 이것으로 한 번 또는 여러 번의 오르가슴을 느낄 수 있다. 그 결과 항문의 괄약근이 수축되어 남성의 음경을 조여 줌으로써 부수적인 최상의 쾌감을 느낄 수 있다고 한다.

그리고 항문 성교는 여러 가지 다른 자세로 이루어질 수도 있다. 대개는 여성이 배를 땅에 대고 누워 있을 때 남성이 여성의 뒤쪽으로 접근하나, 여성이 등을 뒤로 하며 누워 있을 때 남성이 여성의 다리를 가슴 양편으로 올려놓고 얼굴을 서고 마주 보고 하기도 한다.

항문 성교는 임신의 위험이 없기 때문에 쌍방이 모두 즐길 수 있다. 그러나 생각하는 것처럼 흔하게 이루어지지는 않는다. 수세기에 걸쳐 성 도착으로 단정짓고 죄악으로 비난받아 왔으며, 미국 내에서도 '수간' 또는 '섭리에서 벗어난 범죄'로 수년간의 형을 받았다. 더구나 많은 사람들이 항문을 추잡하고 혐오스러운 배설기관이라 생각하고 있기 때문에 더욱 그러하다. 하지만 완벽한 청결을 유지한다면 괜찮은 행위이며, 근래에 와서 급변하는 성 가치관으로 항문 성교는 당사자끼리 원한다면 그들에게 건전한 경험이 될 수 있고 또 잘 즐길 수도 있다고 인식되고 있다. 그러나 수칙을 지켜서 항문 성교 후에는 잘 세척하여야 하며, 항문에 기생하는 박테리아가 성기를 통해 질 내에 감염되지 않도록 해야 한다. 그리고 항문에서 음경을 빼낸 후에는 항상 다른 성 행위를 하기 직전에 반드시 물과 비누로 잘 세척해야 한다.

4) 성교 자세

성교는 남성과 여성이 사랑과 일체감을 최대한으로 갖는 순간이며 인생에 있어 새로운 의미를 부여해준다. 성 행위를 하면서 선택되는 자세는 다양한데 이는 남녀가 보다 충실한 성 행위를 하고 강하게 결합하려는 욕구에서 비롯된 인간만의 지혜에서 비롯된 것이다. 성 행위의 자세는 특별히 정해져 있는 것이 아니라 서로 만족을 위해 합의하여 선택할 수 있다. 크게는 일반적으로 다음과 같이 생각해 볼 수 있다.

남성상위 남성상위는 남녀가 마주보고 남성이 위에 위치하는 자세로 가장 일반적인 체위이다. 성교의 기본체위로 정상위라고도 하며 여성이 가장 선호하는 체위이기도 하다. 정상위는 얼굴과 얼굴을 서로 마주보게 되므로 말과 눈으로 의사전달을 하기 쉽고, 귓전에 속삭임과 함께 서로 키스하기 좋으며, 귀나 목을 애무하기 좋고, 유두를 자극하기도 편하며, 여성의 음핵을 가장 많이 자극할 수 있는 자세로 한층 효과를 높여준다. 또한 자녀를 원하는 부부를 위해서 이 체위는 임신의 가능성을 높여준다.

그러나 발기된 음경과 질 관의 각도가 일치하지 않기 때문에 남성은 질의 각도에 맞도록 음경을 아래로 향하게 하여 삽입해야 하고, 너무 자극적이어서 사정을 조절하기 힘든 체위이다. 여성에게는 능

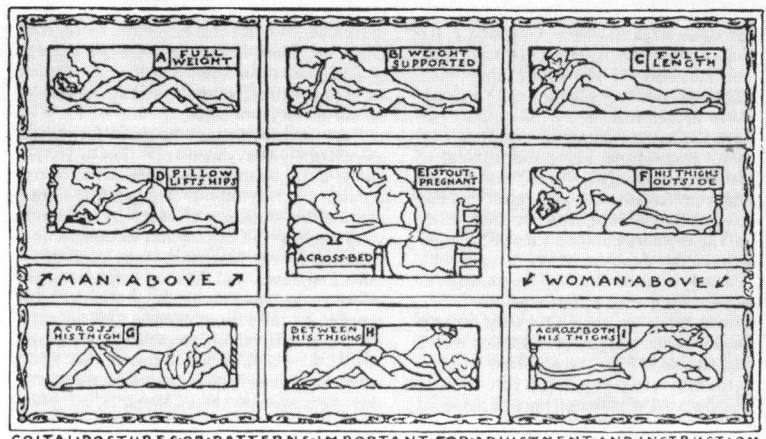

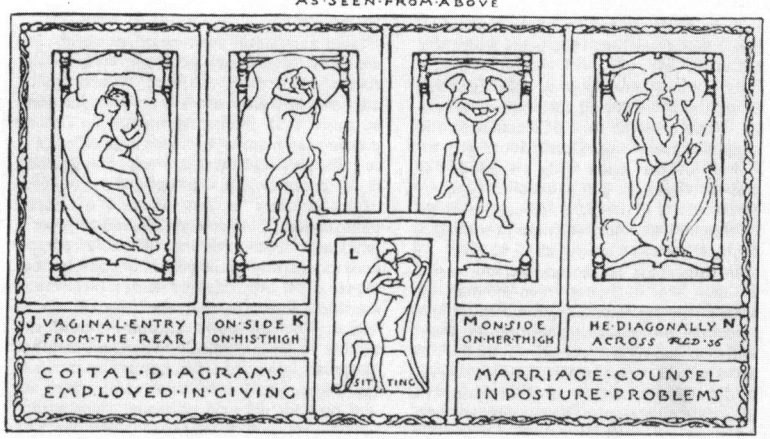

[그림 3-4] 측면에서 본 성교자세(상), 위에서 내려다 본 성교자세(하)

동적인 참여를 어렵게 하며 운동범위가 제한되어 삽입 깊이를 조절
하기가 어렵고, 임신 후기의 여성에게는 부적당한 체위이다.

여성상위 여성상위는 서로 마주보고 여성이 위에 위치하는 자세로, 헌터(Hunter)에 의하면 정상적인 부부의 약 3/4이 가끔 사용하는 체위라고 한다. 이 체위는 여성이 능동적으로 성교에 참여하므로, 자신의 쾌감에 맞추어 몸의 움직임과 속도, 음경의 질 내 삽입의 깊이를 조절할 수 있고, 음핵 등 외음부를 자기의 마음대로 남성의 치골에 밀착시킬 수 있어서 성감을 높이고 오르가슴을 자신이 조절할 수 있는 장점이 있다.

이 체위의 불리한 점은 주로 심리적인 것이다. 어떤 남성은 이 체위에서 능동적인 주도권을 갖지 못하여 수동적인 역할만 한 것이 아닌가 생각하게 되는 경우가 있다. 어떤 여성들은 성교에 있어서 능동적인 역할을 하는 것을 지나치게 의식하여 억제하려고 한다. 그러나 요즘 성의 역할은 전통적인 관념에 덜 구속되는 경향이 있다. 임포텐츠 치료에 이 자세를 권하고 있다.

옆체위 옆체위는 여성상위의 변형으로 남성의 대퇴부를 여성의 다리 사이에 올려놓는 성교체위이다. 몸을 격렬하게 움직이지 않기 때문에 피로하거나 느긋하게 성교를 하고자 할 때 취하게 된다. 마스터즈와 존슨은 이 체위가 여성에게 유방과 질을 가장 강하게 자극할 수 있는 자세라 한다. 조루증 치료에 이 자세를 권하고 있다. 그러나 서로 골반을 밀착시키기 힘들어 음경을 깊숙이 삽입하기가 어렵다.

뒤등체위 뒤등체위는 남성이 여성의 뒤에서 삽입하는 체위로 여러 가지 변화형이 있을 수 있다. 여성이 하반신을 붙이고 엎드린 자세에서는 음경과 질의 각도가 일치되지 않기 때문에 음경을 깊이 삽입하기가 어렵다. 그래서 여성이 엉덩이를 뒤로 내밀거나 치켜올려준다든지, 배 밑에 베개를 넣는다든지, 엎드린 자세에서 무릎을 꿇는다면, 질의 각도를 조절할 수 있고 음경도 깊이 삽입할 수 있어서 큰 쾌감을 얻을 수 있다. 특히 남성의 경우, 음경의 자극과 함께 남성의 허벅지와 여성의 엉덩이 살 사이에서 느껴지는 풍만감이 더욱 성감(오르가슴)을 높여주기 때문에 이 체위를 선호한다.

그러나 여성으로서는 엉덩이를 내밀고 성기를 치켜올리는 등의 수치스러운 자세 때문에 저항감과 혐오감을 느끼게 되지만, 좋아하는 남성을 위해서라면 양해될 수 있는 것이다. 특히 성 체험이 많지 않은 여성의 경우에 이런 경향이 강하므로 갑자기 이 자세를 요구하기보다 양해를 얻고 천천히 진행시키는 것이 바람직하다.

앉은체위   남성이 앉아 있고 여성은 남성을 마주보고 다리 위로 걸터앉아 있는 체위로서 충분한 발기상태가 유지되지 않더라도 질 내 전후, 자궁 입구 또는 대음순, 소음순, 음핵 등을 자극할 수 있다.

앉은체위는 남성의 체중이 여성에게 실리지 않고 두 사람 모두가 손을 사용하여 자유롭게 서로 애무할 수 있다. 그러나 남성이 여성의 몸을 지탱해주기 때문에 남성의 움직임이 둔할 수도 있다.

선체위   선체위는 경험이 풍부하지 못하면 대체로 어려우며, 결합하다 쉽게 이탈할 수 있으므로 삽입 후 엉덩이 밀어붙이기 행동이 조심스럽게 진행되어야 한다. 남성은 여성을 꼭 안은 채 외부 성기 등을 자극할 수 있고, 단시간 분위기를 높이고 다른 체형으로 바꿀 수 있다.

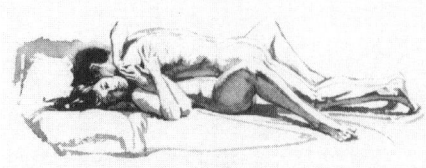

얼굴 대 얼굴 자세(남성상위)

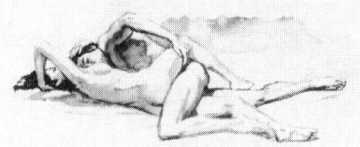

얼굴 대 얼굴(측면)

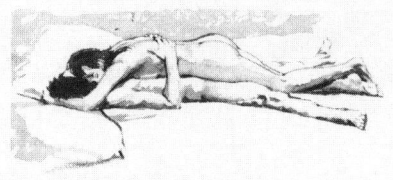

얼굴 대 얼굴 자세(여성상위)

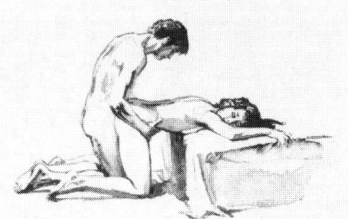

얼굴 대 얼굴(여성후방)

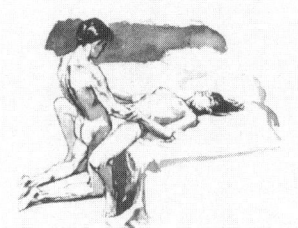

얼굴 대 얼굴 선체위(남자상위, 남자 무릎을 꿇

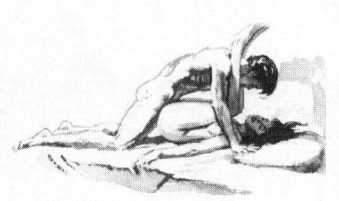

얼굴 대 얼굴 (남자상위)
(여자 다리가 완전히 들어올리고)

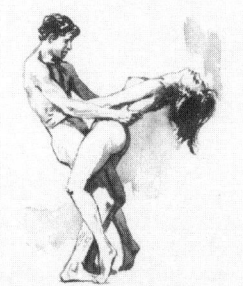

얼굴 대 얼굴(두 파트너가 서서)

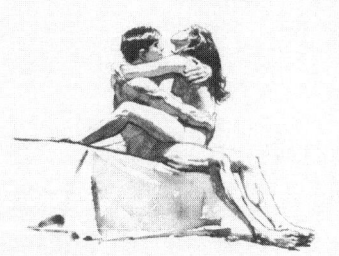

얼굴 대 얼굴(여성상위, 둘다 앉아서)

[그림 3-5] 기본 성교 자세

3. 성 반응의 생리적 현상

1) 여성의 성 반응

　건강한 여성들은 건강한 남성들처럼 성적 자극에 반응하며, 개인적 반응은 똑같지 않으나 기본적 생리는 남녀 모두 같다.

　성 활동은 우리들 체내에 많은 변화를 일으켜 근육의 긴장이 증가되고, 어떤 기관은 팽창되고, 맥박이나 혈압이 오르고, 흥분이 고조될 때까지 여러 가지 증후가 나타나고, 오르가슴은 경련과 유사한 반응을 일으키고 만족과 위안을 준다. 사람들은 이런 신체의 변화는 알고 있었으나 성 반응의 특성과 범위에 대해서는 최근의 과학자들의 발표가 있기 전까지 잘 모르고 있었다. 킨제이와 동료들과 마스터즈와 존슨의 업적으로 성 문제에 관한 전통적 상식들이 잘못되었음을 반증해 주었고 새로운 통찰력을 갖게 하였다.

　서구 사회에서 오랫동안 여성들은 성에 관한 표현을 인정하지 않는 사회적 태도 때문에 고통받아왔다. 남성은 강력한 '성 추동(sex drive)'이 있기 때문에 그 충동을 만족시켜야만 하고, 여성은 강한 성적 감정이 없기 때문에 단지 아이를 키우는 생물학적 기능만을 인정해왔다. 그 결과 여성의 혼전 성생활이나 임신과 관계 없는 성생활은 금지하였으며, 남성에게는 성 자격증 같은 중요한 자격을 부여해주었다. 그래서 남성은 그들의 성적 능력을 최대한 즐기도록 격려한 반면, 여성에게는 성적 욕구가 천하고 부도덕하며 타락한 것이라 가르쳐 왔다.

이런 남성과 여성의 성 행동에 대한 이중적 기준은 그 사회의 도덕적 건강뿐만 아니라 개개 여성의 사회적 행복에도 불행한 결과를 초래하였다. 예를 들면 여성은 자신들의 성적 감응력을 개발하지 못하여, 잠재된 성적 능력을 깨닫지 못하고 살아간 경우가 허다했다. 많은 남성들은 어느 정도의 자극으로도 쉽게 오르가슴에 도달하지만, 여성은 오르가슴에 도달하려는 목적을 포기하여 어떤 경우의 여성은 수년간의 성 행위를 거친 후에야 처음으로 오르가슴을 느끼는 경우도 있다고 한다.

신체적 불구나 질병으로 인한 사례들을 제외하고, 이런 괴상하고 불필요한 사고방식이 지배하는 사회에서 성장한 여성들은 청소년기에 성적 욕구를 억제해야 '체면', '정절', '품위'를 지킬 수 있었다. 그래서 그들은 낭만적이고 상징적인 환상 속에서 현실적인 체험을 막연하게 동경하며 자신들의 성적 감각능력을 개발할 수 없었다. 결국 이런 억제는 여성의 정상적인 성 기능의 개발을 방해해 왔다.

수세기 동안 출산을 목적으로 한 성 행위 이외의 성적 접촉을 통한 성적 만족은 죄로서 또는 부정적 시각으로서 개탄스럽게 여겨왔으므로, 여성의 성적 만족이 자신들의 노력으로 달성할 수 있는 목표 또는 바람직한 목표라고는 생각하지도 않았다. 이 당시 하나님이 주신 남녀불평등 사상과 '영원한 여성의 신비'라는 시적인 상반된 주장에 부딪쳐 이중적인 기준에 대한 도전이 있었지만, 점차 성적 도전 등의 사상이 확대되어갔고, 여성해방운동으로 확대되었다. 이런 진보된 사상의 영향으로 과학직인 성의 연구도 이루어질 수 있었다. 그 결과 여성의 성적 능력이 남성보다 월등히 높거나 같다는 사실이 밝혀졌으나, 사람들은 이런 결과에도 놀라지 않았다. 그 이유는 옛날부터도 그러하리라 생각해 왔던 사실들을 확인한 것에 불과하기 때문이었다. 즉 남녀간의 성적 능력의 차이는 타고나는 것이 아니라 성장하면서 배워가는 것으로 사회적 조건화(학습)에 많은 영향을 받고 있기 때문이다.

오늘날 남성이나 여성 모두에게서 같은 감각적 자극으로 성적인 반응이 일어난다는 것을 모두들 알고 있다. 즉 촉각, 시각, 청각, 후각, 미각 등 모든 감각들이 성적 흥분을 일으키는 중요한 작용을 한다. 여성들도 남성들처럼 신체의 어느 부위에 특별한 감각적 예민성을 지니고 있어 성감대로서 개발될 수 있다. 그러나 남성과 여성의 성 반응에는 다소 차이가 있는데 예를 들면 여성의 경우는 정신적 심상만으로는 쉽사리 흥분되지 않고, 흥분되었을 때 더욱 쉽게 마음이 산만해지며, 대다수는 신체적 자극만을 계속함으로써도 오르가슴에 도달할 수 있다(예외로 단순한 심리적 자극에 의해서도 오르가슴을 느끼는 사람도 있을 수 있다). 더구나 남녀의 생물학적 차이가 상존해 있다.

다음에 소개되는 인간의 성 반응에 대한 요약은 규준적이거나 이상적인 성 행동의 수행기준이 아니다. 단지 성 활동시 일어나는 생리학적 과정에 대한 일반적 상식을 제공하려 하며, 사람에 따라 각기 다를 수 있다. 그럼에도 불구하고 어떤 특정한 여성의 기본적인 성 반응은 일생 동안 늘 똑같으며, 자위행위에 의한 자극이나 다른 성교에 의한 자극일지라도 그 반응에는 차이가 없을 수도 있다. 심리학적으로는 전혀 다른 감정을 경험하지만 신체의 생리학적 반응기제는 근본적으로 같다.

(1) 성 반응의 4단계

남성과 여성의 성 반응들은 본질적으로 같으며, 다소의 차이는 있

〈표 3-1〉 여성의 성 반응 4단계(Masters & Johnson. 1966)

	흥분단계	흥분상승단계	오르가슴 단계	흥분하강단계
질	질내 윤활 분비물이 30초 내 흐르고, 질 내부의 2/3가 길어지고 넓어짐	질의 입구의 1/3 (오르가슴 프레트 펌) 지점까지 부풀어 올라 질 입구가 좁아지고, 그 안의 2/3지점은 더욱 넓어진다.	오르가슴 프레트 펌의 5~15회 수축되고 점차 사라져 간다.	질내부가 넓어지거나 널어진 것이 정상 회복된다.
음핵	음핵의 머리 부분이 커지고 음핵의 기둥이 늘어난다.	음핵의 머리부분이 숨어 들어가고 음핵의 기둥이 음핵 표피쪽으로 이동된다.	변화 없다.	정상적 위치로 빠르게 늘어난 것은 서서히 돌아온다.
대음순	다소 분리되고 직경이 커진다(경산부)	더욱 충혈됨	반응없다.	정상 색깔이나 크기로 돌아온다.
소음순	다소 두터워지고 길어진다.	더욱 빨갛게 되거나 포도주 색으로 변화 된다.	반응없다.	정상 색갈이나 크기로 돌아온다.
자궁	자궁체가 위로 올라온다. 질의 아랫바닥에서 경부쪽위로 이동된다.	자궁이 더욱 위쪽으로 올라가고 경부쪽으로 이동된다.	자궁 아래에서 자궁 경부쪽으로 수축이 일어난다.	정상 위치의 자궁으로 돌아오고, 경부가 질 바닥 쪽으로 낮아지고 자궁 경부 입구가 벌어진다.
젖가슴	젖꼭지가 발기된다(모든 여성에게서 다 일어나는 것은 아니고, 늦게 일어나는 수도 있다).	유방이 커지고 유두륜이 넓어진다.	변화없다.	정상으로 회복된다.
일반적 해부학적이고 생리적 변화들				
피부	반응이 없다.	배윗부분, 가슴위, 목, 얼굴, 앞이마(어떤 여성	성적 홍조가 더욱 발전된다.	성적 홍조가 급속히 사라진다.

		만) 등에 성적 홍조가 나타난다.		
근육	근육 긴장이 증가된다.	현저한 근육 긴장이 일어난다.	어떤 근육들에서 수축 현상(경련성)이 일어난다.	빠른 이완을 보인다.
맥박	맥박수가 증가된다.	현저히 증가된다.	최고도로 증가된다.	정상으로 회복된다.
혈압	다소 상승된다.	현저히 상승된다.	초고도로 증가된다.	정상으로 회복된다.

지만 아주 결정적이지는 않다. 사실 인간의 기본적 성 반응과 성 반응의 변화단계는 같다.

성 활동 동안 인간의 체내에 일어나고 있는 생리적 변화에는 일정한 유형이 있다. 즉, 이 유형은 긴장을 조성하고 이완시키는 두 과정으로 구분지을 수 있는데, 과학자들은 두 가지 또는 세 가지 단계로 구분짓고 있다. 마스터즈와 존슨은 이를 4단계로 구분지어 설명하고 있다(그림 3-6, 3-10).

흥분단계

남성보다 여성의 성 반응이 더 늦을 것이라는 생각은 잘못이며, 남성뿐만 아니라 여자도 성적으로 급속히 흥분되고, 어떤 여성은 몇 분 안에 한 번 내지 여러 번의 오르가슴을 경험할 수 있다. 실제로 성교를 시작한지 15초에서 30초 사이에 오르가슴을 경험할 수도 있다. 이것은 처음 흥분단계가 남성보다 여성이 더욱 빨리 올 수 있다는 점과 직접적인 신체적 자극에 의한 흥분 촉발이 빠르다고 추정케 한다. 여성이 오르가슴에 도달하기 위해서는 남성보다 긴 시간이 필요할 것이라 생각한 남성이 심리적인 요인들로 흥분을 더 고조시키고 시간을 끌려고 하지만 여성들은 보고 듣는 것, 성적 공상이나 성적 예상들에는 자극을 덜 받으며 자기가 좋아하는 방법으로 자극받을 때 더욱 집중할 수 있다. 대개 남성보다는 여성들이 오르가슴을 더 빨리 느끼고 있다.

여성들의 흥분의 첫번째 분명한 신호는 질 내부가 윤활되는 것이다. 이는 성교의 준비단계로서 질벽에서 깨끗한 수액이 분비되기 시작하여 곧 질 내부 전체가 촉촉하게 젖게 된다. 이런 윤활 작용 없이 남성의 음경을 삽입하면 여성이나 남성 모두에게 고통을 줄 수 있다. 마스터즈와 존슨의 실험 연구결과에서 여성은 흥분이 계속되면 질의 직경이 2cm에서 4.75-6.25cm로 확장되고, 깊이가 7-8cm에서 11-12cm로 늘어나게 된다. 동시에 자줏빛에서 진홍색으로 변하고 더 검게 될 수도 있다.

여성의 대음순는 여성의 출산경험 유무에 따라 다를 수 있다. 출산경험이 없는 경우는 성적 흥분으로 평평하게 펴지며 질 입구가 노출된다. 그리고 출산경험이 있는 여성은 충혈되어 더욱 더 확장되며 질 입구가 노출된다. 소음순은 출산경험의 유무와 상관없이 안쪽으로 팽창되고 점차 진홍색을 띠게 된다. 음핵은 충혈되어 발기되고 커진다. 그리고 음핵의 날개 기둥의 직경이 늘어나고 자궁이 팽창되며 배쪽 위로 올라와서 질의 깊이가 넓어지는 것이다.

성적 흥분이 계속될 경우, 디킨슨씨의 연구에 의하면 젖꼭지는 평상시보다 0.5-1cm 커지고 직경은 0.25cm 불어나고, 유방륜과 젖통이 충혈되어 부풀어 올라가면서 유두는 점차 수그러신다. 성적 신상이 더욱 고조되면 맥박과 혈압이 상승되고 신체 각 부분에 수의적이거나 불수의적인 수축이 일어난다.

흥분이 점차 고조되어가면 대부분의 여성에게 성적 홍조라는 붉

은 반점들이 배 부위에 나타나기 시작하여 목과 가슴으로 점차 확대
된다. 이런 성적 홍조 현상은 오르가슴 단계까지 계속 나타난다.

흥분 상승단계

흥분 상승단계는 흥분이 지속되는 상태로 오르가슴이 일어나기
전까지 흥분이 고조되어 일정한 상태를 유지하는 단계를 말한다.

이 시기에 질 내 2/3 부분의 폭과 길이가 확장되고 질 입구에서
1/3되는 지점은 충혈되어 흥분단계 때 다소 넓혀졌던 부분이 약
33% 수준으로 좁혀진다. 이처럼 1/3부분이 충혈되어 팽팽해지는
반응을 마스터즈와 존슨은 '오르가슴 플랫폼'이라 하였다.

이 단계에 대음순은 더 이상의 변화를 보이지 않으나 출산경험이
있는 여성의 소음순은 더욱 색깔이 짙어지며, 이런 현저한 색조의 변
화가 바로 오르가슴이 나타날 징조이다. 흥분이 고조되어 일정한 수
준에 이르면 음핵은 음핵의 처마 밑과 그 주변 피부로 움츠러 들어가
므로 여성이나 여성의 파트너가 직접적인 자극을 받을 수는 없다(과
거에는 성적 홍분을 고조시키는 음핵이 움츠러 들어가는 현상에 대
하여 이해하지 못하였다). 흥분단계 후반부와 흥분 상승단계 내내
여성은 바토린선(Bartholin's)과 남성은 쿠퍼씨선(Cowper's)의 분
비가 있다. 또한 자궁은 더욱 커지고 배쪽으로 더욱 상승된다.

유방 또한 더욱 확대되어지고 성적 홍조 현상이 나타나서 더욱 넓
게 확장되며 수의적이거나 불수의적인 근육들의 긴장이 더욱 높아
지고, 혈압과 맥박이 상승되며, 호흡이 거칠어진다.

오르가슴단계

오르가슴(히랍어 orgasmos : 음탕스러운 흥분)은 성적 홍분이 절

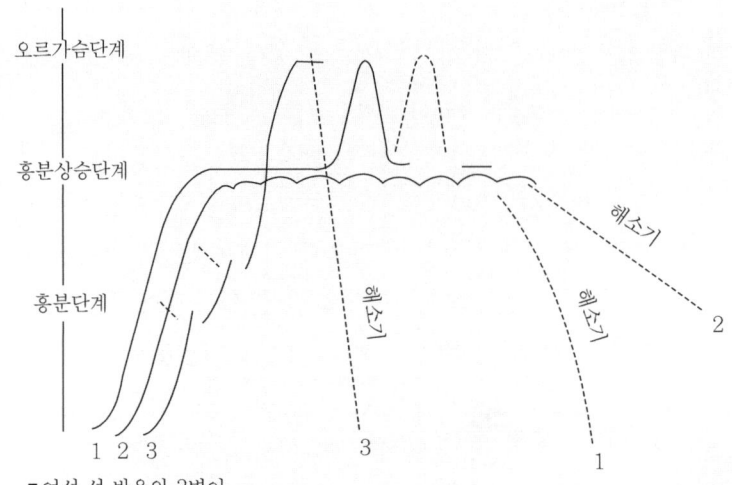

■여성 성 반응의 3변이.
1. 다중성 오르가슴을 보이는 형
2. 오르가슴에 도달하지 않고 흥분지속기에 머무는 형.
3. 흥분기에서 몇 차례의 흥분저하가 온 후에 급속한 해소기가 오는 형

[그림 3-6]   여성의 오르가슴 유형(1, 2, 3)

정에 달했을 때 갑작스런 근육과 신경의 긴장이 이완되는 상태를 말한다. 이런 경험은 사람이 체험할 수 있는 즐거움 중 가장 강도 높은 신체적 쾌감이며, 남녀 모두에게 공통적이다. 오르가슴은 한순간 경련한 일련의 발작 또는 경련처럼 몸 전체에 나타났다가 곧 이완 상태로 회복된다. 이때 성숙된 남성은 정액을 사정하며, 여성들은 정액을 사정하지는 않지만 생리적 과정에서는 남녀의 차이가 없다.

오르가슴은 남자보다 여자가 짧은 시간 내에 한 번 이상 더 경험할 수 있게 생리적 구조를 갖추고 있는 것으로 생각하지만 드물게 남성의 경우 빠르게 연속적으로 여러 번의 오르가슴을 느낄 수도 있다. 이렇듯 오르가슴의 능력이란 남녀에게 모두 공통적이다.

한 가지 차이점은 있는데, 남성은 오르가슴 유형이 전혀 바뀌지 않으나 여성은 다른 여러 가지 방법으로 느낄 수 있다. 어떤 여성은 아주 짧고 순하게 느끼고 어떤 여성은 길고 격렬하게 느낄 수 있다. 동일한 여성일지라도 매 경우마다 다르게 느낄 수 있는데, 기본적인 생리적 과정은 똑같다.

여성의 오르가슴은 강하게 오고 오르가슴 플랫폼의 율동적 수축이 일어난다. 이런 수축은 3회에서 15회까지 올 수 있는데, 처음 1초 이내에 일어나며 점차적으로 약해지면, 시간 간격이 길어진다. 거의 동시에 자궁수축이 일어나는데, 그 수축은 불규칙적이다. 흥분 상승단계와는 달리 자궁의 수축은 위에서부터 아래로 내려오며 항문괄약근은 오르가슴 플랫폼과 같은 시간적 간격으로 수축을 일으킬 수 있으며, 골반 근처의 근육의 긴장과 목, 팔, 손, 다리, 발 등과 같은 몸 전체 부분의 긴장이 일어날 수 있다. 맥박과 혈압은 흥분 상승단계 직전보다 다소 낮아지고, 호흡은 더욱 가빠진다. 이런 신체적 반응들은 성적 흥분의 수준과 긴장기간의 정도에 달려 있다.

흥분 하강단계

오르가슴 이후 성 기관들은(성 기관을 포함한 신체의 전체 부분까지) 정상 상태로 회복되는 데 다소의 시간이 걸린다. 흥분 하강단계에서는 오르가슴 플랫폼이 급속히 소멸되고, 대음순과 소음순은 옛날의 정상 크기로 회복되며, 음핵의 처마 밑으로 숨어 있다가 다시 돌아오고, 자궁은 정상 크기로 다시 돌아가며, 복부쪽으로 상승되었던 위치가 다시 돌아가며 오르가슴 플랫폼이 생기는 질 내 1/3 지점 안쪽의 질 내벽 2/3지점에서 나타났던 '천막치기' 또는 '풍선 불기'와 같은 정액을 담아둘 수 있는 '정액 우물' 모양의 변화가 소실된다. 그리고 성적 홍조 현상이 사라지며, 유두나 유방 크기도 점차 정상적으로 회복된다. 그리고 근육긴장이 이완되면서 맥박과 혈압이 낮아지고 호흡이 다시 정상으로 돌아온다.

그러나 많은 여성들에게는 남성들처럼 무반응기가 존재하지는 않는 것 같다. 많은 여성들의 경우 계속적이거나 반복적인 자극으로 첫번에 이어 두 번 세 번의 계속적인 짧은 시간에 오르가슴을 느낄 수 있다.

노년의 성 반응　　많은 사람들이 여성은 폐경기 이후 성 반응이 없을 것으로 생각해왔다. 아직 많은 사람들은 노년의 성교는 품위나 예의범절을 지키기 위하여 삼가해야 된다고 생각해왔다. 그러나 다행히도 이런 편견은 최근의 과학적 지식에 의하여 잘못된 신념이라는 것이 밝혀졌다. 노년의 남성이든 여성이든 성적 관계를 갖고 또 만족할 수 있는 것으로 성적 반응의 기본은 젊은이와 같으나 흥분단계의 강도나 반응시간이 다소 느려질 뿐이다.

여성은 자신의 성 기관에 따른 변화에 따라 반응이 영향을 받을 수 있는데, 젊은 여성은 질의 분비물이 15초 내지 30초 이내에 분비되나 노년기에는 수분이 걸릴 수도 있고 양이 감소될 수도 있다. 또 질벽이 더 두꺼워지고 신축성이 없어질 수 있는데 이는 호르몬의 변화 때문이다. 그러나 인공적인 윤활 물질을 사용하여 개선할 수 있다.

자궁이 폐경기 이후 수축되기 때문에 성교시 일어나는 자궁상승이 점차로 낮아지고 질 내벽 2/3에 나타났던 '정액 우물' 현상도 약화되고 오르가슴 수축현상이 약하고 부드러우며 수축 횟수도 줄어든다. 그러므로 흥분 하강단계가 더 빨리 오고 짧아진다.

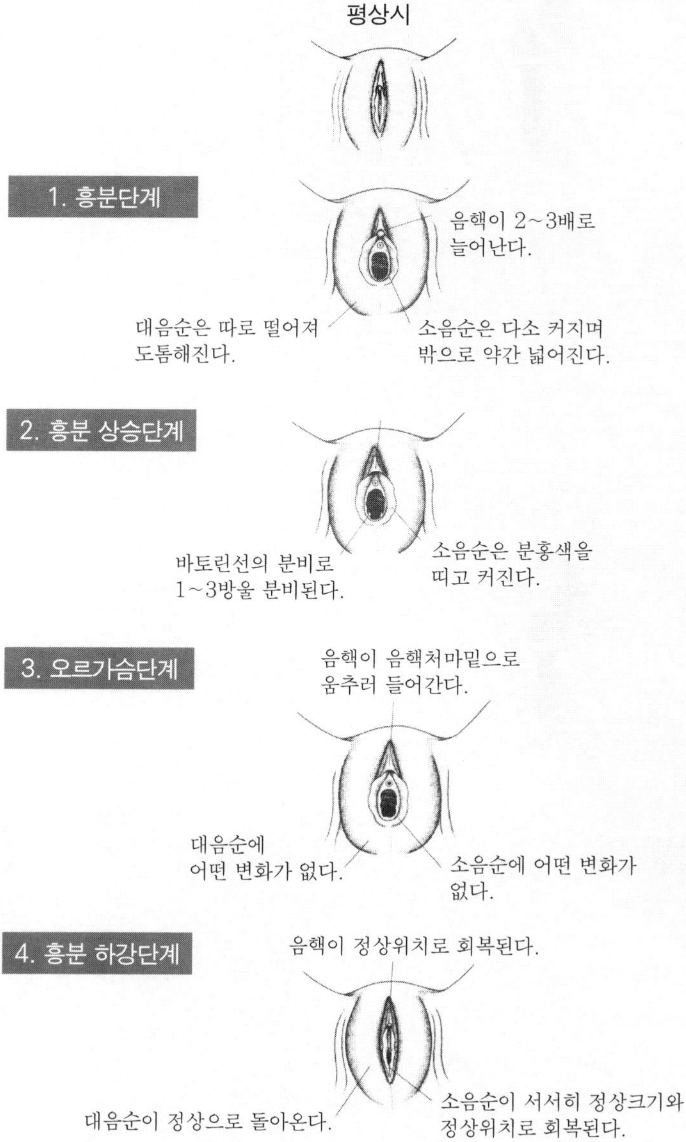

평상시

1. 흥분단계

음핵이 2~3배로
늘어난다.

대음순은 따로 떨어져
도톰해진다.

소음순은 다소 커지며
밖으로 약간 넓어진다.

2. 흥분 상승단계

바토린선의 분비로
1~3방울 분비된다.

소음순은 분홍색을
띠고 커진다.

3. 오르가슴단계

음핵이 음핵처마밑으로
움추러 들어간다.

대음순에
어떤 변화가 없다.

소음순에 어떤 변화가
없다.

4. 흥분 하강단계

음핵이 정상위치로 회복된다.

대음순이 정상으로 돌아온다.

소음순이 서서히 정상크기와
정상위치로 회복된다.

[그림 3-7]   여성 외음부의 변화

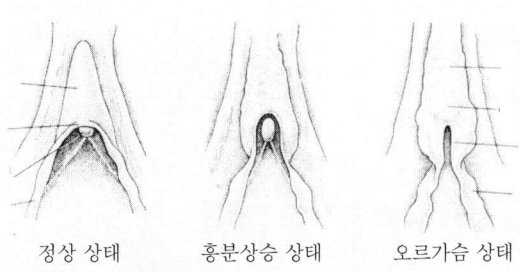

정상 상태   흥분상승 상태   오르가슴 상태

[그림 3-8] 여성 음핵의 변화

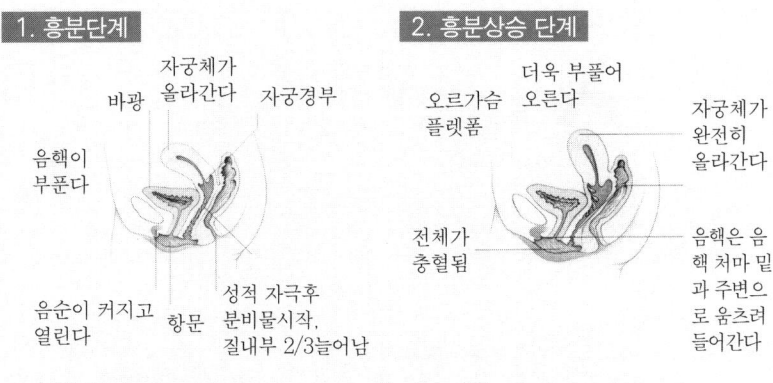
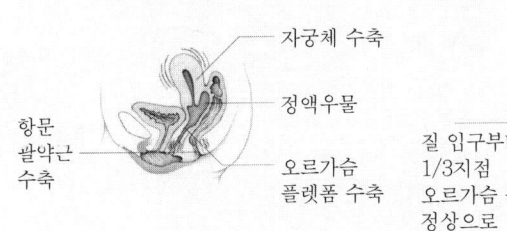
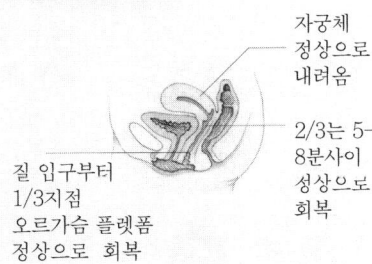

1. 흥분단계

바광 자궁체가 올라간다 자궁경부

음핵이 부푼다

음순이 커지고 열린다   항문   성적 자극후 분비물시작, 질내부 2/3늘어남

2. 흥분상승 단계

오르가슴 플렛폼   더욱 부풀어 오른다

자궁체가 완전히 올라간다

전체가 충혈됨

음핵은 음핵 처마 밑과 주변으로 움츠려 들어간다

3. 오르가슴단계

자궁체 수축

정액우물

항문 괄약근 수축

오르가슴 플렛폼 수축

4. 흥분하강 단계

자궁체 정상으로 내려옴

2/3는 5-8분사이 성상으로 회복

질 입구부터 1/3지점 오르가슴 플렛폼 정상으로 회복

[그림 3-9] 여성 음핵의 변화

이런 신체적·생리적 변화에도 불구하고 노년기까지 일생 동안 성적 반응이 일어나며, 성교의 쾌감을 즐길 수 있는 것이다.

2) 남성의 성 반응

건강한 남성들은 성적 자극에 반응하며, 개인적 반응은 똑같지 않으나 기본적 생리는 남녀가 모두 같다.

성 활동은 맥박, 혈압, 어떤 기관의 팽창, 근육의 수축, 선 분비, 오르가슴 때 오는 쾌감을 동반한 경련성 발작 반응 등 흥분의 신체 증상들이 다양하게 나타난다.

사람들은 물론 늘 이러한 신체적 변화를 알고 있었지만, 최근까지도 그 특성과 범위는 알려져 있지 않았다. 그래서 이 주제를 객관적이고 과학적으로 다룬 연구도 없었으며, 성 반응을 측정하고 관찰한다는 것은 도리에 벗어난 일이라 생각해왔다. 그러나 킨제이가 인디애나주 블루밍톤에 세운 성 연구소와 미조리의 세인트루이스에 세운 마스터즈와 존슨의 생식 생태학 연구소에서 일하던 개척자들이 이러한 생각들을 철저히 바꿔놓았다. 과거 전통적으로 믿어왔던 신념과 가설들이 허위이며 새로운 지식을 알게 해주었다. 그리고 오늘날 각국의 성 연구자들은 인간의 성 반응에 대한 새로운 지식을 더욱 확장시켜 놓고 있다.

인간은 대개 어느 때든지 성적으로 여러 가지 다른 방법과 다양한 대상들에 의해서 흥분될 수 있다. 예를 들면, 남자들의 성적 흥분은 밤낮 어느 때든지, 어떤 사람이나 물체를 보거나 만짐으로써, 어떤 냄새나 소리에, 단순한 어떤 생각으로, 옛날의 회상이나 공상 등으로 성적 자극이 될 수 있는 원천은 아주 다양하고 많아서 이를 목록화하고 분류하여 책에 서술하기는 쉽지 않다. 그럼에도 불구하고 성적 자극을 유발하는 분명한 자극에 대해서는 한번쯤은 힐끔 쳐다볼 필요가 있다.

우선 인간의 촉각을 가장 민감한 성감대로 볼 수 있다. 인간은 피부 표면에 있는 신경 말단 부위나 다소 아랫부위 조직으로 촉감을 느끼고 있다. 우리 신체 표면의 어떤 부위들은 다른 부위보다 더욱 많은 신경 말단 부위를 가지고 있어서 촉감에 보다 예민하게 반응하며, 특히 성적 자극에 더욱 민감할 수 있다. 이런 부위를 성감대라고 한다.

가장 잘 알려진 성감대는 남성에게는 음경의 귀두 부위이며 여성에게는 음핵(클리토리스)과 소음순이다. 그리고 회음부, 항문, 엉덩이, 허벅지 안쪽, 유방(특히 유두), 목, 입, 귀 등이다. 이 부위를 만지고, 치고, 간지럽게 하고, 비비고, 손바닥으로 치고, 키스하고, 핥음으로써 성적 자극을 유발하고 고조시킬 수 있다. 그러나 이런 반응들이 자동적으로 일어나는 것은 결코 아니다. 많은 경우 그러한 자극 이전의 개인이 배웠던 경험이나 환경에 따라서 다를 수가 있다. 예를 들어 의사가 환자를 진찰하는 중에 무심코 환자의 성감대를 만질 때는 전혀 성 반응이 일어나지 않을 수 있다. 또 강간을 당했을 때도 마찬가지이다. 그러므로 심리적 요인에 따라 촉감의 역할은 달라질 수 있는 것이다(어떤 척추손상 환자는 촉감이 뇌에 전달되지 않으므로, 직접 음경을 애무하면 발기될 수 있는데 이 경우는 예외임).

개인의 경험은 각기 다르기 때문에 각기 다른 민감도를 개발하게 된다. 성교시에도 상대 파트너를 손으로 애무하지 않으려 하는 사람들도 있을 수 있고 이런 부류의 사람들은 촉감에 의한 성 반응이 억제된다. 반대로 애무를 즐기는 파트너를 만나면 신체의 각 부분에 있는 새로운 성감대를 찾아낼 수도 있고, 기존의 성감대를 더욱 강도있게 높여줄 수도 있다. 그러므로 성적 파트너를 애무함으로써 그들 자신의 성감대를 개발할 수 있는 것이다.

많은 이들이 그들이 촉감을 느끼는 물건이나 사람뿐 아니라 보고, 듣고, 냄새 맡고, 맛을 보는 행위에서도 흥분이 고조될 수 있다. 아름다운 몸을 바라보거나, 탄성을 듣거나, 체취를 맡는 등 성적 파트너의 개인적 경험에 따라 다르다. 즉 어떤 사람이 과거 자신이 경험한, 유쾌한 흥분을 고조시킬 수 있지만 반대로 그렇지 못한 경우에는 부정적 반응이 일어나고 성적 흥분을 감속시키거나 아주 소멸시킬 수도 있다.

인간의 성적 반응에는 대개 심리적 요인들이 크게 작용하는데, 많은 사람들이 정신적인 상상만으로도 성적인 흥분을 일으킬 수 있다. 어떤 사람은 성적 행위들에 대한 공상만으로도 오르가슴을 느낀다. 그리고 이러한 성적 생각, 공상, 기대들은 여자보다 남성에게 더 많으며, 성 행위 동안 대부분 여성들은 이런 공상 없이 신체적 자극만으로 오르가슴에 도달한다고 하였다(여성의 성 반응).

위에서 언급한 성적 반응들은 남자들이 무거운 짐을 들 때 발기가 될 수도 있고 또 방광에 오줌이 꽉 찼을 때 발기가 될 수도 있으며, 드물게는 지속적으로 발기상태가 유지되는 지속 발기증(priapism)이라는 병이 있을 수 있는데 이 병은 아주 고통스럽고 음경에 심각한 손상을 줄 수도 있다.

남성들은 성적 흥분이 고조되면 어떤 성 행위로든지 자신의 성적 긴장을 해결하고 있다. 그들이 해결하는 성 행위 유형은 환경에 따라 다르며, 같은 유형의 행동을 하더라도 신체적 반응은 다르게 나

〈표 3-2〉남성의 성 반응 4단계(Masters & Johnson. 1966)

	흥분단계	흥분 상승단계	오르가슴단계	흥분 하강단계
남성성기	빠른 속도로 발기가 된다.	발기가 유지되고, 귀두 주변에 색깔이 변화될 수 있다.	사정 후 요도가 수축되고, 점차 수그러 든다.	늘어난 것이 서서히 정상으로 돌아온다.
음낭과 고환	음낭 주변 피부가 줄어들어 두꺼워지고 음낭과 고환이 위로 올라 간다.	더욱 커지고 고환은 위로 더욱 붙는다.	반응이 없다.	정상으로 돌아온다.
2차적 기관들(전립선, 정낭등)	변화가 없다.	변화가 없다.	사정해야만 되는 적박한 감각과 수축이 일어나고 전립선과 요도를 통하여 사정한다.	변화가 없다.
젖가슴	젖꼭지가 발기된다.(어떤 사람만)	젖꼭지가 발기된다.(어떤 사람만)	변화가 없다.	정상으로 돌아온다.
일반적 · 해부학적 · 생리적 변화들				
피부	반응이 없다.	성적홍조를 띤다(어떤 사람만).	더욱 성적 홍조를 띤다.	급속히 성적 홍조가 사라진다.
근육	근육 긴장이 있을 수 있다.	현저한 근육 긴장이 일어난다.	어떤 근육들은 수축현상(경련)이 일어난다.	급속한 이완이 일어난다.
맥박	맥박이 늘어난다.	현저한 맥박 증가가 있다.	최고로 맥박 증가가 일어난다.	정상으로 회복된다.
혈압	다소 상승된다.	현저한 상승이 있다.	최고로 상승한다.	정상으로 회복된다.
호흡	변화기 없다.	디소 증기된다.	현저히 증기된다.	정상으로 회복된다.

타날 수 있다. 즉, 혼자서 하는 자위행위이거나 또는 있을 수 있는 여러 가지의 성교 중 하나를 택한다 해도 생리적 반응은 다 다를 수 있다. 그러므로 심리적 경험에 따라 신체적 반응도 달라지는 것이다.

두 사람의 생리적 반응이 일란성 쌍둥이처럼 똑같을 수는 없으며, 같은 사람일지라도 조건에 따라 다르다. 사람이란 공장의 기계처럼 같은 생산 라인에서 찍혀 나오는 것이 아니기 때문에 어떤 인간의 성 행동을 일반화해서 설명하기란 어렵다. 즉, 특별한 사람의 특별한 반응은 개인차가 있기 때문이다(어떤 사람은 축 늘어진 음경으로도 오르가슴을 느낄 수 있다). 다음에 소개할 성의 4단계 반응은 모범적인 기준도 아니고 사람들이 꼭 이루어야 할 이상적인 성 반응도 아니다. 그러나 그동안 과거에 신비스럽게 생각해왔던 독자들을 위해 마스터즈와 존슨(Master & Johnson)이 남자 체험자 312명과 여자 382명에게 실험한 연구 결과 중 약 10,000회의 오르가슴(남자 2,500회, 여자 7,500회)을 분석한 결과 크게 4가지의 성 반응단계로서 흥분단계(excitement), 흥분 상승단계(plateau), 오르가슴단계(orgasm), 흥분 하강단계(resolution)로 구분하였다.

3) 성 반응의 4단계

(1) 흥분단계

성적 흥분은 예상치 못할 정도로 빨리 고조될 수도 있고(특히 젊은 남성의 경우), 오랜 시간을 두고 점진적으로 고조될 수도 있다. 어떤 사람은 자신이 흥분되는 과정의 경험을 음미하고 시간을 오래

끌기 위해 일부러 딴전을 피우는 것을 반복할 수 있는데, 특히 초기의 흥분단계에서는 간단한 방해로도 쉽게 흥분이 소멸되고, 갑작스러운 불안이나 걱정이 떠올라도 소멸될 수 있다. 그렇지만 부정적인 영향을 미치는 긴장이 증가되면 더욱이 성적 흥분이 감소되어 자기 조절능력을 잃게 되거나 아주 사라져버릴 수도 있다.

가장 분명한 흥분의 신호는 음경의 발기이다. 음경 내부는 해면체로 둘러쌓여 있는데 이 해면체의 동맥으로 혈액이 충만되어질 때 발기 현상이 일어난다. 음경 해면체 동맥은 음경 해면체를, 내부 동맥은 귀두부를, 구요도 동맥은 요도 해면체에 혈액을 공급하여 음경이 발기되고 뻣뻣해지며 팽창하게 된다. 이때 음낭의 부드러운 근육은 수축되고, 두꺼워지며 고환이 배쪽 위로 붙는다.

성적 흥분이 고조되면 근육의 긴장이 상당히 증가되는데, 맥박과 혈압이 상승된다. 부가적으로 많은 남성들에게 성적 홍조 현상이 나타나 아랫배부터 목, 얼굴, 어깨, 팔, 넓적다리까지 퍼지는 붉은색 발진이 목에 나타난다. 이런 성적 홍조 현상은 흥분단계 후반부에서 흥분 상승단계 내내 나타날 수 있지만, 전혀 나타나지 않는 사람들도 꽤 많다.

그리고 유두의 발기 현상 또한 쉽게 볼 수 있는데, 전혀 나타나지 않는 사람도 있다. 어떤 사람은 유방을 직접적으로 자극해야만 나타날 수도 있고 흥분단계 후반부에 나타나서 흥분 상승단계 또는 그 이상의 단계까지 지속될 수도 있다.

어떤 때는 흥분되어 성교를 원하지만 음경이 발기되지 않거나 발기를 계속 유지하지 못할 때도 있다. 그러면 더 이상의 성 반응단계가 지속되지 못하는데, 발기가 되지 않는 경우 특별한 상황에 특별한 환경 때문일 수도 있다. 이때 성적 파트너들은 평정을 잃지 말고

발기가 되도록 쓸데없이 노력하지 말고 자신들의 사랑 행위를 계속
해야 한다. 원인 없이도 일어날 수 있는 일이기 때문이다. 그러나 이
런 현상이 자주 일어나거나 일정 기간 일어날 때에는 전문가(심리학
자, 정신과 의사, 비뇨기과 의사 등)의 도움이 요구된다.

(2) 흥분 상승단계

흥분 상승단계는 흥분단계의 계속적 유지 상태로써 오르가슴이
일어날 때까지의 상태를 의미하고 있는데, 쉽게 태도를 바꿀 수 없
으며 주변사를 다 망각하기도 한다. 그리고 성적 자극이 증가되면
온몸으로 긴장을 느끼게 되고, 동시에 혈압, 맥박은 계속 상승되며
호흡은 더욱 빨라지게 된다.

이때 디킨슨의 조사에 의하면 남성의 음경의 크기나 직경이 커지
는데 크기는 7.5-11.5cm 에서 14-18cm 정도로 커지게 되며 흥분
상승단계에서 음경의 발기는 이미 발기된 상태로 계속 유지되고, 고
환이 눈에 띄게 팽창하여 배쪽 위로 달라붙는다. 쿠퍼씨선
(Cowper's gland)의 분비로 몇 방울의 맑은 액체가 음경 끝부분에
흘러나온다(이 액체에는 정자가 포함될 수 있으므로 임신을 원하지
않는 부부는 주의를 요한다).

성적 홍조는 처음부터 나타나 좀더 눈에 띄게 색조를 띠고 좀더
확장되지만, 모든 남성들에게 나타나는 현상은 아니다. 또 유두의
발기 현상도 흥분 상승단계에 일어나고 계속해서 다음 단계에도 일
어날 수 있지만 모든 남성의 성 반응은 아니다. 남성의 음경의 길이
는 평균 8.5cm로서 7.5cm의 음경 길이를 가진 남성이 발기되었을
때 16.5cm로 커지고, 11.5cm의 길이를 가진 남성은 발기되었을 때

16.5cm로 커지는 예를 들어 외형적 크기에 대한 잘못된 고정관념을
디킨슨은 지적하고 있다.

(3) 오르가슴단계

오르가슴(orgasm)은 성적 흥분이 최고도에 달했을 때 신경과 근
육의 긴장을 갑작스럽게 풀어놓은 현상이다. 이런 경험은 우리가 경
험할 수 있는 가장 강도 높은 신체적 쾌감이며, 남녀 모두에서 똑같
다. 오르가슴은 수초 동안 지속되는데 짧은 경련이나 빠르게 계속되
는 전신 발작과 흡사하게 느끼나 곧 완전한 이완 상태로 회복된다.
성적으로 성숙된 남성은 오르가슴이 정액의 사정으로 이어지는데,
여성은 정액을 사정하지는 않지만 남성과의 유사한 생리적 과정을

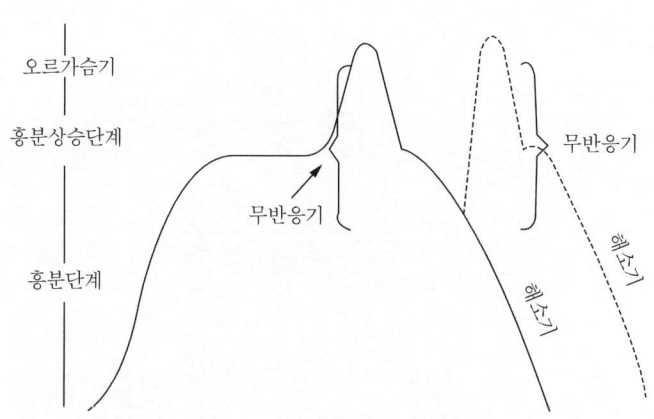

남성 성 반응의 가장 전형적인 형 점선은 또다른 형을 나타냄. 두 번째오르가슴과 사정
은 무반응기가 끝난 후에 일어난다.

[그림 3-10]　남성의 오르가슴 유형

거치고 있다.

남성의 오르가슴은 생식선과 부수적 기관(정낭, 전립선), 요도, 음경, 음경 주변 근육이 불수의적으로 율동적인 수축에 의해 일어난다. 처음은 1초 이내에 강하게 3-4번 일어난 다음 다소 약해진 다음 긴 간격으로 일어난다. 이런 수축 작용으로 축적된 정액은 여러 번 빠르게 분출되어 요도관을 통해 밖으로 사정된다. 어떤 때는 꽤 멀리 사정되기도 하나 어떤 때는 점잖게 흘러나오기도 한다. 사정되는 힘은 남성의 정력이나 건강과는 무관하며, 사정되는 양은 티스푼 정도이나 사정이 잦으면 더 줄어들 수도 있다.

성 기관의 수축과 뒤이어 정액의 사정은 가장 분명한 오르가슴의 신호이다. 그러나 항문 괄약근의 수축도 동시에 일어날 수 있으며, 몸 전체의 근육 긴장과 더불어 호흡이 빨라지고 맥박과 혈압이 상승되는 등 신체 전체가 흥분 상승단계에서 변화된다는 사실을 잘 알아야 한다. 즉 정액의 사정은 오르가슴에 의해 몸 전체의 긴장이 급속하게 이완되는 과정상 부수적으로 나타나는 이완 현상이다.

오르가슴과 사정 두 가지는 별개의 과정이다. 어떤 이는 오르가슴을 느끼면서 사정을 할 수 있는데, 사춘기 전의 소년들은 아직 정액이 생산되도록 발달되지 않았지만 오르가슴을 느낄 수 있다.

어떤 성인들은 오르가슴 후 수초 동안 사정을 할 수 없으므로 사정과 오르가슴이 별개라는 것을 체험할 수도 있다. 또 어떤 성인은 짧은 시간 내에 수차례 오르가슴을 경험할 수도 있고, 반대로 계속적으로 오르가슴을 느끼고 난 후 정액이 다 소진되어 사정할 것이 없을 수도 있다. 젊은 남성의 경우 드물게 여러 번 오르가슴을 느낄 수 있으나 여성의 경우는 훨씬 더 흔하게 경험할 수 있다.

특별한 경우 역행성 사정 현상이 있을 수 있는데 사정을 밖으로

하는 것이 아니라 방광 쪽으로 하여 후에 소변으로 배출되는 경우가
있다. 외적으로는 사정하는 단서는 보이지 않는다. 어떤 사람은 사
정을 수의적으로 조절하여 피임의 수단으로 사용할 수도 있다.

(4) 흥분 하강단계

오르가슴 이후 성 기관들은 몸 전체가 짧은 시간 내에 이전의 흥
분되지 않았던 상태로 회복된다. 이 시기의 길이는 흥분 시기의 길

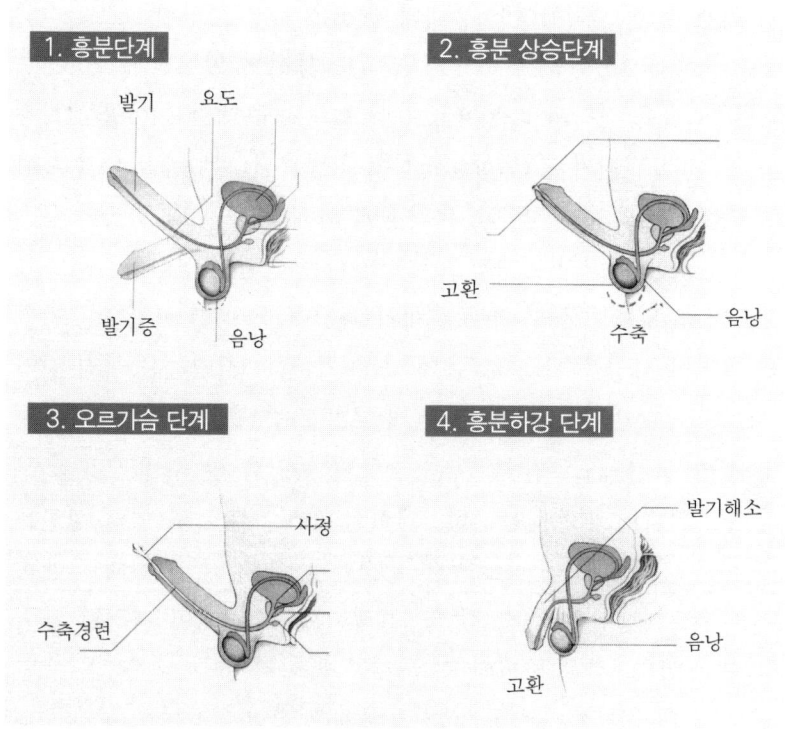

[그림 3-11] 남성의 성반응 단계 외음부의 변화

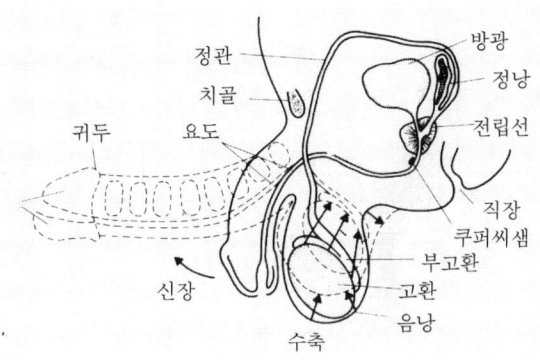

[그림 3-12]   흥분단계, 흥분 상승단계

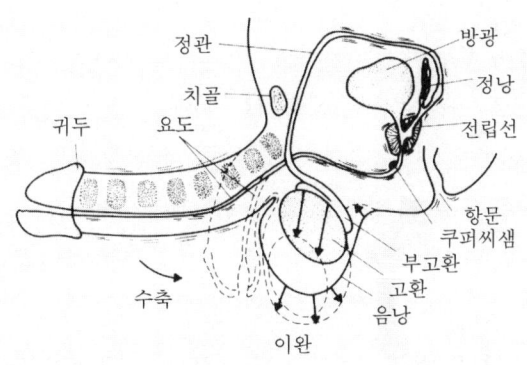

[그림 3-13]   흥분 하강단계, 무반응기

이에 비례하며, 눈에 띨 정도의 생리적 변화가 일어난다. 처음은 사정된 후 즉각적으로 나타나는데 음경은 얼마 동안은 다소 딱딱한 상대로 유지되나 더 이상 성적 활동이 없거나 방심하면 빠르게 소실된다.

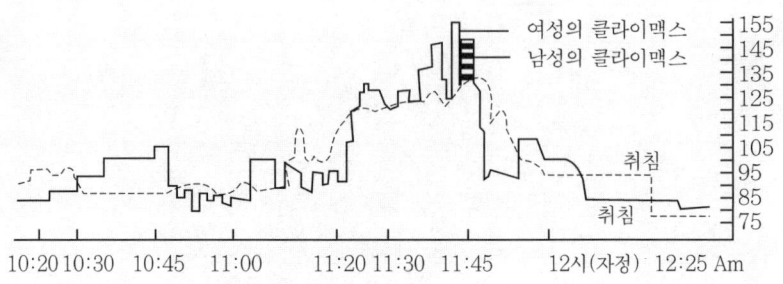

여성의 클라이맥스
남성의 클라이맥스

취침

취침

10:20 10:30 10:45 11:00   11:20 11:30 11:45   12시(자정) 12:25 Am

[그림 3-14] 성 행동단계 중 신체적 변화

성적 홍조가 재빨리 사라지고, 유두의 발기가 있던 사람은 다소 유지된 상대로 있을 수 있다. 근육의 긴장이 이완되고, 호흡, 맥박, 혈압 등이 정상으로 회복된다. 어떤 사람은 사정 이후 손바닥이나 발바닥에 땀을 흘린다.

끝으로 오르가슴 이후 무반응기는 어떤 남성의 경우는 짧을 수도 있고, 특히 젊을수록 그 기간이 짧고, 나이가 들수록 점차 길어진다. 이러한 무반응기는 계속해서 여러 번 오르가슴을 느낀 여성에게서 나타나기도 한다.

노인들의 성 반응   우리 사회의 많은 사람들이 성이란 젊은이의 특권쯤으로 생각하지만, 노인들의 성 생활은 생리적 변화에 따라 약간의 갈등은 있지만 젊은이와 다를 바 없다.

노년에는 성적 만족 없이 그냥 지내는 것 같지만, 노인은 성 반응 단계에서 다소 늦을 뿐이지 성 생활은 계속 지속할 수 있다. 60대 노인이 자신이 20대에 달리던 것처럼 할 수 없듯이 차이는 있다. 그러나 조깅을 하지 않던 젊은이와 규칙적으로 조깅을 하던 노인이 별 차이가 없듯이 성적 활동도 마찬가지다. 계속해서 성적 활동을 유지해온 노인은 옛날만 못하더라도 고령에도 성교를 계속할 수 있다.

가장 주목할 변화는 흥분단계인데 발기까지 시간이 좀더 걸리고 예전처럼 충분한 발기가 되지는 않지만 성적 즐거움이 사라진 것은 아니며, 오히려 젊은이보다 흥분상승단계에 더 유리한 점이 있는데 그것은 발기 상태를 더 오랫동안 유지시킬 수 있다는 것이다. 노년에는 사정 직전에 느끼는 긴박한 사정감이 둔화되어 있기 때문에 오르가슴 시기를 조절할 수 있어 성적 파트너를 만족시켜줄 수 있다.

젊은이와 노인의 성 반응의 차이는 체력의 결과로써 오르가슴의 강도가 예전과 달리 폭발적이거나 강력하지 못하며, 사정은 다소 약화되어 사정 후 더욱 빨리 발기 상태가 소실된다. 그리고 무반응기가 더 길어지고, 성적 반응이 일어나는 데 시간이 더 걸리게 된다.

4. 동성애

동성애는 고대 그리스 시대에 성행한 바 있으며, 그 당시 플라톤, 아리스토텔레스, 시저, 네로 등이 남성 동성애자로 기록되어 있으며, 레즈비언의 대명사인 여류 시인 사포도 레스보스섬에서 여성 동성애자들과 지냈다는 기록이 있다.

중세 이후 영국왕 리차드 2세, 레오나르도 다빈치, 미켈란젤로, 교황 율리우스, 영국 시인 베이컨, 영국왕 제임스 1세, 프랑스 왕 루이 13세, 스웨덴 여왕 크리스틴, 러시아 황제 페테르대왕, 슈베르트, 안데르센, 쇼팽, 차이코프스키, 베를레느, 지드, 모음, 릴케, 생상, 나이팅게일, 마돈나, 번스타인, 앨튼 존 등이 동성애자로 기록되어 있다.

현재 매년 5월이면 런던 중심가 러셀 스퀘어 공원에서는 게이 축제가 열리고, 1973년 미국 정신의학회는 동성애를 정신질환 진단 규준(DSMⅢ)에서 삭제한 바 있다. 그리고 1993년 미국 국립암연구소는 X염색체에서 동성애 관련 유전자를 발견하여 동성애가 생물학적 다양성의 하나로 용인받게 되었다. 그리고 미국이나 프랑스에서 정치가나 고급관료들이 자신이 동성애자 임을 알리는(커밍아웃) 발표 후에도 자신의 분야에서 계속 일하고 있다. 또한 프랑스에선 동성애 커플에게 자녀 양육권이라는 법적 부부의 지위를 인정하고 있고, 영국에선 동성애 파트너의 상속권을 인성하고 있다. 또한 영국에선 동성 부부에게 자녀 입양권을 검토하고 있으며, 미국 워싱턴에서 2000년 4월 29일 동성애자 1,000여 쌍이 동시에 가상 결혼식을 올린바 있다. 그리고 미국과 영국에서 동성애자의 군대입대 조치도

허락된 바 있다.

우리 나라에서도 서울대 "마음 003", 고대 "사람과 사람", 건국대 "화랑", 연세대 "컴투게더"등 각 대학에 동성애자 동아리가 정식 동아리로 인준되는 등 동성애자 모임이 늘어나고, 인터넷 사이트도 수백 개 달한다고 한다. 현재 동성애자의 수는 약 1백만 명에 달할 것으로 추정되고 있다. 1997년 6월 탑골공원에서 동성연애자 권리를 주장하는 집회가 열리는 등 점차 인식이 바뀌어 가고 있으며, 1997년 미국 심리학회에서도 동성애는 정신 질환이 아니므로 치료할 필요가 없다는 결의안을 발표했다.

역사적이고 횡문화적 연구에서 시대에 따라 동성애에 대한 생각도 다르다. 아프리카의 시완족(Siwan), 오스트리아의 아란다족(Aranda), 뉴기니아의 케라키 부족(Keraki)들의 동성애 그리고 남아프리카의 아잔드족(Azande), 쿵족(Kung)의 레즈비언은 사회적으로 관계화되어 있다. 이렇듯이 인간은 다른 포유동물과 같이 이성의 파트너뿐만 아니라 동성의 파트너와도 성교를 맺을 수 있다. 즉 남성과 여성들이 이성과의 성교와 동성간의 성교를 맺을 수 있다.

소년기 또는 청년기에는 동성간의 성 행위가 일어날 수도 있는데, 이 시기에는 이성보다는 동성들끼리의 성적 접촉이 더 일어날 수 있다. 이 시기 초에는 동성간의 성적 관심이 전혀 없거나 다소 관심이 있을 수 있는데 어른들의 염려로 이성간의 성적 접촉이 억제당하게 됨으로써 후반기에 가서 이성보다는 동성에게 관심을 가질 수가 있는 것이다. 10대의 소년, 소녀들은 이성간의 성 행동에 대한 관심이 폭발적으로 증가하면서 동성간의 성 행동에 대해서는 강하게 비난하고 거부적 태도를 갖는다. 그럼에도 다수의 개인들은 노년기까지 동성애를 유지하고 있다. 그들 중 어떤 이들은 가끔은 이성애보다 동성애를 더 좋아하거나 오로지 동성애만을 고집하는 사람도 있다.

킨제이와 동료들(1953)이 만 20~35세 남녀들에게 구분 척도를 사용하여 이성애와 동성애에 대한 태도를 조사한 연구에 따르면 당시 중년 남성의 50%와 여성의 13%가 청소년기부터 중년기에 걸쳐 동성애적 경험을 보고하였다. 전체 인구의 남성의 4%와 여성의 2%가 동성애를 갖고 있다고 하였다.

(1) 손에 의한 성교

손에 의한 성교는 한 사람의 성 기관을 다른 사람의 손에 의한 성 행위를 말한다.

남성이든 여성이든 동성연애자끼리 자신의 성기를 손으로 자극하는 것으로 동성연애 행위의 수단이 될 수도 있고, 그 자체가 목표가 될 수도 있다. 동성연애자들은 서로 자위행위를 해주는 것에 대단한 만족을 느끼고 있다고 하며, 가장 일반적인 방법이 손에 의한 자극이라고 한다. 남성들은 이런 상호 자위행위시 윤활제를 그들의 음경에 발라 쾌감도 고조시키고, 귀두 부분의 상처도 예방할 수 있어 바세린이나 KY 젤리 등을 사용한다. 또 윤활제를 충분히 바르면 성교도 쉽게 유도될 수 있다.

여성들도 남성과 유사한데 손으로 몸전체를 애무하며 자위행동을 하는데 남성처럼 꼭 성기를 먼저 자극하는 것은 아니다. 그러나 서로 자위행동을 통하여 각자가 오르가슴에 오를 수 있으며, 여성은 윤활제 없이도 자연적인 질 분비물이 흘러 남자보다 수월하게 질 입구, 대음순, 소음순, 음핵 등 외부 성기를 만지고, 쓰다듬는 등의 자위행위를 하고 있다. 흔히 남성들이 질 안으로 어떤 물체를 삽입할 것이라는 상상과는 다르다. 그리고 어떤 여성들은 진동기를 사용하여 서로를 자극할 수도 있다.

(2) 입을 통한 성교

입을 통한 성교는 한 사람의 성 기관을 다른 파트너가 입으로 성적 행위를 하는 것을 말한다.

성 기관이나 입은 모두 예민한 성감대이며, 이러한 행동은 다른 포유동물에게서도 공통적이며 생물학적 입장에서 특히 가장 발달된 인간에게도 당연하다고 생각된다. 그러나 시대나 사회에 따라 죄로서, 범죄행위로, 병으로 생각하여 엄격한 벌을 받은 때도 있었다. 현재 미국의 여러 주에서도 '섭리에 어긋난 범죄'로서 수년간 형을 받게 하고 있다.

이러한 전통적인 종교적, 법적, 정신과적 비난에도 불구하고 이런 행위는 이성애와 동성애 짝들에게서 흔히 일어나고 있다.

페라치오

페라치오는 남성의 성 기관을 빨거나 핥는 행위를 말한다.

두 남성이 성교를 할 때 서로가 번갈아가면서 상대방의 음경을 빨아주는 것을 선호하며 대부분의 동성애자들이 이 행위를 즐기고 있으나 경우에 따라서는 그렇지 않은 경우도 있다. 또 서로가 동시에 '69' 자세로 할 수도 있다. 페라치오 자체로 오르가슴을 느낄 수도 있고, 전희과정으로 이 방법을 사용하여 흥분을 고조시킨 다음 다른 방법으로 바꿀 수도 있다. 여성들 뿐만 아니라 남성들도 사정된 따뜻한 정액의 맛을 즐길 수도 있다.

과거에는 남성 역할을 하는 사람은 페라치오에서 수동적이었고, 여성 역할을 하는 사람은 페라치오를 직접 하는 적극적 자세에 있다고 구분지어 생각했으며, 적극적 자세를 취하는 사람은 더 동성애적이고, 수동적 역할을 하는 남성은 다소 이성애적 경향이 있다고 했다.

쿤닐링구스

쿤닐링구스는 여성의 성기를 입으로 핥거나 빠는 행위를 말한다.

많은 여성들이 자신의 성기를 핥거나 빨아주는 것을 선호하며, 서로가 동시에 '69' 자세로 주는 성교를 할 수도 있다.

어떤 여성은 성교 전의 흥분을 고조시키는 수단으로 사용하기도 하지만 어떤 여성은 그 자체로 오르가슴까지 도달된다. 쾌감을 많이 느끼는 데를 아는 여성은 그 여성의 파트너의 입을 통해 즐기는 성교는 전희과정으로써 성감을 고조시킬 수도 있고, 그 자체로 오르가슴을 느낄 수도 있다.

'6 9'

이 은어는 두 사람이 동시에 거꾸로 상대방의 성기를 빨거나 핥아주는 행동을 말한다. 이 모양이 69숫자가 합쳐진 데 따른 것이다.

남성과 여성 동성연애자들이 이런 자세로 동시에 즐길 수 있다. 이렇듯이 동시에 서로가 입을 통하여 즐기는 성교는 전희과정으로서 성감을 고조시킬 수도 있고, 그 자체로 오르가슴을 느낄 수도 있다.

(3) 성교(성 기관)

성교는 두 사람의 성 기관끼리 접촉하는 성 행위를 말한다.

프로이트와 추종자들은 인간의 성 발달목표는 '성적 성숙'이며, 성 기관을 통한 성교만이 성적 표현의 성숙이라고 하였다. 성 기관을 통한 성교는 이성끼리에만 국한된 것이었으며, 동성간의 성교는 정상 규준에서 이탈되는 것으로 보아왔기 때문에 동성연애자들한테 터무니 없는 불합리한 제한이라 하겠다. 동성연애자는 아이를 생산하지 않으므로 생물학적 목적은 없더라도 자신의 성적 쾌감을 더 느낄 수는 있다. 흔치는 않지만 동성연애자들도 이 방법으로 성적 만족을 느끼고 있는데 이는 성 기관이 가장 예민한 성감대이기 때문이며, 남녀 동성애자들은 이 방법의 사용이 해부학적 차이로 다소 상이하다.

성교와 대등한 성 행위

남녀 동성연애자들이 꼭 껴안고 자신들의 성기를 밀착시키고, 율동적인 엉덩이 운동으로 각자가 아주 효과적인 자극을 받을 수 있다.

남성들은 가장 예민한 귀두 부분이 터지거나 쓸려서 벗겨지는 것을 방지할 목적과 쾌감을 상승시키기 위한 목적으로 윤활제를 사용하고 있다. 바셀린, 콜드 크림, 침 등이 가장 흔히 쓰인다(이런 윤활제가 없으면 털에 의해 귀두 부분에 상처가 날 수도 있다). 또 많은 남성들이 이런 방법과 병행하여 손으로 자위행위를 하여 오르가슴에 도달하거나 한층 쾌감을 고조시킬 수도 있다.

동성연애자 여성들은 성기를 밀착시킴으로써 아주 만족할 수도 있고 더 나아가 오르가슴을 느낄 수도 있다. 이성간의 성교시에도 여성의 성적 자극이 아주 민감한 성감대는 음핵, 소음순, 질 입구 등이었다. 대개는 이런 부위를 서로 비벼댐으로써 효과적인 자극을 받

고 있는데, 어떤 여성은 질 깊이 삽입되어야만 만족을 느끼는 사람
도 있다.

모의 성교

한 여성이 인공적 음경을 자신의 허리에 묶고 상대 여성과 성교를
흉내내는 것을 말한다. 남성들이 이런 시도를 즐겁게 보아주고 있지
만, 이런 인공 도구는 특별한 주문을 통해서만 구할 수 있다(예, 미
국은 우편을 통하거나 성 상품점에서 구입 가능). 그러나 이런 시도
를 하는 여성은 흔치 않은데 이는 혹시 그런 시도를 하더라도 어떤
남성 구경꾼은 더 즐거워할지 모르지만 여성 자신은 덜 즐기기 때문
이다. 일반적으로 여성은 성교를 갖기 전에 전희과정의 애무를 더
좋아하며, 흥분이 어느 수준으로 고조된 후에는 외부 성 기관을 자
극하는 것이 쾌감과는 무관한 편이기 때문이다.

(4) 항문 성교

항문 성교는 한 사람의 성 기관과 또 다른 한 사람의 항문의 성
접촉 행위를 말한다.

항문은 인간의 가장 민감한 성감대 중 하나로서 남녀들이 자신의
성 행위 동안 어떤 형태로든 자신의 항문을 성적으로 자극하는 행위
를 즐길 수 있다. 어떤 사람은 손가락이나 둥근 물체를 자신의 항문
에 삽입하는 자위행위를 하여 쾌감을 고조시키기도 한다. 흔히 자신
의 항문에 파트너의 음경을 직접 삽입하기도 한다.

항문에 음경을 삽입할 때는 항문은 질과는 달리 자연적 분비물이
없으므로 인공 분비물을 사용하여 항문 괄약근을 이완시킨 다음 음

경을 아주 천천히 한번에 삽입한 후 잠시 항문 괄약근이 완전히 이완된 후에야 한 사람 또는 서로가 엉덩이 밀어붙이기 행동을 시작할 수 있다. 거꾸로 바꿔서 행동함으로써 오르가슴 때 항문 괄약근을 수축할 수도 있고, 항문 괄약근의 수축은 또 다른 자극으로써 흥분을 고조시킬 수도 있다.

항문 성교는 여러 자세로 시행할 수 있는데, 한 남성이 배를 땅에 대고 누워 있으면 뒤에서 파트너되는 남자가 접근하는 방법이 있고, 또 한 남자가 등을 대고 누워서 무릎을 가슴 쪽으로 들어올리고 접근하는 얼굴을 서로 마주 보는 자세가 있다. 경우에 따라 파트너의 항문에 음경을 직접 삽입하는 것을 꺼리고, 대신에 파트너의 사타구니 사이에 비벼댐으로서 오르가슴을 느낄 수 있다.

항문 성교는 두 당사자에게 높은 만족을 줄 수 있지만, 모두가 그렇게 생각하는 것은 아니다. 왜냐하면 미국 문화권에서는 항문이란 배설 기관으로서 추잡하고 더럽다고 생각하기 때문이다(많지는 않지만 성 기관도 소변을 보는 기관으로 혐오스럽게 생각하는 이도 있다). 그리고 종교적, 사회적, 법적인 금기가 존재하기 때문에, 미국의 여러 주에서도 '섭리를 벗어난 범죄'로 규정짓기 때문에 적발시, 수년간을 감옥에서 지내야만 한다.

이런 환경적 조건하에서 어떤 이성애 남성이 열렬하게 이성애 행동으로 자신의 항문 자극을 성적 흥분으로 고려할 수 있겠느냐는 말이다. 그리고 한 사람은 항문 성교시 수동적인 자세(상대방의 음경이 항문에 삽입되도록 있는 자세)로 있고, 나머지 한 파트너는 능동적인 자세(상대방의 항문에 자신의 음경을 삽입하는 자세)로 있을 수 있다. 이런 능동적 자세와 수동적 자세는 입을 통한 성교에서도 이미 지적한 바와 같이 수동적 파트너는 여성의 역할을, 반면에 능동적 역할은 남성의 역할을 의미한다. 그럼에도 불구하고 수동적 사람이 진짜 동성애자이고 능동적인 사람은 이성애적 경향이 있다는 데는 논란이 있다.

이런 터무니 없는 생각은 감추어진 죄의식과 불안전한 양성애자(동성애＋이성애)들이 자신들의 동성애를 정당화하기 위한 방편일 수 있다. 예를 들면 감옥에서 같은 수감자를 규칙적으로 강간해온 남자가 사기는 어떤 '괴상한' 짓도 하지 않았다고 생각하고, 강간 피해자들을 농락하지도 않았다고 생각한다면 우리 사회의 만연해 있는 성 차별주의를 반영하는 자기 망상들로서 그들은 생물학적 요구 정도로 생각하고 있다는 것이다.

이런 동성애자들의 수동성과 능동성이 생물학적이든 성지향적이든 간에 대부분의 동성애자들은 항문에 음경을 넣거나 받거나 둘 사이에 자유스러운 전진 후진 운동을 통하여 만족하고 있으며, 그들은 남녀의 성별 주체성에는 어떤 혼란을 갖지 않고 자신들끼리 즐기고 있는 것이다.

이런 배경에서 어떤 남성은 자기 파트너의 항문에다 길고 딱딱한 물체를 집어넣거나 자신의 주먹을 집어넣기도 한다(fistfucking). 이런 행동은 아주 위험한데, 우선 손톱에 긁히거나 손톱 밑에 오물 등으로 감염 위험이 높으며, 항문 괄약근은 정상적인 음경을 천천히 밀어넣어 적응시킬 수는 있지만 주먹이나 물체 삽입은 항문이 신축성을 잃고 찢어지게 하기 쉽기 때문이다. 단, 특별히 습관화되면 위험성이 감소될 수는 있다. 항문 기능 장애 환자가 장 청소를 하기 위해 외과의사의 처치를 받았던 사례에서는 피스트퍼킹(fistfucking)을 즐길 수도 있다.

여성의 경우 해부학적 차이로 항문 성교가 직접적으로 이루어질 수 없다. 여성이 인공 음경을 착용하고 항문 성교를 시도할 수는 있지만 이는 어디까지나 이론적이며, 여성들은 다른 형태의 성 행위로 동성애를 즐기고 있다.

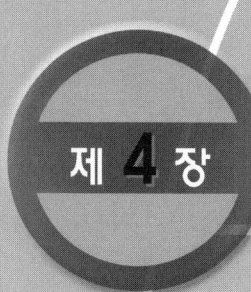

제 4 장

임신 및 출산

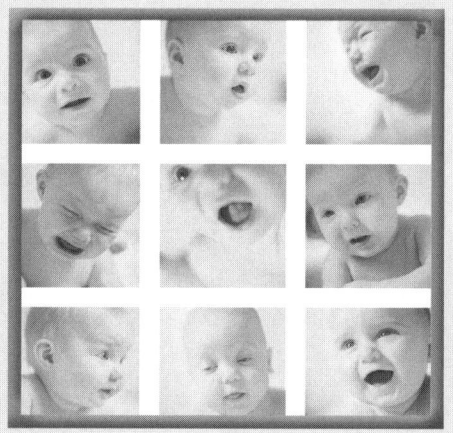

1. 임 신

사람의 임신 기간은 개인에 따라 약간의 차이가 있기는 하지만 대개 약 40주(280일) 정도이다.

임신의 생리반응과 심리특징　　임신은 여성들에게 신체적, 심리적으로 큰 변화를 일으킨다. 그 변화 가운데 하나는 모체 내의 태아가 성장하는 과정이고 다른 하나는 임산부의 신체와 감정이 변화를 가져오는 과정이다.

1) 제 1 기(수정~12주)

생리반응　　이 기간 동안 어떤 임산부들은 아무런 느낌을 갖지 못하는 경우도 있다. 비교적 보편적인 현상으로는 월경이 없거나 월경량이 매우 적다. 일반적으로 임신하여 7일 후면 질에서 소량의 점액이 배출되고 소변 횟수가 잦아진다. 호르몬이 증가되고 뇌하수체 호르몬이 신장에 영향을 주어 체내 수분의 균형이 깨지게 되어 체내에 수분이 많아진다. 이밖에 태아가 방광을 내리 누르는것도 소변 횟수가 잦아지는 원인의 하나이다.

새로 증가된 체내의 혈액이 유방에 모이면서 유방의 혈관이 두드러진다. 따라서 유방이 커지고 유선이 발육된다. 어떤 여성의 경우는 젖꼭지에서 액체가 분비된다. 이런 증상은 일부 여성들에게서는 뚜렷하게 나타나고 일부 여성들에게서는 미약하게 나타난다.

체내에 변화가 생겨 위산이 증가되고, 태아가 커짐으로써 임산부

들에게 메스껍고 토하는 입덧이 사람에 따라 가볍거나 심하게 나타
난다. 위하수병이 있는 여성은 임신한 후 날로 커지는 태아가 처진
위를 압박하기 때문에 위하수병 증세가 나아질 수 있다. 일부 임산
부들은 편식을 하는데 신 음식이나 단 음식을 즐긴다.

　임신을 하면 변비가 생길 수 있는데 그것은 프로게스테론의 증가
로 활평근이 느슨해지고 또 태아가 내리누르기 때문이다.

　심리적 특징　　신체적 변화에 따라 심리적으로도 많은 변화를
일으킨다.

　이 단계의 주요한 심리표현은 우울해지고 피로감을 느끼는 것이다.
특히 처음 임신한 여성은 심리적으로 이러한 느낌에 더욱 민감해질 수
있다. 하지만 자기가 확실히 임신했다는 것을 알게 되었을 때는 이런
우울한 기분과 피로한 상태가 다소 가벼워질 수 있다. 임신한 후 심리
적으로 일종의 자부심을 느끼는 여성도 있다. 그들은 임신이 새 생명
을 잉태하기에 그 무엇과도 비길 수 없는 창조적 행동이라고 느낀다.

　임신 후에 성욕이 더 강해지고 신체의 민감한 반응을 느끼는 경우
도 있다. 따라서 정신이 맑아지고 생활에 대한 애착심을 가지며 생
기발랄한 분위기 속에서 삶을 영위해간다. 만약 임신이 되지 않아
심리적으로 압박과 정신부담을 가지고 있던 여성들이 임신하게 될
경우에는 상술한 반응이 더욱 강렬해질 수 있다.

　어떤 여성들은 이와는 반대로 임신으로 소외감이나 무력감에 빠지
게 되는 경우가 있다. 이때 여성은 자신의 자립적 지위와 자율을 잃고
사람을 만들어내는 기계가 되어버린 것 같은 느낌도 가질 수 있다. 또
어떤 여성들은 임신하면 몸매가 보기 싫게 되어 남편의 사랑을 잃게
될까 걱정하기도 한다. 이런 경우의 여성들은 어머니가 될 충분한 심

리적 준비가 없으며 임신이 사실이 아니기를 바라기도 한다.

2) 제 2 기(13~26주)

생리반응　태아가 자라면서 임산부의 배가 볼록해지고 자궁이 커지기 시작하며 혈류량이 증가하고 임산부의 골수에 대량의 혈구가 생긴다. 그리고 심장의 위치가 변화되고 심장이 다소 커지기 때문에 심장병이 있는 여성은 임신하는 것이 바람직하지 않다. 젖꼭지가 검어지기 시작하고 배꼽 주위도 검어지며 얼굴에 반점이 생긴다. 어떤 임신부들은 쉽게 땀을 흘리며 어떤 경우에는 잠자리에서 일어나다가 다리에 쥐가 나기도 한다. 그리고 장과 전반적인 소화계통의 연동이 느려지는 현상도 나타난다. 위산이 증가하기 때문에 임신부들은 가끔 뱃속이 불편함을 느낀다.

심리적 특징　이 단계에서 임산부는 임신에 대한 적응으로 생리와 심리적으로 정서가 안정된다. 대다수 여성들은 임신초기 생리적 변화로 인해 심리적으로 불안한 감을 느낀다.

예를 들면 갈수록 배가 불러 남들 앞에 나서기를 꺼려하고 두려워한다. 그리고 임신 결과에 대한 근심과 신체적인 부담 때문에 우울한 기분에 사로잡히고 심리적 압박을 느낀다. 그리하여 어떤 여성들은 임신한 몸에 맞지도 않는 원래 입고 다니던 옷을 계속 걸치고 다닌다. 그러나 한 단계의 적응기, 대체로 제1단계의 체험시기를 경험하고 나면 여성들은 일반적으로 어머니가 되어 자식을 낳아 기르게 된다는 것에 대해 더 이상 불안해 하지 않고 오히려 이를 즐거운 기분으로 받아들인다. 바로 이런 심리적 변화로 인하여 임신부들은 마음이 즐겁고 상쾌함을 느끼며 입맛이 부쩍 당기며 잠을 달게 잔다.

이 기간에 임산부는 태동을 느낄 수 있다. 어떤 임산부는 태동을 느끼고 미묘한 감정을 갖게 되고 몹시 흥분된 상태에 처하기도 한다. 태아가 움직일 때 임산부는 야릇한 느낌을 가지며 체내에서 한 생명이 숨쉬고 있다는 생각에 감동하기도 한다. 하지만 태동으로 인하여 초조해 하거나 불안해하며 혹은 정서가 안정되지 못하는 임산부들도 있다. 물론 이런 임산부는 매우 드물다.

3) 제 3 기 (27~38주)

생리반응　이 기간에는 자궁근육이 점차 수축된다. 태아가 커져 방광을 누르기 때문에 임산부는 소변이 없을 때도 소변을 보고 싶어한다. 그리고 약간 통증이 일어날 수 있으며 간혹 통증이 심할

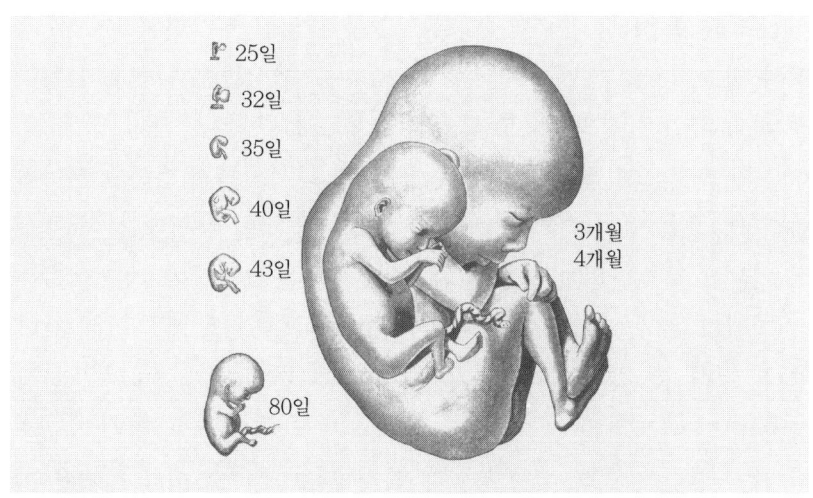

[그림 4-1]　태내 수정 후 25일에서 4개월까지 태아의 모습

때도 있으나 그 시간이 비교적 짧다. 임산부는 보편적으로 자궁이 수축되는 감을 느끼고 심장의 부담이 커지면서 숨쉬기가 가빠진다. 또한 입맛이 떨어질 수 있고 불면증이 올 수도 있다. 걸음걸이가 변하기 때문에 허리에 통증이 올 수 있다. 그리고 골반관절이 늘어난다. 출산 전 2-4주일, 혹은 임신한 지 7개월에 태아의 머리가 골반으로 처지기 때문에 위에 대한 압력이 줄어드는데 임신부는 무거운 짐을 벗어버린 듯한 시원한 감을 느낄 수 있다.

심리적 특징   이 기간에 임산부의 심리상태를 살펴보게 되면 출산에 대한 근심으로 일련의 심리적 압박과 초조한 심정을 갖게 된다. 예를 들어 출산시의 진통에 대한 두려움, 순산 여부, 아이의 성별, 건강한 아이의 출산 그리고 출산 결과에 대한 남편과 시부모들의 반응 등에 대한 걱정으로 초조해 한다.

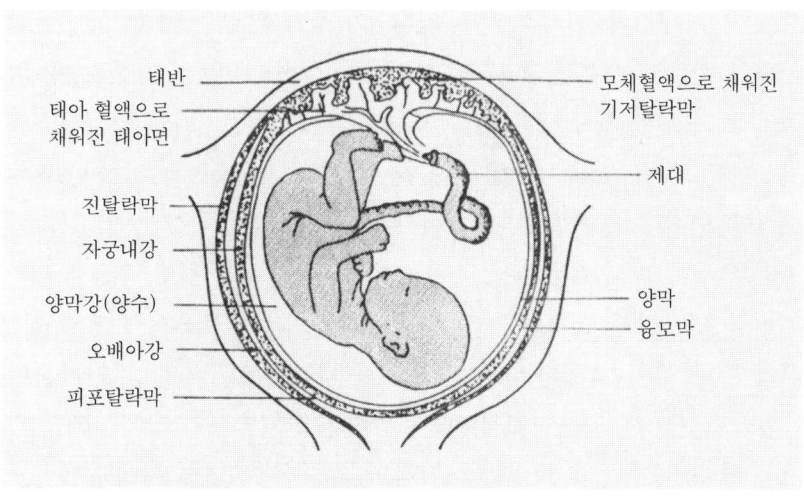

[그림 4-2]   태아의 모습

2. 출 산

출산 전 진찰은 임신 초기에는 산모의 기본적 신체 건강상태를 알아보기 위하여 일반적인 신체검사가 필요하고, 갑상선 기능 검사, 결핵, 매독 반응 검사 등이 포함될 수 있다. 그 후 임신 7개월까지는 한달에 한 번, 8·9개월에는 한달에 두 번, 마지막 달에는 일주일에 한 번씩 진찰을 받는다. 산모의 체중 증가 및 혈압, 태아의 크기나 위치, 기형 여부, 태반의 위치나 성숙도, 양수의 양 등을 관찰하며, 이상이 있을 때는, 조기 조치를 취하는 것이 바람직하다.

출산 예정일은 마지막 월경일로부터 280일째 되는 날로, 이 날을 전후하여 2주 사이에 출산하는 것을 뜻하며, 예정일에 출산하는 경우는 약 10% 정도 밖에 되지 않는다.

출산 신호로서 막달이 되면 양수의 양이 줄어들고, 아기가 골반강 안으로 내려와 배가 쳐지게 된다. 이 때가 되면 하옇게 또는 붉고 끈끈한 점액이 보이는데 이를 이슬이라 하며, 조만간 진통이 올 징조의 표시이다. 양수가 미리 터지는 경우나, 소변 같은 액체가 갑자기 쏟아지거나, 지속적으로 속옷을 적시는 경우에는 반드시 진찰을 받아야 한다. 양수가 터진 후 24시간 안으로 분만하는 것이 산모와 아기 모두를 위해 바람직하기 때문이다.

진통은 일정한 간격을 두고 아팠다가 가라앉았다 하며, 처음에는 배탈이 난 듯이 아프나가 점점 강도가 세어지고 간격도 짧아지는데 20분, 15분에서 5분 이내로 잦아지면 입원하는 것이 좋다. 진통 기간은 첫아기일 때 평균 13, 15시간, 둘째 아기부터는 짧아져서 6-7시간 정도로서 출산하게 된다. 이 과정에 이상이 있다든지, 아기 위

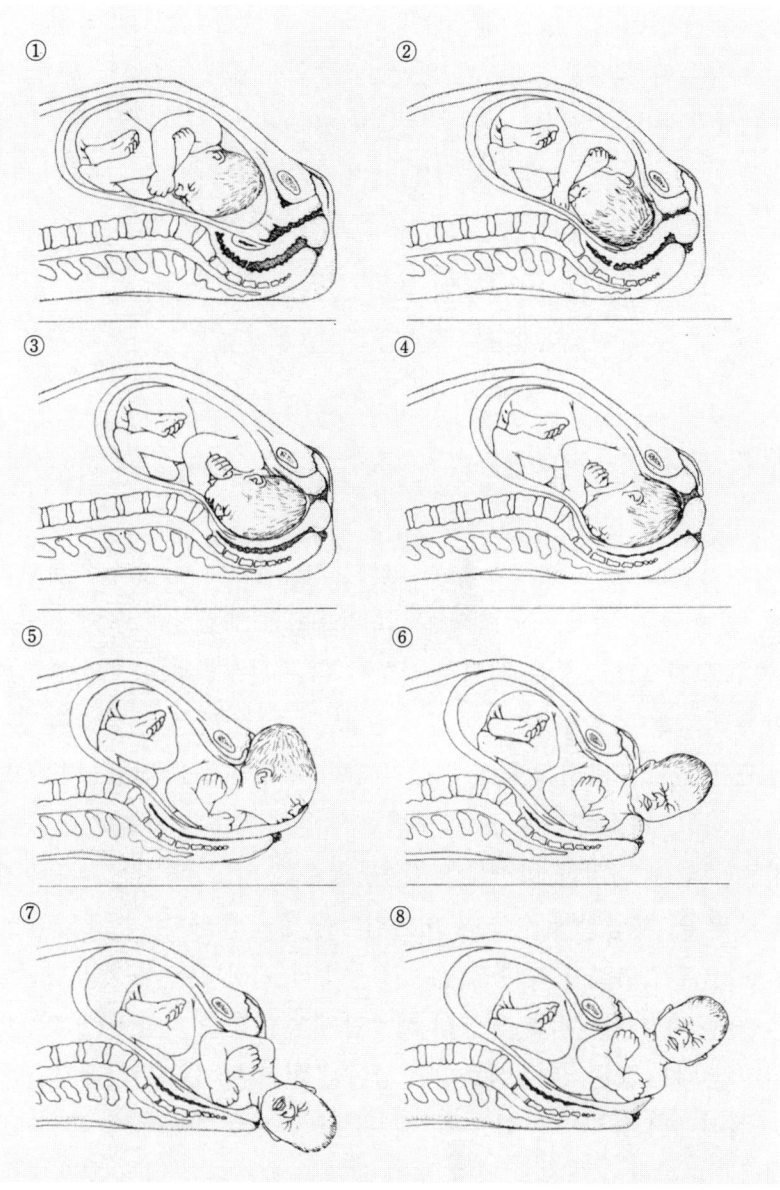

[그림 4-3]   출산 과정

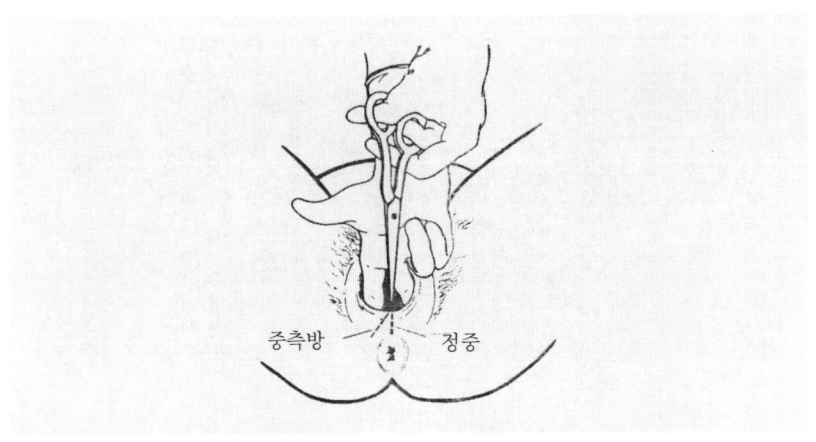

중측방   정중

[그림 4-4] 출산시 회음절개

치가 거꾸로 혹은 옆으로 누워 있다든지, 아기의 상태가 약하다든지, 태반 조기 박리, 전치태반 등의 경우에는 제왕절개 수술이 필요할 수도 있으므로 좋은 시설과 경험이 많은 산부인과 전문의에게 출산을 의뢰하는 것이 좋다.

출산 후 조치로서 하혈을 하든지 양이 많으면 우선 진찰을 받아보아야 하고, 대소변을 보는 데 불편한 경우가 많은데 이는 진통 중에 자궁 주위에 위치한 방광에 영향을 줄 수가 있고, 출산시 회음절개부의 통증, 제왕절개 수술 후의 마취작용 등에 의해 올 수도 있다.

출산 후 2-3일이 지나면 유선이 급속히 팽창되어 유방이 단단해지는데, 이때 마사지를 열심히 해야만 젖앓이를 방지할 수 있다. 맛사지할 때는 통증이 꽤 심하지만 참아야 하고 돌처럼 단단해진 뒤에는 몹시 고생을 할 수 있으며, 때로는 염증으로 고름집이 잡히기도 한다. 또 아기가 열심히 빨다 보면 젖꼭지에 상처가 나는 경우도 있는데, 이 때는 하루 이틀 젖을 먹이지 말고 연고류를 바르면서 젖을

짜내면 곧 낫게 된다.

초유에는 신생아가 외부의 환경에서 감염될 수 있는 질환을 방어해주는 면역 항체가 있으므로 모유를 먹이는 것이 신생아의 건강에도 좋고 산모의 유선 기능 조절에도 좋다. 신생아는 출산 후 4-6일 이후 반드시 선천성 대사 검사를 받아야 페닐케톤뇨증(PKU)이나 갑상선 기능장애로 인한 정신지체아를 예방할 수가 있다.

성생활은 출산 후 여성의 자궁, 골반, 생식 기관들이 정상 상태로 돌아와 제자리를 잡는 약 6주 정도 금하는 것이 좋다.

중절 수술 후 생리가 없어요.

문) 안녕하세요. 저는 23세 직장 여성인데… 10월 9일 임신중절 수술 후 한 번의 성 관계를 가졌는데… 한달 후엔 한다던 생리가 없어서 재임신은 아닌지 걱정입니다. 11월 3일 관계가 있었는데 혹시 임신이 아닐까요… 지금 꼭 생리를 할 것처럼 배가 아픈 것도 같고… 너무 걱정되서 잠도 못 자겠습니다.

그리고 임신중절 후 충격으로 며칠 동안 아무것도 못 먹었는데… 그것도 영향이 있을까요? 11월 9일이 생리 예정일인데 생리가 없어서, 약국에서 용지를 사서 검사를 해봤는데 음성반응이 나왔거든요… 이 결과를 믿을 수 있을런지요? 요즘은 잠도 이룰 수 없고 걱정입니다… 도와주세요… 어떻게 해야 되지요.

문) 안녕하세요. 다름이 아니고 제 여자친구가 임신을 했는데 형편상 낙태 수술을 했습니다. 수술은 잘 끝났다고 합니다. 그런데 문제는 수술 이틀 전날 성 관계시 질 속에다 사정을 했었는데 또다시 임신이 되는 건 아닌지요? 임신 2개월째에서 수술을 했거든요…
제가 어디서 듣기로는 남자 정자는 질 속에서 5일 동안은 살아
있다던데… 혹시 또 수정이 되서 임신이 될 가능성이 있는지…
그리고 첫아기를 유산시키면 불임이 될 가능성이 있다던데… 얼
마쯤 되는지 알고 싶습니다. 그리고 마지막으로 낙태 수술 후 언
제쯤 뒤에 다시 정상적인 성 관계를 가질 수 있습니까? 수술 날
짜는 4월 5일이었는데….

문) 우선 이런 자리가 있다는 것에 대해 정말 감사드립니다. 전 대학
1년생인데요, 얼마전 남자친구와 관계를 가졌어요. 생리 주기는
28일로 정확한데, 2-3일이 지나도 생리를 안 해요. 나른하고 잠
만 오는 것도 임신 초기 증상이라면서요. 무서워 죽겠어요. 낙태
방법과 그 비용을 상세히 알려주세요. 제발 도와주세요.

3. 유 산

유산(낙태)이란? 태아의 생존이 가능한 발육시기 이전에 임신이 종결됨을 말한다. 미국에서는 최종 월경 개시일로부터 계산하여 20주 이전에 임신이 종결됨을 유산으로 정의하고 있다. 한국의 모자보건법 시행세칙에 따르면 임신 28주까지를 임신중절로 허용하고 있으나 보통 유산의 기준으로 태아의 체중이 500g 이하인 경우를 유산이라고 한다. 유산은 방법에 따라서 자연유산과 인공유산으로 나눈다.

1) 유산의 신호인 자궁출혈의 원인

임신 초기 출혈은 유산이나 자궁 외 임신, 포상기태의 가능성을 의심할 수 있다.

● 자궁외 임신이란 수정란이 자궁의 내부에 착상하는 것이 아니라 그 외의 곳에 착상이 됨으로 인해 생기는 임신의 형태이다. 이러한 경우에는 태아가 계속해서 분열을 일으키지 못하므로 결국에는 파열되는 치명적인 위험을 안게 된다.
  대체로 자궁외 임신은 70% 정도가 난관에서 일어나며 그 외에도 복강과 경관 등에도 일어날 수도 있으며 난소에서도 생긴다.
● 포상기태란 임신 초기에 태반의 융모가 이상적으로 자라면서 낭포가 되어 포도송이 같이 자궁 안을 가득 채우는 상태를 말한다. 포상기태가 되면 입덧이 유난히 심해지면서 임신 기간에 자궁이 커

지게 된다.

● 포상기태로 인한 출혈은 임신 6-7주 정도에 시작되며, 그 때의 출혈은 소량인 것이 상례이다. 그러나 임신 기간이 제법 경과하여 출혈이 시작되면 대량으로 출혈을 하는 경우가 있으므로 위험하다. 포상기태는 자궁이 독특한 형태를 갖게 되기 때문에 초음파 검사를 통해 쉽게 진단이 가능하며 규칙적인 진찰을 통해 출혈이 일어나기 이전에 치료를 할 수 있다.

● 조산이나 전치태반의 가능성은 임신 후기에 출혈이 있다. 이외에 임신 전 기간을 통해 나타나는 현상으로 자궁경관 폴립, 자궁암, 섹스 후의 출혈 등도 있을 수 있다.

이러한 출혈은 여러 가지 원인에 의해 야기되므로 정확한 진단을 통해 원인을 확인한 후 적절한 치료를 받아야 한다.

2) 유산의 종류

(1) 자연유산

발생되는 빈도가 일반적으로 총 임신 예의 10%로 보고되고 있다. 그러나 실제로는 산모가 느끼지 못하고 자연적으로 유산되는 경우가 있으므로 약 30% 정도의 실지유산이 있을 것으로 보고 있다. 일반적으로 자궁을 형성하는 기저탈락막(decidua basalis)의 출혈과 출혈부위 주변 조직의 괴사(죽음)는 유산을 초래한다.

자연유산(spontaneous abortion)은 80% 이상이 임신 12주기 이전에 발생한다. 그 중 반수는 염색체 이상이 원인이며, 12주 이상된

유산의 원인은 대부분 산모의 자궁 무력증으로 태아를 지탱해주는 자궁 경부가 정상적인 수축을 하지 못하여 자궁 입구가 열려 유산되는 경우이고, 그 이외에 매독, 결핵, 암, 갑상선 기능 항진증, 당뇨병, 황체 호르몬 결핍, 영양실조, 흡연, 음주, 질의 염증, 자궁 내 감염증, 과도한 스트레스 등이 있다. 분만횟수와 부모의 연령에 비례해서 증가하며 20세 미만의 여성은 12%이나, 40세 이상 여성은 26%로 나타났다.

절박유산

증상으로는 경미한 동통이 마치 월경통처럼 있거나 하부요통이 있다. 임신초기에 4-5명 중 1명이 이러한 증상을 나타내고 그 중 반수가 유산된다. 출혈은 경미하며 수일에서 수주간 계속된다. 자궁크기가 시간이 경과해도 변치 않거나 감소한다면 태아 사망을 의심하며, 커진다면 태아는 건전하든가 포상기태(hydatidiform mole ; 비정상 태아)인 것이다. 진성 절박유산(threaten abortion)일 경우 치료와 상관없이 유산된다.

불가피유산

증상으로는 경관개대와 태막파열의 경우이다. 임신 전반기의 태막파열의 경우 임신유지가 불가능하고 파열 후 48시간 후 아무 이상이 없으면 일상활동을 하지만 출혈, 발열 등이 있으면 불가피유산(inevitable abortion)으로 단정하고 유산수술로 제거해야 한다.

불완전유산

10주 이전의 유산에서는 보통 태아와 태반이 모두 배출되는 반면

10주 이후에 발생한 경우에는 따로 분리되어 배출된다. 태반의 일부 또는 전체가 자궁 내에 남아 있을 경우 출혈이 계속되는데 이것이 불완전유산(incomplete abortion)의 증후(症候)이다.

계류유산

임신 전반기에 사망한 태아가 자궁 내에 4-8주 이상 그냥 잔류한 경우에 계류유산(missed abortion)이라고 한다. 증상으로는 임신초기에 무월경, 오심, 구토, 유방의 변화, 자궁의 발육 등이 있으나 태아가 사망하면 질출혈 등 절박유산 증상이 나타난다.

반복 자연유산

증상은 3회 이상 계속 반복된 자연유산(recurrent spontaneous abortion)을 기준으로 한다. 원인은 면역학적인 원인을 찾을 수 있지만 아직 정확하게 알려져 있지 않다. 전문의와 상의하여 치료받으면 70-80%가 정상적인 분만이 가능하다.

(2) 인공유산

외과적 방법

a. 경관개대 및 자궁 내용물 제거술은 16주 이전에 실시하고 소파술(curet-tage)과 흡인법(suction curettage)이 있다.

b. 개복술은 자궁절개술(hystcro-tomy)과 자궁절제술 (hysterec-tomy)이 있다.

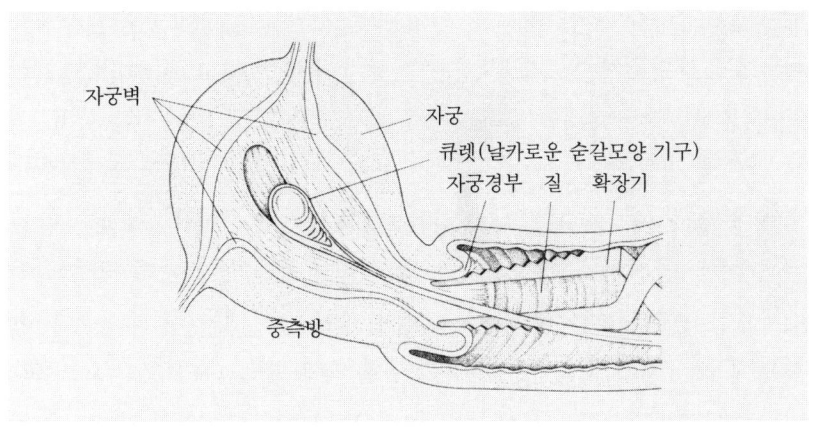

자궁벽
자궁
큐렛(날카로운 숟갈모양 기구)
자궁경부 질 확장기
중측방

[그림 4-5] 인공유산법

약물 이용법

약물 이용법(medical)을 이용한 유산 방법으로 옥시토신 정맥점
주, 양막 내 고장액(intraamnionic hyperosmotic fluids),
prostaglandin E2 유사체를 사용하는 방법이 있다.

3) 인공유산 후 결과

인공유산 후 산모의 사망률   선택적 유산으로 합병증과 산모
의 사망이 발생할 수 있으나 합법적인 인공유산은 비교적 안전한 것
으로 보고되고 있다. 임신 2개월 이전 십만 번에서 0.4-0.6명, 2주
일이 가산될 때마다 2배씩 증가하며 임신 16주에서는 십만 번에 18
명 정도 발생한다고 알려져 있다.

인공유산 후 차후 임신에 대한 영향   인공유산의 차후 임신

에 대한 영향에 관한 내용을 살펴보면 자연유산, 조기분만, 저체중아, 자궁경관무력증, 자궁유착증, 유착태반 그리고 자궁경관 임신 등의 증상을 일으킬 수 있다고 한다.

인공유산 후 산모에 나타나는 증후들　자궁에 착상되어 있던 태아를 안전하게 유산시키는 일은 수술적인 방법이기 때문에 여러 가지 위험이 따를 수가 있다. 불법적인 유산에 의한 처치는 더욱 산모에게 위험이 따를 수 있다. 인공유산에 의해 나타나는 증상으로 자궁출혈, 자궁천공, 자궁염증 등 자궁에 나타나는 이상으로 자궁이 심각하게 손상될 수 있으므로 조심해야 한다. 그리고 수술 후에도 자궁 내에 태반의 일부분이 남아 있어 염증이나 복막염 등, 심각할 경우에는 산모가 사망할 수도 있다. 이러한 인공유산은 합법적인 절차에 의해 정확한 진단과 산부인과 전문의와의 상담하에 이루어져야 하며 산부인과 의사의 경륜과 좋은 병원시설을 선택하고 난 다음 산모의 영양상태와 적절한 시기를 선택하여 수술하여야 하겠다.

유산 후 배란의 재개　배란은 유산 후 빨리는 2주 후부터 일어날 수 있으며 16일에서 22일 사이에 황체화 호르몬(lutenizing hormone)의 급격한 상승을 확인할 수 있다. 따라서 유산 직후부터 적절한 피임을 시작하여야 한다.

인공유산의 법적인 규정　인공유산은 형법 27장 제269조, 제270조에 의해 규정되어 있으며 모자보건법에 의하면 다음과 같은 원인일 경우에는 인공유산이 합법적으로 병원에서 시술할 수 있다.

● 우생학적 또는 유전학적 정신 장애 또는 신체질환이 있는 경우

● 전염성 질환이 있는 경우

● 강간 또는 준강간으로 임신된 경우

● 혈족 또는 인척 간에 임신된 경우

● 모체의 건강을 심히 손상하게 하는 경우

따라서 위와 같은 원인을 제외하고는 범법 행위로 간주되고 있다.

임신 가능성이 있는지…

문) 안녕하세요… 여자친구와 성 관계를 가졌는데요… 여자친구 생
리가 9월 9일에 끝나고… 19일에 관계를 가졌습니다.. 두 번 관
계를 가졌는데…둘다 체외 사정을 했습니다… 19일이 임신 가능
일인지 알고 싶구요… 체외 사정을 하더라도… 남자 자신도 모르
게 미량의 정액이 나온다던데… 혹시 쿠퍼씨 액에도 정자가 섞여
서 나오나요…? 미량의 정액으로도 수정이 가능한지요… 걱정이
되는군요… 답변 부탁드립니다.

피임약 구입에 대해서요…

문) 남자친구와 한달에 2-3회 성 관계를 갖는데요… 그 동안은 임신
이 없었습니다… 남자친구는 질외 사정을 하는데… 너무나 위험
한 방법 같아서, 경구피임약을 사용하고자 합니다… 근데… 약국

이나 산부인과를 찾자니, 너무 쑥쓰러워서요… 경구피임약 구입
하는 방법을 알고 싶어요… 약국에 가서 어떤 종류의 약을 달라
고 하면 되는지 답변 부탁드립니다.

피임을 한다고 했는데 생리를 안 해요

문) 생리를 하지 않아서 걱정이에요. 성 관계를 가질 때 날짜를 계산
해서…배란기엔 콘돔을 쓰고… 배란기가 지나서는 피임 기구를
쓰지 않았거든요. 지금 몸이 별로 좋지 않은데… 몸이 안 좋아
서… 생리를 안 해도 되나 싶어요. 아직 스무 살도 되지 않았는
데… 지난 5월에 임신중절 수술을 했어요. 그래서 만약 이번에도
임신이면… 수술을 해야 할텐데… 수술을 자주 하면… 아이를 앞
으로 가질 수 없다고 들었어요… 답변 부탁드려요.

피임약 복용에 관해서

문) 아무래도 배란기에 관계를 가진 것 같은데요, 저는 주기가 아주
불규칙해서 정확히는 모르겠습니다만, 저번 달 생리시작한 지 15
일 정도 지난 시기에 관계를 가졌거든요. 불안해서 그러는데, 관
계 후 피임약을 과다 복용하면, 피임이 된다고 하는데요 얼마나
복용해야 몸에 이상이 없을지… 전, 하루 한 알이 원래 복용량이
라고 알고 있거든요, 그리고 관계 후 며칠 안에 먹어야 효력이 있
는지… 좀 빠른 시일 내에 답을 주시면 고맙겠습니다.

4. 가족계획과 피임

피임은 우선 남성 피임과 여성 피임으로, 그리고 일시 피임과 영구 피임으로 나누어진다. 콘돔(condom), 피임용 질격막(diaphragm), 피임용 거품(foam)이나 질 살정제 등이 이용되기도 하지만 성교 중단법(coitus interruption), 유산(abortion), 주기법(rhythm method), 경구피임약, progestin 제재의 주사용 피임약, 자궁 내 장치 등도 많이 쓰이고 있다. 또 사회경제적이나 건강상 이유로 단산(斷産)을 원할 때는 정관이나 난관을 결찰하는 등의 영구 피임 수술을 하는 경우고 있다.

1) 자연적 가족계획법

월경주기피임법 또는 주기법(rhythm comtraception)으로 우선 정자가 질 내부로 들어가 정자와 난자가 합쳐지지 않도록 차단한 장치로서 일명 오기노(Ogino) 법으로 더 잘 통하지만 아래와 같은 세 가지 사실에 근거하여 피임 방법으로 유용하게 이용되고 있다. 즉 ① 배란된 난자의 수정능력은 24시간을 넘지 않으며, ② 여성의 생식기 내에서 정자의 생존 기간은 4일을 넘지 않고, ③ 배란을 차기 월경 초일로부터 14일 전이 되는 날에 일어난다는 사실이다. 예를 들면 어떤 여성의 월경 주기가 28-32일이라면 〈그림 4-7〉에서 보는 바와 같이 가장 짧은 주기인 28일째 되는 날로부터 거슬러 14일째 되는 제14월경일에서 정자 생존기간인 4일과 안전을 위하여 1일을 더하여 뺀 제9월경일부터 제일 긴 주기인 32일째에서 14일을 뺀 제

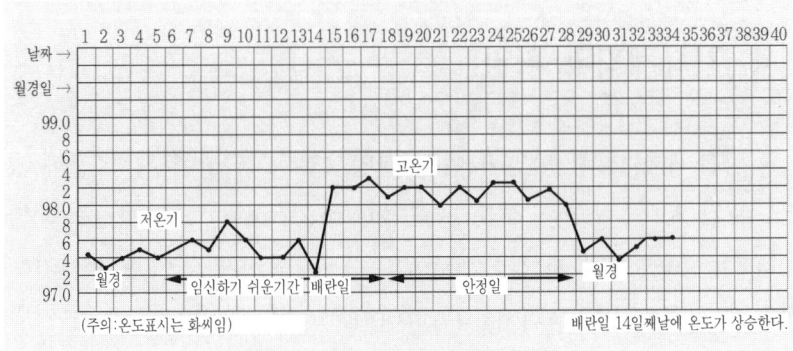

[그림 4-6] 기초 체온법

20월경일에 난자수정 가능 기간인 1일과 안전을 위하여 1일을 더한 제22월경일까지가 소위 임신기 또는 위험기이며 이외의 기간이 안전기가 되는 것이다.

　그 외에도 기초체온 주기법(basal body temperature rhythm)과 자궁경관점액 주기법(cervical mucus rhythm, Billings' method)이 있는데 기초체온을 이용하는 주기법은 배란 전에는 완전한 안전기가 있을 수 없다고 하더라도 체온이 38.7℃ 이상으로 상승한 이후, 즉 배란이 시작된 이후에는 배란시기를 확실히 알 수 있으므로 확실한 피임이 된다고 할 수 있다. 소브래노(Sobreno)에 의하면 100%에 가까운 성공률이 있다고 한다. 그리고 점액관찰법은 배란이 시작되면 점액이 분비되는데 월경 예정일로부터 14±2일 전에 일어난다. 즉 점액성 분비물이 나올 때부터 최고조에 달한 후 4일째까지 금욕케 하는 것이다. 이와 같은 점액을 수정점액이라고 하나 실제로는 질 내 분비물 등과 섞여 판정이 어려울 때가 많다.

2) 호르몬 피임제

경구피임약은 현재 두 가지로 나누어 볼 수 있다.

복합 스테로이드 제재(combined steroid therapy)

에스트로겐과 프로게스테론을 같이 함유하고 있는 제재를 월경시작 제5일째부터 먹기 시작하여 매달 20일간 복용한다. 또한 성 관계 후 72시간 내에 피임을 목적으로 사용할 수 있는 응급피임약 노레보정이 시판될 예정이며, 허리와 엉덩이에 부쳐서 사용하면 피임효과가 있는 오소-에브다(Órtho-Evra)를 시판할 예정이다.

미량의 황체 호르몬 제재(microprogestational therapy)

매우 낮은 용량의 황체 호르몬 제재를 계속적으로 복용한다. 현재 사용되고 있는 대표적 스테로이드다.

주사용 피임약

근래에는 잘 사용하지 않지만 medroxyprogesterone acetate-(depo provera)를 3개월마다 150mg을 근육주사하여 배란과 월경 기능을 억제하는 방법도 있다.

3) 자궁 내 장치

리페스 루프(Lippes Loop)와 황체 호르몬제-티(progestaser-t)로서 자궁 내 장치는 플라스틱으로 만든 여러 가지 모양의 작은 고리(T자형, 7자형)로 산부인과 전문의가 자궁 안에 삽입하여 정자가 난자와의 수정을 막거나 수정란이 자궁벽에 착상하는 것을 막는 피임방법이다. 이 장치의 장점은 한번 장착한 후 제거할 때까지 반영구적으로 피임 효과를 나타내기 때문에 피임 동기가 약하거나 의지가 약할 때 많이 사용된다. 자궁 내 장치는 임신하지 않은 것이 확실하면 언제라도 삽입할 수 있다. 우리 나라 보건복지부 통계에 의하면 1985년까지 약 17만 명의 여성이 시술받았다고 한다. 또 임신을 원하는 때에는 장치에 달린 실을 잡아당겨 뽑으면 된다. 장착한 후에는 다음 첫 월경이 있는 달에 첫검진을 받고, 그 다음부터는 1년에 한 번씩 장치가 제대로 있는가를 확인하기 위해 진찰을 받으면 된다. 그리고 장치는 2-3년에 한 번씩 교체해준다.

4) 불임 수술

수술로 평생 임신하지 않도록 하는 방법이다. 남녀 둘 중에 한 사람이 하면 되는 것으로, 가장 안전하고 확실하며, 성생활에 아무런 지장을 주지 않는 피임법이다. 앞으로 더 이상 아기를 낳을 계획이 없을 때 할 수 있는 방법이다.

난관결찰술(tubal ligation)　　여성이 하는 불임 수술은 분만 직후나 유산 수술시 혹은 월경 주기 중 아무 때나 할 수 있다. 보통 복강경 수술이라고 불리는 난관결찰은 배꼽 바로 아래를 약간 설개하여 복강경을 넣어 안을 들여다 보면서 양쪽의 난관을 고주파로 잘라 묶어주는 간단한 수술이다. 배란된 난자의 통로만 막을 뿐 월경은 정상적으로 계속된다. 우리 나라 보건복지부 통계에 의하면 1985년까지 약 217, 644명이 시술받았다고 한다.

정관절제술(Vasectomy)　남성 불임 수술은 보통 병원 외래에서 부분 마취하여 양쪽의 음낭 피부 앞부분을 짧게 절개하여 안에 있는 정관 부위를 결찰하는 수술이다. 수술 후에는 약간의 부종과 불편감이 있을 수 있으나 약 2일 정도 지나면 평상시 활동을 재개할 수 있다. 수술 전 만들어진 정자가 다 배출될 때까지 다른 피임방법을 이용하고 그 이후부터는 안전하게 성생활을 해도 된다.

흔히 수술 후에는 정력감퇴나 발기불능 등이 나타난다고 호소하지만 전혀 수술과 관계가 없는 심리적인 불안에서 오는 것이며 합병증도 거의 없다. 통계에 의하면 2000년까지 약 240,000명이 시술받았다고 한다.

5) 기타 방법

콘돔(condom)　남성이 사용하는 유일한 방법(성교중절법과 함께)으로 실패율은 3-4%이다. 과거에 비하여 콘돔 내에 살정제를 넣음으로써 실패율이 감소되었다.

콘돔은 남성의 발기된 음경에 링처럼 둥글게 말린 얇은 고무막을 씌워 정액이 자궁 안으로 들어가지 못하도록 막는 것이다. 정확히 씌우고 뒷처리만 실수없이 잘 한다면 확실한 피임효과를 볼 수 있으며 성교에 의해 전염되는 임균, 매독, 에이즈, 헤르페스 및 트리코모나스 질염, 크라미디아 염증의 예방법이 될 수 있다. 또한 자궁경관의 전암(前癌)성 질환(premalignant disease)의 호전 및 예방과 면역성에 관련된 불임증 치료에도 이용된다.

그러나 콘돔이 아무리 얇아도 사용시 이물감이 느껴져 성적 쾌감도를 떨어뜨리기도 하고, 삽입 전 충분히 발기된 상태에서 씌워야 하기 때문에 분위기를 깨뜨릴 수 있다 하여 잘 이용하지 않는다. 그만큼 콘돔은 남성의 적극적인 협력을 필요로 하는 것으로 남성 본위의 피임법이다.

올바른 사용법은 다음과 같다.

- 콘돔 끝에는 사정된 정액이 고이는 조그만 정액받이 주머니가 있는데 씌울 때 여기에 공기가 있으면 찢어질 염려가 있으므로 젤리나 물로 묻혀 손가락으로 눌러 공기를 빼낸다.
- 콘돔을 씌우기 전에 음경 귀두부를 축축하게 해두면 밀착시키기 좋고, 또 콘돔 입구를 축축하게 하여 벗기면 쉽게 미끄러져 벗겨내기 좋다.
- 사정 직전에 쿠퍼씨선 분비물에서 정액이 나와 임신이 될 가능성이 있으므로 음경을 질 내에 삽입하기 전에 충분히 발기된 상태에서 미리 콘돔을 씌운다.
- 여성의 질이 분비가 충분치 않았을 때 서둘러 음경을 삽입하려 하면 콘돔이 찢어져 임신 가능성이 있다.
- 사정이 끝난 후에는 삽입을 얕게 하여 음경이 정상으로 돌아오면 정액이 질 속에 흘러들어가는 것을 방지해야 한다.
- 사정이 끝나면 되도록 빨리 음경을 빼내는 것이 좋은데 음경을 뺄 때에는 콘돔의 끝을 쥐고 조심스럽게 벗겨지지 않도록 해야 한다.

페미돔　　요즘에는 여성의 질벽을 감싸 막는 여성용 콘돔(페미돔)이 나와 관심을 모으고 있다. 페미돔(Femidom)은 1987년 영국에서 개발 보급되기 시작했고, 1993년 미국 식품의학국(FDA)에서

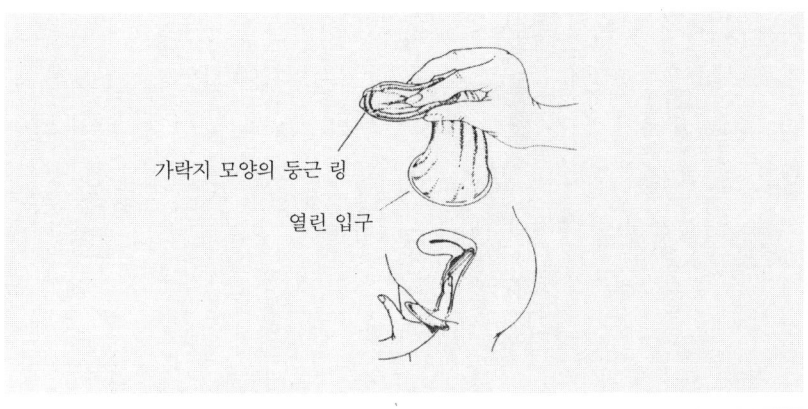

가락지 모양의 둥근 링

열린 입구

[그림 4-7] 페미돔

이의 사용을 공인했다. 우리 나라에서도 1993년 12월 국립보건원에서 적합 판정을 내렸다.

페미돔은 폴리우레탄 제재로 남성의 콘돔 모양으로 만들어져 여성의 질 속 깊이 넣어 질벽을 막음으로써 정자가 자궁 안으로 들어가는 것을 막는다.

페미돔은 일반적인 남성 위주의 부부관계에 있어 여성 스스로가 자신의 에이즈 예방의 효과뿐 아니라 질 윤활 역할로 성적 만족도도 높일 수 있는 여러 장점을 지니고 있다. 그러나 아직 국내에서 완전 제작되지 못하고 전량 수입 보급되고 있다.

질정제　　여성의 질 안에 정자를 죽일 수 있는 약을 미리 넣어 성 관계를 가질 때 질로 들어온 정자가 자궁 속으로 들어가지 못하도록 살정하는 피임법이다. 거품, 정제, 젤리, 크림의 형태로 판매되고 있으며 이중에서 정제가 값도 싸고 휴대도 간편하며 사용도 편리할 뿐 아니라 특별한 전문지식이 필요 없다.

　정제가 질 안에서 충분히 녹아 작용하려면 10분이 걸리고, 약효
지속 시간은 30분에서 1시간이므로 그 시간 내에 관계를 갖도록 한
다. 성 관계하기 10분 전에 약을 엄지와 검지로 잡고 질 속에 깊이
넣은 후 검지로 끝까지 밀어넣어야 약이 잘 녹고 이물감도 적다. 약
이 녹기 시작하면 다량의 액이 흘러나온다. 누워서 넣는 것보다 앉
아서 넣는 것이 약이 깊숙하게 잘 들어간다. 또 하나 주의할 점은 흔
히 관계가 끝난 후 즉시 질 내부를 씻어내는데 이 때는 오히려 약효
를 떨어뜨려 정자가 다시 살아날 가능성이 있으므로 성 관계 후 최
소한 6시간 동안은 질 세척을 하지 않는다.

　질정제는 적절하게 사용하면 임신율이 5% 이하라고는 하나 콘돔
이나 다른 피임 방법과 병행하는 것이 안전하다.

　페서리　　고무로 만든 작은 사발 모양의 캡을 자궁 입구(경관)
에 씌워서 정자가 자궁 안으로 들어가는 것을 막는 방법이다. 매 성
교 전에 혼자 삽입할 수 있는데 먼저 페서리의 양면에 젤리를 바르고
엄지와 검지로 가장자리의 코일을 구부려 삽입하기 쉬운 형태로 한
다음, 다른 손으로 소음순을 좌우로 벌리고 천천히 넣어 경관이 뒤쪽
에 먼저 댄 후 앞으로 덮어씌운다. 정확하게 씌우지 않으면 벗겨지므
로 잘 씌워졌는지 확인한다. 페서리 양면에 살정제를 바르면 성교 후
6시간까지 그대로 두어 피임효과를 나타낼 수 있다. 단지 사람마다
질과 자궁 입구의 크기가 다르므로 먼저 산부인과 검진을 받아 자신
의 크기에 맞는 것을 고른다. 그리고 2년마다 질과 경관의 크기를 다
시 측정하고 그 때 페서리도 새것으로 교환하는 것이 좋다.

　질 외 사정법　　19세기에 스위스와 프랑스에서 많이 사용한

자연 피임법이다. 이것은 비용이나 특별한 기술이 필요하지 않는 대신 남성의 절대적인 자제력과 책임감을 요하기 때문에 성공률이 낮다. 또는 사정은 하지 않더라도 쿠퍼씨선 분비 때 정자가 나와 임신 가능성도 있다.

질외 사정은 성 관계 도중에 질 안에 사정하지 않고, 사정 직전에 페니스를 빼내 외부에 사정하는 것이다. 때문에 자칫 정액 일부를 흘릴 수도 있고, 질 바깥 가까운 곳에 사정된 정액이 질 속으로 흘러 들어 가기도 한다. 또한 남성은 본능적으로 질 내 깊숙이 삽입하여 사정하고 싶은 욕구가 강하기 때문에 사정 직전에 철회하기가 어렵고 또 이것이 성적 불만을 일으킬 수도 있다.

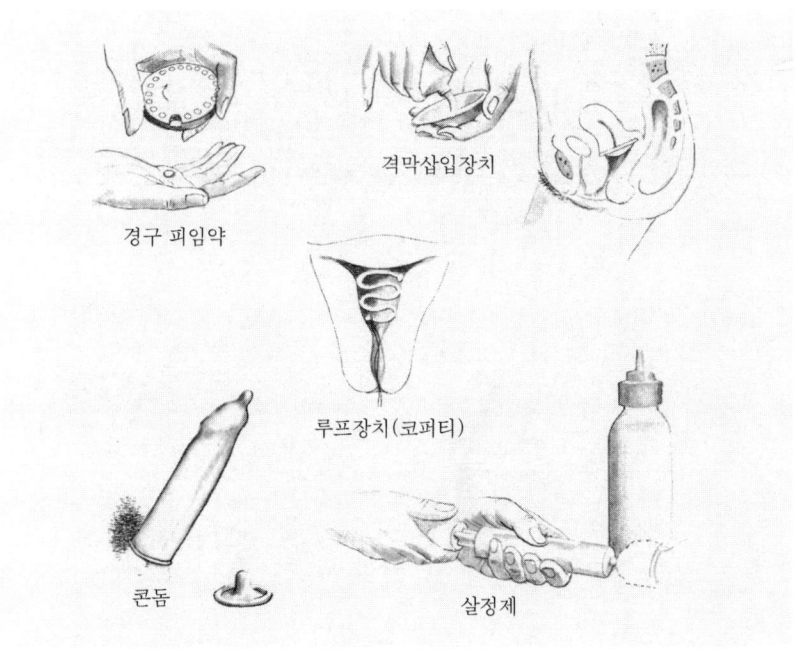

경구 피임약

격막삽입장치

루프장치(코퍼티)

콘돔

살정제

[그림 4-8]   피임 도구들

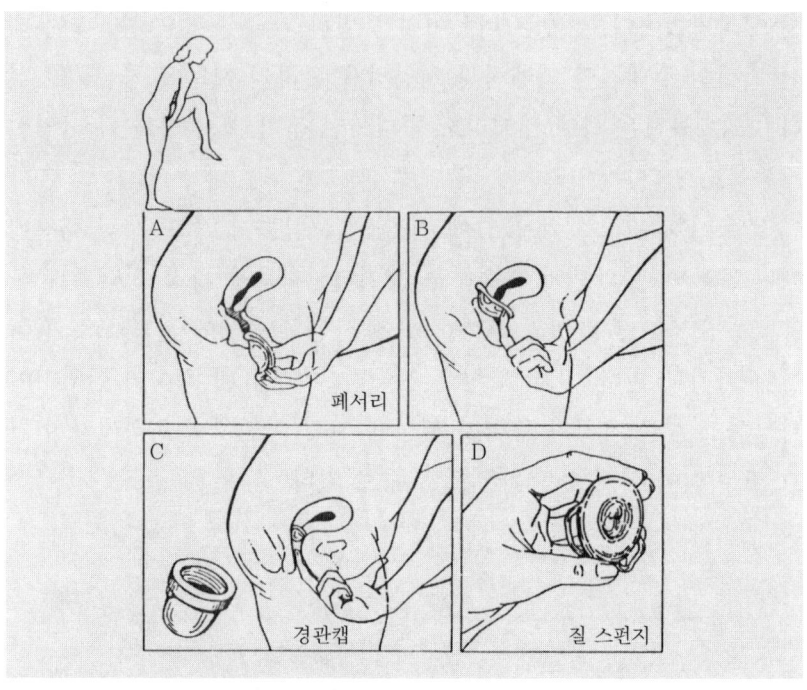

[그림 4-9] 질 내 삽입하는 피임기구

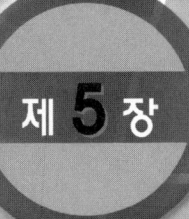

제 5 장

성 병

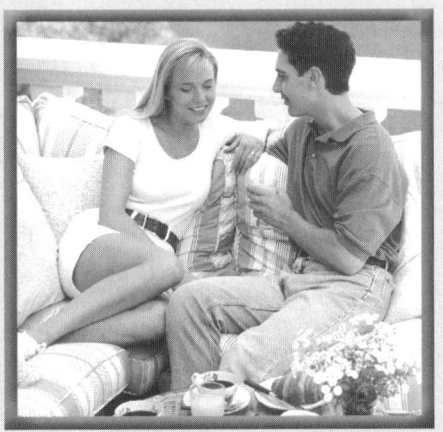

1. 성 병

성병은 STD(Sexually Transmitted Diseases) 혹은 VD(Venereal Diseases)라고 불린다. 성병은 대개 성 행위에 의해서 전염되나 때로는 성교 이외의 경로를 통해 전염되기도 한다.

1) 임 질

임질(gonorrhea)은 가장 흔히 발생되는 성병이지만 치료 또한 용이한 성병이기도 하다. 임질의 원인균은 나이제리아 고노리아(Neisseria gonorrhea)로 주로 성적인 접촉을 통해 감염된다.

감염경로   임질은 여러 형태의 성 행위에 의해서 전염된다. 즉 오랄섹스, 키스, 성기접촉, 항문성교 등 모든 성 접촉에 의해서 전염된다. 임질을 가진 남자와의 단 한 번 성교로 여자가 전염될 수 있는 가능성은 약 50%이다. 그러나 남자의 경우에는 단 한 번의 성교로 임질이 감염될 가능성은 그보다 낮아서 약 20-25%이다. 임균은 인체 밖 변기 등에서도 두 시간 정도는 생존할 수 있다. 그러나 이런 인체 밖의 경로를 통한 전염은 희박하다.

증상   남자는 증상으로 음경 끝 부분의 요도를 통하여 노란색 분비물이 나오며, 초기 증세로는 빈뇨현상이 나타난다. 이런 증상은 대개 감염 후 이틀 내지 열흘 정도 지나면 나타나고, 드물게는 한달 후에 나타나기도 한다. 남성의 경우 10% 정도는 전혀 증상을 보이

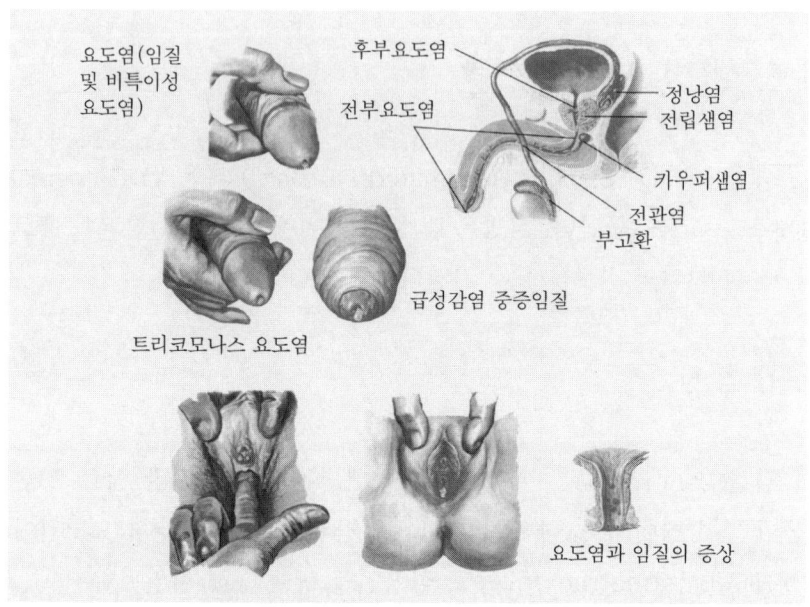

요도염(임질 및 비특이성 요도염)

후부요도염

전부요도염

정낭염
전립샘염
카우퍼샘염
전관염
부고환

급성감염 중증임질

트리코모나스 요도염

요도염과 임질의 증상

[그림 5-1] 요도염과 임질의 증상

지 않아서 스스로는 감염 사실을 모르다가 다른 사람들에게 병을 전염시킬 수 있다. 임질에 걸린 환자가 치료를 받지 않을 경우에는 균이 요도를 타고 이동하여 전립선과 고환에 전염되어 심한 통증과 고열을 유발하며 심할 경우 불임이 되기도 한다.

여성의 경우 임균에 감염되었을 때 그 절반 이상이 자각 증상이 없기 때문에 자신도 모르게 지나칠 때가 많다. 따라서 모르는 사이에 타인에게 전염시킬 수도 있다.

또 증세가 있더라도 그것이 매우 미약해서 자각하지 못하거나 오진할 경우가 많다. 임균에 감염되었을 때 나타나는 증상으로는 질 분비물이 많아지며, 외부 성기에 자극을 느끼며, 배뇨시에 통증이 오고, 비정상적인 월경 등이 나타난다. 그리고 감염자의 90% 이상이 자궁경부 감염이며, 요도 감염이 70%, 항문 감염이 30-40% 또 인후 감염이 10% 정도로 나타난다.

발견하지 못하여 치료하지 않고 방치해 놓을 경우에 남성보다 여성에게 더 심각한 질병을 가져올 수 있다. 임균은 자궁경부로부터 자궁, 자궁관, 난소로 퍼질 수 있으며, 나중에는 골반장기염을 일으키기도 한다. 이 골반장기염은 여성불임의 가장 큰 원인 중 하나이다. 이런 골반장기염의 초기 증상으로는 아랫배의 통증, 고열, 구토, 성교시의 통증 등이 나타난다. 신생아에 있어서도 산모의 자궁경부에 임균이 감염되어 있을 때에는 선천성 맹인이 되기 때문에 신생아에게 태어나자마자 안약을 넣어준다.

진단   임질의 진단방법은 요도 분비물을 현미경으로 검사하여 임균을 확인하거나 세균배양 검사를 통하여 알 수 있다.

치료   임질은 대개 완치되지만 이미 손상된 기관은 회복될 수 없으며, 대개 페니실린(penicillin)과 프로베네시드(probenecid)를 함께 투약한다. 페니실린에 과민성을 보이는 경우 테트라사이클린(tetracycline)을 투약한다.

2) 매 독

매독(syphilis)의 원인균은 나산성 세균(spirochete)인 트레포네마 팔리듐(treponema pallidum)으로 우리 몸의 조직에 침입하여 강력한 영향을 미치는 성병이다.

감염경로 매독은 감염된 사람과의 성적 접촉을 통해 옮겨지는 강력한 전염병이다. 또한 직접적인 성교가 아니더라도 매독균이 손, 혀, 유방, 피부, 성기 등과 접촉했다 하더라도 감염될 가능성이 매우 높다. 수혈 혹은 임신중 모체가 감염되면 신생아도 전염된다.

증상 매독의 초기 증상은 피부에 작은 궤양이 생긴다. 이 증상은 감염 후 2-4주에 나타난다. 피부궤양이 가장 흔하게 나타나는 곳은 성기나 항문이며, 이때 75%의 경우에 통증이 없다. 그러나 이 궤양은 입술, 입, 손, 가슴, 기타의 어느 부위에서도 나타날 수가 있다. 이 궤양은 증상이 나타난 후 4-6주 후에 저절로 없어진다. 그래서 환자는 이 병이 다 나은 것으로 착각하게 된다.

제2기 매독 증세는 치료를 받지 않고 방치했을 경우에 궤양이 없어진 후 일주일에서 6개월간의 기간을 두고 다시 나타난다. 이때 증상으로는 손바닥이나 발바닥에 약간 붉거나 분홍색의 발진이 돋고, 열이 오른다거나 목의 통증, 두통, 관절의 통증, 식욕감퇴, 체중감소, 탈모현상이 나타난다. 또한 편평습우(condyloma late)라고 하는 축축한 매독진이 성기나 항문 주위에 나타나는데 이것은 전염성이 대단히 강하다. 제2기 증상은 3개월 내지 6개월간 지속되나 이 기간 동안에 없어지고 또 나타나는 것이 반복된다.

모든 증상이 사라진 후에는 잠복기에 들어가게 된다. 잠복기에는 증상은 안 나타나지만 세균은 계속해서 각 기관을 침투하여 뇌, 척수, 혈관, 뼈에 감염된다. 그래서 치료받지 않고 방치한 환자의 50-70%는 죽을 때까지 이런 잠복기로 지내게 되고, 나머지 30-50%의 감염자는 제3기로 넘어간다.

제3기에는 심장병, 안과질환, 뇌와 척수의 손상을 가져온다. 그

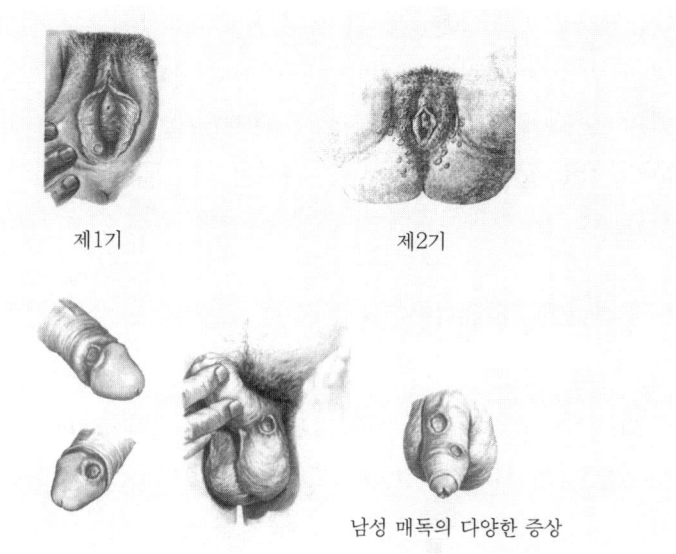

제1기   제2기

남성 매독의 다양한 증상

[그림 5-2]   매 독

결과로 졸도, 발광 혹은 뇌 매독(general paresis)으로 인한 정신이 상이 되거나, 눈이 멀거나 생명을 잃을 수도 있다.

진단   매독의 진단은 보통 혈액검사로 이루어진다. 그 외에도 몇 가지의 진단법이 있다. 그러나 어느 진단법으로도 초기 매독은 100% 검진해낼 수는 없다. 단 제2기 매독은 100% 검진이 가능하다.

치료   매독의 치료에는 페니실린 근육주사가 가장 좋다. 치료 목적을 달성하기 위해서는 조직 내에서 비록 낮은 농도일지라도 장시간 약을 지속시켜야 하는데 이를 위해서 benzathine penicillin

G를 120만 단위(unit)씩 각각 양쪽 둔부에 1회 근육주사하거나 매일 수성 procaine penicillin G 60만 단위(unit)를 12일간 근육주사해야 한다. 만약 페니실린 과민체질일 경우는 tetracycline hydrochloride 500mg을 하루 4회씩 적어도 15일 이상 경구 투여한다.

3) 후천성 면역 결핍 증후군

AIDS(Acquired Immune Deficiency Syndrome, 후천성 면역 결핍증)와는 HIV(Human Immunodeficiency Virus, 인간 면역 결핍 바이러스)는 1981년 보고된 이래 높은 치사율과 치료약의 부재로 현대 의학의 주요 현안이 되었는데, 이는 일차적으로 체액의 교환에 의해 인체 내에 들어와 세포의 면역체계에 심각한 저하를 초래하여 각종 기회감염이나 이차적인 악성 종양에 걸림으로써 결국은 사망에 이르는 질환이다.

감염경로　　　에이즈는 HIV(Human Immunodeficiency Virus)라는 일종의 바이러스의 감염으로 일어나는 질병이다. 이 바이러스의 가장 큰 전염경로는 성 행위에 의한 것이고, 또 드물게는 바이러스에 감염된 주사바늘로 혈관주사를 할 때에도 전염이 된다. 피부에 상처가 생겼을 때에는 이 바이러스가 쉽게 체내로 침투해 들어갈 수 있다. HIV는 예외 없이 체액이 교환되었을 때에만 전염되므로 성교 행위나 주사기 바늘 등에 의해서 전염될 가능성이 가장 큰 것이다. 비록 에이즈 바이러스가 혈액 외에도 눈물, 오줌, 침, 정액, 질 분비물의 모든 체액에서 발견되기는 하지만 체액의 교환이 없는 한 바이러스의 감염은 일어나지 않는다. 주로 질이나 항문을 통한 성 행위에 의해서 전염될 가능성이 가장 높지만, 다른 형태의 성 행위에 의해서도 전염되는 것이므로 에이즈 환자와의 성 접촉은 어떠한 상태라도 금해야 한다. 또 마약 사용자들에게는 HIV 감염률이 높다. 그 이유는 이들이 일반적인 건강상태와 영양상태가 나빠져 있고, 면역체계도 이미 다른 질병들에 의해서 떨어져 있기 때문이다. 그리고 에이즈 바이러스는 수혈에 의해서 전염될 수가 있다.

에이즈 환자나 감염자와의 성적 접촉으로 감염이 되면 약 8주 후에 혈액 속에 항체가 나타나는데 이를 에이즈 바이러스 항체 양성자라고 한다. 이런 환자는 바이러스의 침입은 받았지만 아직 발병되지 않은 상태이다. 그러나 이들 중 10-30%가 발병되는 것으로 알려져 있다.

에이즈의 잠복기는 3-5년으로 매우 길다. 이 기간 동안에는 특별한 증세가 나타나지 않기 때문에 검사를 하지 않는 한 감염 여부를 알 수 없으므로 아무런 죄책감 없이 많은 사람과 성 접촉을 하고 에이즈를 옮기게 된다. 그러나 일단 발병하여 에이즈로 진단을 받으면 1년 반 이내에 50%, 3년 이내에는 75%, 5년 안에 90%가 사망하는 높은 치사율을 보이고 있다.

에이즈는 그 자체가 병이 아니고 에이즈 바이러스가 생체의 면역세포인 T세포를 파괴하여 신체가 병균에 대해 무방비 상태가 되므로 잠재 바이러스나 곰팡이들이 활동을 시작하거나 새로운 병원균이 큰 저항 없이 체내에서 활동하여 결국 생명을 잃게 되는 것이다.

1986년 WHO에서 발표한 에이즈의 증세와 영국의 신문 「The Sun」에 게재된 자기진단 방법을 종합해보면 이 질병의 증세를 보다 쉽게 이해할 수 있다.

증 상

- 피로: 에이즈 환자는 아침에 일어나는 것도 힘들다.
- 체중감소: 에이즈 환자는 급격한 체중감소를 일으킨다.
- 설사: 에이즈 환자는 내장 조절이 안 되어 1개월 이상 만성적인 설사를 하게 된다.
- 입 안의 통증: 만성적인 구강 및 식도염으로 과음한 뒤 잠에서 깰 때의 느낌과 같은 통증을 경험하게 된다. 입술이나 혀에 얇고 흰 백태가 낀 것처럼 되어 식사하기가 힘들어진다.
- 몸의 통증: 에이즈 환자는 대상포진이 입술에는 생기지 않고, 주로 복부 주위에 생겨 심한 통증을 동반한다. 이 증세는 몇 개월이나 지속된다.
- 임파선이 부어오름: 입, 겨드랑이, 사타구니 옆에 임파선이 딱딱하게 붓지만 통증은 없다.
- 폐렴: 에이즈 환자의 주 사망 원인 중 하나가 새로운 폐렴(카리니 폐렴)이다. 이것은 에이즈 바이러스의 침입으로 면역기능이 파괴되어 생긴다.
- 커다란 기미 및 반점: 새로운 피부암인 카포시 종양은 에이즈 환자의 30%에서 발생된다. 그것은 처음에는 보라색의 엷은 반점으로 나타나 전신으로 퍼진다.
- 임파암: 에이즈 바이러스가 세포의 DNA 속으로 자체 유전물질을 주입하게 되면 그 유전물질은 암 유발인자로 변질돼 Non-β-cell 림프종을 유발시켜 결국 에이즈 바이러스가 암 발생의 직접적인 요인이 된다.
- 치매증세: 에이즈 바이러스는 20~30대 젊은이를 바보 노인으로 바꿔버린다.

진단   HIV 검사를 통해서 알 수 있다.

치료   에이즈의 치료는 아직 불가능하다. 그러나 앞으로 완벽한 치료 방법의 개발이 가능하다는 증거가 나오고 있다. 현재까지 개발된 치료제로는 바이러스의 역전사 효소작용을 저지하여 증식을 억제하는 것으로써 AZT(지드부딘), DDI(디아노신) 등이 있는데, 이것들은 미국 식품의약국(FDA)에서 인가된 약제가 있지만 치료효과는 크지 않고 심한 부작용도 있으며, 내성을 유발하는 것으로 밝혀졌다.

또한 프랑스 리용 시의 아케탕 연구소는 최근(1994년 5월) 「DHA」라는 새 약품개발의 성공을 확인하였다. 이 DHA를 기존의 치료제인 DDI에 혼합해서 사용할 때 HIV가 완전히 제거되었다는 보고도 있다.

국내에서는 1994년 8월경 선경 인더스트리 생명과학연구소가 치료제 개발에 성공한 사례발표가 있었다.

에이즈의 예방   에이즈에 대한 치료약과 백신에 대한 연구가 전 세계적으로 활발히 진행되고 있지만 아직은 완전히 개발되지 않은 상태이므로 예방만이 최선책이다. 가장 안전한 방법은 부부가 함께 에이즈 검사를 해보고 부부 이외의 어떤 사람과도 성 행위를 하지 않는 방법밖에 없다.

어쩔 수 없이 이 원칙에서 벗어날 수밖에 없는 사람들을 위하여 전문가들이 제안한 지침을 소개한다.

● 체액이 교환되지 않는 방법으로 성 행위를 한다. 즉 오랄섹스, 정
액, 질 분비액의 접촉을 막는 방법으로 성 행위를 하는 것이다. 또
타액이 교환되는 깊은 키스를 피하고, 피부조직에 상처를 낼 수 있
는 강렬한 성교는 피하는 것이다.

● 콘돔을 사용하면 에이즈 감염률을 크게 떨어뜨리게 된다.

● 살정제(spermicides) 같은 약제를 콘돔과 동시에 병행해서 사용
하는 방법이 더 좋다.

● 성교 상대를 신중히 골라야 한다. 오래 전부터 잘 알고 있는 친숙
한 상대자하고만 성 행위를 하는 것이 안전하다.

4) 허피스

허피스(herpes, 포진)는 바이러스에 의해 감염되며 수포진, 대상
포진, 입 주위의 포진 등의 증상을 가져온다.

음부포진은 대체로 성교를 통해서 전염된다. 즉 성기를 서로 접촉
하거나, 입과 성기를 접촉하거나, 항문성교를 하거나 또 입과 항문
을 접촉할 때 단순포진 바이러스를 옮기게 된다.

음부포진의 증상으로는 성기의 주변에 솟는 작은 통증을 수반하
는 포진을 들 수 있다. 이 포진들이 터진 며칠 후에는 그 자리에 궤
양이 남는다. 남성은 대개의 경우에 이 포진이 음경에 생기거나 요
도나 항문에 나타나기도 한다. 여성의 경우 가장 흔한 것은 대음순
에 포진이 생기는 것이다. 그러나 자궁경부나 항문에 생기기도 한
다.

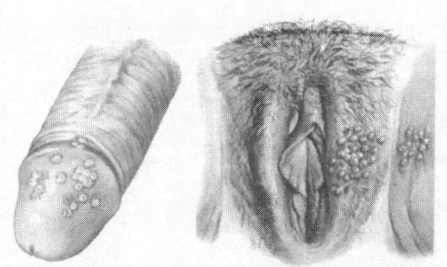

음부 주위의 허피스(포진).
molluscum contagiosum이라는 바이러스의 감염으로 생긴 포진들. 이것은 보통 두세 달 내에 저절로 없어진다. 그러나 HIV에도 감염되었을 때에는, 그림처럼 이 포진은 더 오래가고, 또 더 많이 나게 된다. 이것은 면역기능이 HIV에 의해서 떨어졌기 때문이다.

[그림 5-3]   음부포진

초기 혹은 재발된 포진을 치료하기 위해서 아스피린을 사용하든가 통증을 가시게 하기 위한 방법으로 젖은 수건으로 포진의 위를 살짝 누르는 방법도 효과가 있을 때도 있다. 또 꼭 죄는 팬티를 피하고, 하루에 몇 번씩 성기를 더운물과 비누로 씻는 것도 효과가 있다. 그런 후에는 깨끗한 수건으로 닦고 피부를 잘 말려야 한다.

5) 클라미디아 감염증

많은 질병이 클라미디아 감염(chlamydial infections)에 의해서 이차적으로 발병한다. 남성에게서는 비임성 · 임균성 요도염의 절반이 모두 이 세균에 의해서 일어난다. 그뿐만 아니라 미국에서는 이 세균에 의해서 해마다 50만 명이 급성 고환염을 일으키고 있다.

여성에 있어서는 이 세균이 여러 가지의 내외 성기 질병을 일으킨

다. 그 첫째로 요도염을 일으키며 자궁내막염도 일으킨다. 감염된
임신부의 태아는 그 중 25%가 태어난 후 4개월이 되기 이전에 안질
을 앓고 18-23%는 클라미디아 폐렴을 앓게 된다.

이 세균은 임신과 관련된 여러 가지의 질병과 관련된다. 즉 조기
양막파괴, 조산, 산후 자궁내막염 등을 일으킨다고 보고되고 있다.

6) 성병성 림프육아종

클라미디아(Chlamydial trachomatis)에 속하는 박테리아 중에서
위의 질병 증세와 다른 질병을 일으키는 아종의 박테리아가 성병성
림프 육아종(Lymphogranuloma venereum; LG)이라는 성병을 일
으킨다. 이 성병도 매독처럼 3단계의 진전을 보인다. 최초의 증세로
는 거의 알아보기 힘든 작은 피부궤양이나 여드름 같은 것이 성기에
돋았다가 3일 내지 10일 이내에 다시 사라진다.

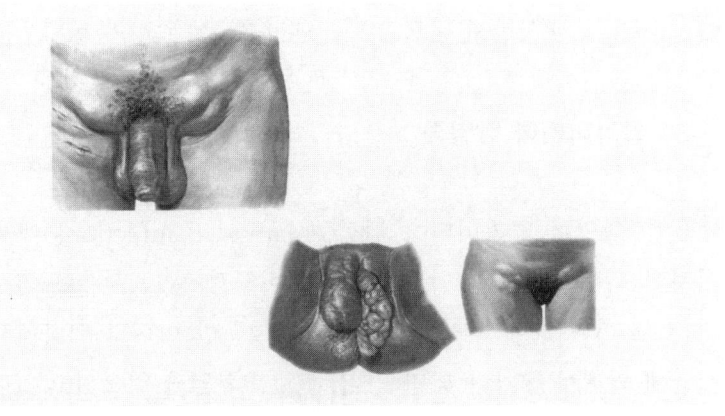

[그림 5-4] 성병성 림프육아종

초기 발진 이후 두세 달만에 나타나는 제2기 발진시에는 사타구니의 한쪽에 통증을 수반하는 림프절의 종창을 가져오고, 동시에 신열 및 오한과 전신통증을 수반한다.

제3기 증상은 아주 심각해진다. 즉 제3기에는 성기가 크게 부어오르고, 항문에 심한 흉터가 생기고, 때로는 대장의 부분적인 손상도 가져온다.

클라미디아균의 전염은 성기나 항문성교에 의해서 이루어지며 또 페라치오나 쿤닐링구스 같은 입을 통한 성교로도 전염되며, 이 균의 전염률은 성교 상대가 자주 바뀌는 사람들에게서 높게 나타난다.

7) 성기의 이

성기 주변에 기생하는 이는 성 행위에 의해서 옮기는 것이 대부분이지만 때로는 감염자가 사용하던 수건이나 옷, 침대 등에서 옮기기도 한다. 이 이들은 음모에 붙어서 살며, 하루에 두 번씩 피를 빨아먹어야 산다. 이 이들은 알을 낳아서 번식하며 이 알은 음모에 달라

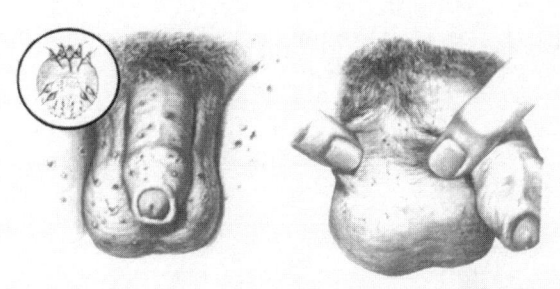

[그림 5-5]   성기의 이

붙는데, 목욕을 해도 떨어지지 않는다. 이 이가 옮으면 심한 가려움 증을 느낀다. 이 이들은 감마벤젠 헥사 클로라이드라는 약으로 죽일 수 있다. 이 약은 크림이나 로숀 또는 샴푸의 형태로 만들어져 '크 웰(Kwell)'이라는 이름으로 시판되고 있다.

8) 바이러스성 간염

바이러스성 간염(viral hepatitis)에는 다섯 가지가 있다. A형, B 형, C형, D형, E형 등이 있다.

- A형 간염은 15~45일간의 잠복기를 가지며 주로 항문과 입을 연결 하는 경로로 전염된다.
- B형 간염은 전에는 '혈청간염'이라고 불리던 것인데, 이것은 주로 혈액에 의해서 전염된다. 그러나 이것은 혈액 외에도 타액이나 정 액, 질분비액 그리고 다른 체액에 의해서도 전염된다. 현재에는 B 형 간염에 대해서는 백신이 나와 있어서 안전하고 효과적으로 예 방할 수 있다.
- C형 간염도 감염 경로가 A형, B형과 유사하다.
- D형과 E형은 최근 밝혀졌지만 감염 경로는 불확실하다.

9) 성병성 사마귀

첨규 콘딜로마(condylomata accuminata)라고 불리는 성병성 사 마귀(genital warts)는 딱딱하고 통증은 없는 것으로서, 성기나 항

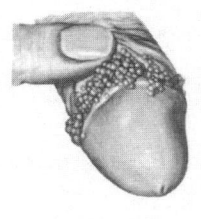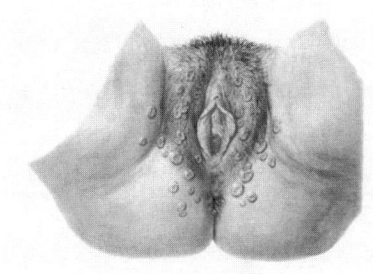

[그림 5-6] 성기 사마귀

문 주위에 생긴다. 이것은 성교에 의해서 전염되는 것으로서 휴먼파필로마(human paphilloma virus: HPV)라는 첨규 유두종 바이러스의 감염에 의해서 생기는 병이다. 이 사마귀는 분홍색 또는 회백색을 띤다.

이 사마귀가 여성에 있어서 자궁경부암을 일으키는 것으로 밝혀졌다. 또 남녀를 불문하고 성 기관의 다른 부위의 암 발생에도 이것이 원인이 될 수 있는 것으로 밝혀졌다.

치료방법은 CO_2 레이저로 간단하고 통증없이 가장 효과적으로 치료가 된다. 또 액체질소를 사용하는 것도 효과적이다.

10) 질 염

질염(vaginitis)이란 질에 일어나는 모든 질병의 일반적인 명칭이다. 즉 세균감염, 알레르기 반응, 에스트로겐 결핍증, 화학약품에 대한 민감성 등을 모두 포함하는 개념이다. 이러한 질병은 성 행위에 의해서 일어나는 것이 대부분이지만 그렇지 않은 경우도 있어서, 성

행위 외의 원인에 의해서 발병하는 경우가 30% 정도 된다. 이 질염
은 질 내벽을 흐물흐물하게 하거나, 성교 중에 통증을 유발하거나
하여 성 기능 문제도 일으킬 수 있으며, 불쾌한 냄새가 나기도 한다.

11) 트리코모나스 질염

트리코모나스 속의 감염에 의한 질염(trichomonas vaginitis)은
트리코모나스 바지날리스(trichomonas vaginalis)라는 편모충에
의해서 발병한다.

증상은 엷은 녹백색 혹은 황갈색의 냄새나는 분비물이 나오며, 질
과 외음부에 통증과 가려운 증상을 느끼게 된다. 진단은 현미경 검
사에 의한다. 가장 효과적인 치료방법으로는 프라길(Fragyl)이라는
메트로니다졸(metronidazole)제로 처방하는 것이다.

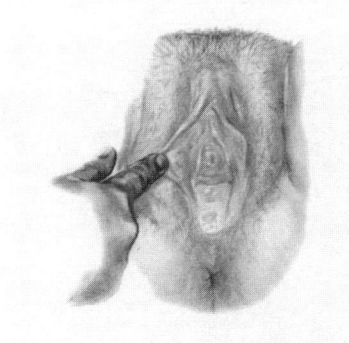
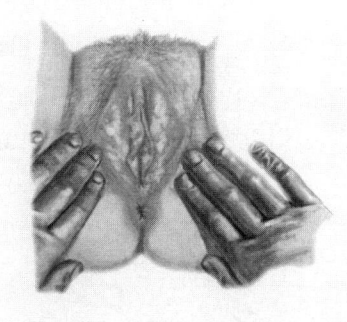

[그림 5-7] 여성의 트리코모나스 질염   [그림 5-8] 여성의 마닐리아 질염

12) 마닐리아 질염

마닐리아 질염(monilial vaginitis)은 균류 혹은 효모로 분류되는 캔디다 알비칸스(candida albicans)라고 불리는 미생물이 질 내에 정상치보다 많아졌을 때 발병하는 질병이다. 그러나 정상상태에서도 소수는 늘 질 속에 상주하는 세균이다. 감염됐을 때의 증상으로는 짙은 흰색의 치즈 같은 분비물이 나오고 심한 가려움증을 가져온다. 이 병은 당뇨병이 있는 여성이나, 임신부 또는 피임약을 사용하는 여성, 항생제를 사용하는 여성에게서 발병률이 크다. 치료방법으로는 질용 크림이나 바르는 약으로서 모니스타트(monistat, miconazole), 마이코스타틴(mycostatin, nystatin 제제), 바노비드 (vanobid, candicidin 제제) 등을 1, 2주 바르는 것이 효과적이다.

13) 헤모필러스 질염

헤모필러스 질염(hemophilus vaginitis)은 다른 악성 질염을 병발시키는 박테리아에 의해서 발병한다. 감염되었을 때에는 갈백색 혹은 회백색의 분비물이 나오며, 불쾌한 냄새가 나고 대체로 통증과 가려움증을 유발한다. 치료로는 앰피씰린이나 테트라싸이클린 약을 복용하거나 질 크림이나 좌약을 사용한다. 이 경우에도 남자 성 상대의 요도에 이 박테리아가 있을 가능성이 크기 때문에 남녀가 함께 치료를 받아야 한다.

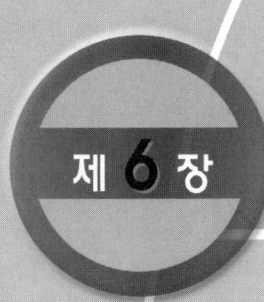

제 6 장 이상 성 행동과 성 기능 장애 및 치료

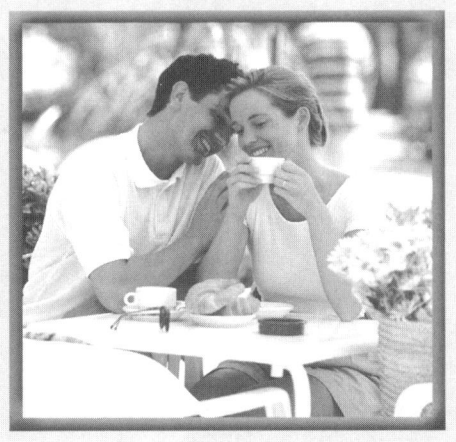

1. 성 행동의 성적 이탈 행동

1) 노출증

노출증(exhibitionism) 환자는 자신의 공격이나 방어수단으로서가 아니라 성적 욕구를 충족시키기 위한 목적으로, 여자나 연소자에게 성기를 보여주는 행동을 말한다. 대개는 단순히 성기를 내보이는 데 성감을 느끼거나 발기되지는 않는다. 정도가 심하면 자위행위를 할 수도 있고, 노출시킨 후 그 자리를 떠나며, 그 후 실망하고 죄의식을 느끼는 경우가 많다고 한다. 흔치는 않지만 여성에게도 있다.

2) 절편음란증

절편음란증(fetishism)이란 신체나 동물의 어느 부위를 보고 성적 만족을 느끼는 것을 말하는데, 남성은 여성의 다리, 가슴, 머리카락, 스타킹, 팬츠, 구두 등에서 성적 자극을 받는다. 그래서 머리카락, 음모 등을 모으거나 다리 사진을 집중적으로 수집하기도 한다. 이처럼 여성과 관련된 물건들을 훔치는 절도광(kleptomania)이 있으며, 불을 놓아 불이 막 탈 때 오르가슴을 느끼는 방화광(pyromania)도 있다.

3) 음부 비벼대기 장애

음부 비벼대기 장애(frotteurism)는 자신이 모르는 여성한테 접근하여, 여성의 동의 없이 여성의 젖, 음부, 엉덩이, 허벅지 등을 만지거나 자신의 음부를 여성에게 밀착하여 비벼댐으로써 성적 흥분을 고조시키거나 오르가슴을 느끼는 행위를 말한다.

이런 남성들은 자신의 피해자인 여성을 고를 때 날씬하고 체형에 꼭 끼는 옷을 입은 여성에게 접근하며, 항상 붐비는 버스, 전철 안, 보도 등 공공 시설 안에서 행하는데, 이는 상대 여성이 이런 대담한 행동을 예측할 수 없으며, 또한 단속이나 체포 등에서도 쉽게 도망칠 수 있기 때문이다.

최근 경찰청 발표에 의하면 서울, 부산, 대구 지하철 수사대에 적발된 성 추행범 128명 중 46.9%(60명)가 대졸, 37.5%가 고졸로서 고학력자가 대부분이었고, 그 중 32.8%(42명)가 회사원, 14.1%(18명)가 학생이었으며, 연령별로는 30대가 46.7%(56명)로 가장 많았으며, 20대가 31.1%, 40대 이상이 16.3% 순이었다. 그리고 이들의 주된 활동시간은 퇴근 무렵 가장 붐비는 시간인 오후 6시부터 8시 사이였다(98년 2월 2일 조선일보).

4) 소아기호증

사춘기 이전의 아동을 보고 성적 흥분을 느껴 자위행동을 하든지 또는 성적 의미를 가진 행동을 할 때 소아기호증(pedophilia)이라 한다. 대개는 결혼생활에 적응하지 못하는 30-40대 남성에게 흔하고, 알코올 중독 환자 등에게서도 볼 수 있다.

5) 유치증

유치증(hebephilia)은 소아기호증과 유사한 행동을 보이는 것으로 성 대상 나이가 더욱 어리다. 이런 장애를 가진 환자는 공격적이고 충동적이며 판단의 장애가 있을 수 있다. 너무 어리므로 정상적인 성교가 아닌 항문성교 또는 보다 이상한 성 행위가 있을 수 있다.

6) 가학증

가학증(sadism)은 성적 파트너에게 신체적 또는 말로서 고통을 줌으로써 성적 만족을 느끼는 것을 말한다. 가죽 혁대나 말 채찍 등으로 상대에게 가학적 행동을 하는 것인데, 대상이 아동일 수도 있다.

7) 피학증

피학증(masochism)은 성적 파트너에게 신체적 또는 정신적 고통을 자원해서 받음으로 성적 만족을 느끼는 것을 말한다. 한때 17세기 영국에서는 여성들이 성적 흥분을 경험하기 위해서 매맞기를 자원한 적도 있다고 한다. 자학증은 어린 시절 벌을 받을 때 경험했던 고통과 성적 자극이 결합된 것으로 설명하기도 한다.

8) 의상도착증

의상도착증(transvestism)은 남성이 여성 복장을, 여성이 남성 복장을 함으로써 성적 만족을 얻는 것을 말한다. 이는 의식적으로 남자는 여자로, 여자는 남자로 변해보고 싶은 상징적 표현으로 보기도 한다. 이들 중 망상으로 인한 편집성 정신병 환자들도 있다.

9) 관음증

관음증(voyeurism) 또는 스코포필리아(scopophilia)는 다른 사람의 성기를 본다든지 다른 사람의 성교 장면을 훔쳐봄으로써 성적 만족을 얻는 것이다. 정상인들도 쇼, 영화, 비디오 등으로 성적 흥분을 고조시킬 수 있으나, 이들은 자신의 직접적인 성교 행위보다 남의 것을 몰래 훔쳐보았을 때 가장 만족을 느끼는 점에서 정상인과 다르다.

10) 기타 장애

근친성교(incest) 가까운 혈통 내에 남녀가 성교를 갖는 것을 말한다. 문화에 따라 달라 사촌까지 허용하기도 하나 우리 나라는 최근까지 동성동본은 결혼을 금지시켰다. 청소년기에 흔히 우발적으로 경험할 수도 있는데 근친성교로 인한 심리적 갈등, 죄의식 등은 심각한 정신적 문제를 야기하여 정신병에 이르기까지 한다.

동물음란증(zoophilia)　　동물과 사람과의 성적 접촉이 이루어지는 것을 말하며, 중세나 현재에 있어서도 범죄 행위로 규정짓고 엄한 형벌을 주기도 한다. 미국의 경우 한적한 시골의 청년들이 가축을 사육하여 실험적인 경험을 하는 경우가 있는데, 실제로는 드물다고 한다.

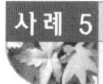 **사례 5　시집가기 전날 도망간 사례(관음증, 임포텐츠 사례)**

　　25세의 대졸, 신장은 163cm, 체중은 50kg, 미모의 여성으로 결혼 전날 가출하여 예식장에 나타나지 않아 하객들을 다 받아놓고 결혼식을 못 치른 낭패를 본 신부 아버지가 "이 년이 제 정신이 아니다."라고 병원에 끌고온 사례이다. 이 결혼은 양가 부모님이 모두 사업가로서 사회봉사단체인 로타리 클럽 회원이라 자연스럽게 아들·딸들의 이야기가 오고 가던 중 혼사가 이루어지게 되었는데, 신부는 한국에 있었고, 신랑은 미국에 유학 중이어서 서너 번도 채 만나지 못한 상태에서 약혼이 이루어졌다고 한다. 약혼 후 신랑이 신부집을 드나들기 시작하면서 성 관계를 강력히 요구해와 어쩔 수 없이 응락을 하였는데, 신부를 다 벗겨놓고는 불을 밝게 켜놓고 돼지머리를 제사상에 올려놓고 감상하듯 이리저리 감상하면서, 여기저기 만져보고, 손가락을 음부에 넣어보기도 하는 등, 직접적인 성 관계는 없었다. 처음에는 자기 집이라 그럴 것이라 생각했는데, 그 후 호텔에서도 몇 번 똑같은 짓을 계속하자 부모님과 상의도 못한 채 끙끙거리며 신부 혼자 고민 끝에 "아! 변태가 아니면, 성 불구자구나."라고 판단, 평생을 이런 남자와는 같이 지낼 수 없다고 생각하여 결혼식 전날 도망가게 되었던 경우이다.

사례 6 절편음란증(절도광 사례)

일제시대 때는 가미가제 특공대가 출전하거나 징용에 끌려나갈 때, 처녀의 음모를 가지고 출전하면 운이 좋다고 하여 처녀의 음모를 출전 용사에게 선물하였다는 이야기가 있다. 최근 우리 나라에서도 빨래로 걸어둔 팬티, 스타킹 등이 자꾸 없어진다든지, 도둑을 잡고 집에 가서 장물 조사를 해보았더니 총각방에 양품점을 차릴 만큼 여성의 내의가 가득차 있었다는 신문기사를 접해보았을 것이다. 이런 도둑이 바로 크레토매니아(절도광)인 것이다.

사례 7 잘 맞은 궁합의 사례(가학증과 피학증 부부)

옛날 저자가 초등학교에 다니던 시절 종로구 송월동에 전세를 살고 있었는데, 옆에서 같이 전세를 살던 젊은 부부가 있었다. 저녁 때가 되면 무슨 일인지 모르지만 남편은 부인을 개패듯이 때리며 침묵으로 일관한 반면, 부인은 소리 소리 지르며 야단 법석을 부리곤 하였다. 그러나 아침만 되면 부인은 생긋 웃으며, 남편을 배웅하곤 했는데 몇 년 동안 함께 살아도 부인은 남편이 싫다고 집을 나가거나 욕을 하는 것을 보지 못했다. 어른들이 왜 그랬냐고 물어보면 "남편이 주사가 좀 있어서 그래요."가 대답의 전부인 것이었다. 지금 돌이켜 생각해보면 아주 잘 맞는 궁합의 부부로서 남편은 가학증, 부인은 피학증이 있었던 것으로 생각된다.

2. 성 기능 장애

성 기능의 이상을 성 기능 부전이라고 하는데 이것은 성교에서 오는 쾌감을 수용하는 기능이 저하되어 있는 상태를 말한다. 성에 있어서 기능 저하는 다른 신체적 질병이 주는 것과 같은 수준의 고통을 줄 수도 있다.

이런 성 기능 장애(sexual dysfunction)의 원인은 단순하지 않고 다양하다. 왜냐하면 인간의 성적 반응은 육체적·정신적 요인들에 의하여 영향을 받고 있으며, 개개인의 성적 정신병리는 아주 복잡하기 때문이다. 성 기능 장애는 당사자는 물론 성적 파트너와의 변인들도 장애의 원인이 될 수 있다. 이런 성 기능 장애의 기본적인 원인으로는 성적인 무지와 배우자간의 필요와 요구에 대한 의사소통의 단절을 들 수 있다. 성적 반응은 적절한 자극과 동시에 이것을 즐길수 있는 자유로움을 요구한다. 그러나 많은 사람들이 성적 즐거움에 대해 방어적 태도를 취하는데, 이는 의식적 또는 잠재적인 죄책감이나 갈등 등이 원인이 되고 있다.

모든 성 기능 부전의 원인들이 제각기 특수한 근원을 갖기는 하지만, 대부분의 경우에 성교에 대한 불안심리나 그 근저에 있는 심리적 문제들이라는 것이다. 즉 남자의 경우에 발기에 대한 걱정을 하고, 또 발기가 가능할 때는, 그것이 충분히 단단한지, 또한 성교가 끝날 때까지 발기상태가 지속될지에 대해서 걱정을 한다.

여자의 경우에는 오르가슴을 가질 수 있을까를 염려하고, 실제로 오르가슴을 못 느낀 경우에는 자신에게 어떤 성적 결함이 있는 것은 아닌지 걱정하며, 또 자기의 성적 파트너가 자신을 성 기능 결함자

로 여길 것에 대한 걱정을 한다. 이러한 불안이 있을 때에는 오르가
슴까지 도달될 수 있을 만큼의 충분한 흥분상승상태까지 성적 흥분
이 고조되기 어렵기 때문에, 이런 불안증은 성 기능 부전증으로 전
환될 수 있는 것이다.

성 기능 장애 부부의 특징은 성 행위의 회피, 충분하지 못한 성에
대한 의사소통, 자위행위의 증가, 성적 파트너에 대한 분노, 자기 자신
에 대한 평가절하 등인데, 여기에는 단순한 부부의 불화나 내면적인
갈등 등의 문제가 있을 수 있다. 또한 성장과정에서의 영향도 성 기능
장애에 영향을 줄 수 있는데 어린 시절 부모와 이별, 과잉 보호, 부모
의 거부, 성적 충동에 대한 억제 또는 죄의식 등이 작용될 수 있다.

비록 성 기능 장애에는 많은 한정적 요소들이 있지만 성 기능 치
료는 이런 특수한 장애들을 제거해야 되고, 성적 위기를 일으킨 내
면 깊은 곳에 자리잡고 있는 심리적 문제들을 해결할 수 있게 고안
되어져야 하며, 행동치료적 접근방법이 크게 도움을 주고 있다.

1) 여성에서의 성 기능 장애

카플란(Kaplan)에 의하면 여성의 성 기능 장애(dysfunction in
the female)는 크게 네 가지로 나눌 수 있는데 이것은 일반적 성 기
능 장애(general sexual dysfunction), 오르가슴 장애(orgasmic
dysfunction), 질경(vaginismus) 및 성적 무감각증(sexual
anesthesia) 또는 전환 장애(conversion reaction) 등이다. 이러한
증후군은 성적 반응주기의 장애와 관련이 있을 수 있다.

일반적 성 기능 장애   일반적 성 기능 장애(general sexual

dysfunction) 또는 불감증(frigidity)은 성적 반응이 일어나지 않는 것이며, 성적 감정이나 성적 반응에 의한 혈관의 울혈이 없다. 이 장애는 불안, 우울, 성에 대한 죄의식이나 혐오감 때문에 발생된다. 대개는 오르가슴에 도달하지 못한다.

성교시 오르가슴에 도달하기 힘든 여성의 경우 신체적으로 원인이 있는지를 확인해보아야 한다. 이 원인 중에는 당뇨병, 척수손상, 알코올 중독, 다발성 경화증, 내분비 이상 등이 장애가 될 수 있다.

또한 심인성 요인을 생각해볼 수 있다. 여성이 성적으로 반응이 무딘 것은 성에 대해서 무지하거나 어렸을 때 가정과 사회의 영향으로 죄의식을 느끼거나 수치심을 갖게 되는 것에 기인될 수 있는데, 특히 성적 파트너(남성)와의 의사소통을 꺼려하거나 자신의 성 행동에 자신이 없는 것도 원인이 될 수 있다.

불감증은 또한 막연한 불안감이나 성적 파트너에 대해서 적대감을 가질 때 나타나고, 주위가 산만하거나, 피로하거나, 다른 일에 몰두하여 거기에 마음을 뺏기고 있을 때도 장애가 올 수 있다. 때로는 성적 행동으로 여성이 자아를 잃고 억제력을 잃게 될지도 모를 것이라는 불안감 때문에 오르가슴에 이르지 못할 수도 있다.

오르가슴을 못하던 여성들도 성 교육을 받으면, 전보다 훨씬 성생활이 즐겁고 오르가슴도 쉽게 맛볼 수 있다. 어떤 여성은 음경을 삽입하였을 때는 오르가슴을 느끼지 못하지만, 음핵(clitoris)을 부드럽게 잘 애무하면 오르가슴을 경험할 수도 있다.

오르가슴 장애   오르가슴 장애(orgasmic dysfunction)란 성 행위 중 오르가슴을 느끼지 못하는 여성을 말한다.

오르가슴의 장애도 세 가지로 나눌 수 있다.

● 성교시 어떤 방법을 취하든지 좀처럼 오르가슴이 느껴지지 않는 것을 원발성 장애라 한다.

● 예전에는 오르가슴을 느꼈으나 나중에 어떤 변인들에 의한 영향 때문에 현재 오르가슴이 일어나지 않는 것을 속발성 오르가슴 장애라 한다.

● 환경적 조건이 변화해서 나타나는 환경성 오르가슴 장애가 있다.

오르가슴 장애에서도 개인별로 큰 다양성을 보인다. 어떤 여성에게 있어서는 성교가 남편에 대한 불쾌한 의무인 것으로 여겨지고 있으므로 이런 여성에게는 성교란 견딜 수 없는 모욕이 되므로 즐거움이나 오르가슴을 느끼기 어려운 것이다. 또 다른 경우는 성교시에 오르가슴을 갖지는 못하지만 성적 파트너와 가까워질 수 있다는 심리적인 충족감을 얻기 위하여 오르가슴에 도달하지는 못한 채로 성교 행위를 하는 경우가 있다. 그리고 강렬한 전희의 애무 또는 지속적인 성교로 어느 정도는 오르가슴에 가까운 느낌을 가질 수는 있으나, 충만한 성적 쾌감을 느끼는 강도 높은 오르가슴을 느끼지 못하는 경우이다. 마스터즈와 존슨은 성적 파트너들의 성 기능에 이상은 없더라도 그들이 가졌던 성교의 50% 이상에서 오르가슴 없이 끝날 때를 오르가슴 장애라고 정의한다.

통계에 의하면 첫 성교 이후 19%의 여성들은 1년 후에 첫 오르가슴 경험이 나타나고, 15%의 여성들은 2년 내, 11%의 여성들은 3년 내, 14%의 여성들은 4-5년 내, 11%의 여성들이 6-9년 내에 나타나고, 9%의 여성들은 10년 이상이 되어서야 첫 오르가슴 경험을 하며, 어떤 사람은 일생 동안 단 한 번도 오르가슴을 느끼지 못했다고 한다.

오르가슴 장애의 원인 중 하나는 기질성 병리현상의 영향이다. 즉 외음부, 질, 자궁과 그 부속기관, 방광, 요도, 골반 등의 각종 염증, 종양, 외상 등이다. 척추의 이상으로 인한 성 흥분 전달통로의 차단도 오르가슴의 경험을 방해한다. 그러나 대부분 오르가슴 장애가 생기는 가장 중요한 원인이 정신적 요소라는 것을 알 수 있다.

질경   질경(vaginismus)이란 질 입구부터 1/3지점까지 있는 오르가슴 플랫폼의 불수의적인 근육의 수축으로 정상적인 성교가 불가능하게 된 상태를 말한다.

그 증상에는 세 가지 유형이 있다.

- 첫 성교에서 발생되는 경련수축을 원발성 질경이라 한다.
- 이전에는 성교에 성공한 경험이 있으나 후에 와서 발생되는 질경련수축으로 성교를 할 수 없을 때 속발성 질경이라 한다.
- 성교 환경을 변화시켰을 때 발생되는 질경을 환경성 질경이라 하는데 이는 흔치 않다.

질경은 성교의 시도나 느낌이 없는 상태에서는 일어나지 않는다. 오직 성교 동작이 시작되려 하거나 남성의 음경이 질 내에 들어가려 할 때에만 질경련이 일어나서 성교 진행을 어렵게 한다. 어떤 사람은 성교과정에서 경련이 일어나는데 그것은 질 내에서의 음경의 피스톤 운동을 곤란하게 한다.

이런 증상이 있는 사람이라 하여도 매번 성교를 할 때마다 발생하는 것은 아니다. 어떤 질경련은 우발적으로 나타난다. 그것은 흔히

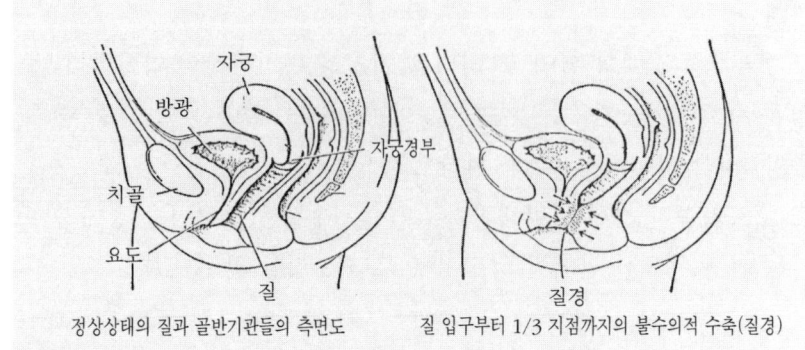

정상상태의 질과 골반기관들의 측면도　　질 입구부터 1/3 지점까지의 불수의적 수축(질경)

[그림 6-1]　정상 상태의 질 및 질경 당시 측면도

일정한 자극에 의하여 신경이 지나치게 긴장한 탓으로 일어난다. 질 경련의 원인으로는 성에 대해 지나치게 엄격한 태도, 부정적인 태도, 암시적인 자기 비하감과 자책감, 초조, 혐오, 우울, 공포, 어린 시절에 받은 상처, 첫 성교에서의 통증, 성교 체위의 부적합 등이다.

어떤 여자에게는 성적 접촉 자체가 대단히 불쾌해서 전혀 성 충동을 느끼지 못한다. 또 어떤 여자는 성교 이외의 자극에는 매우 민감한 반응을 하나, 즉 이들은 성 접촉을 원하기도 하고 음핵의 자극에 의해서는 오르가슴을 갖기도 하나, 성기에 의한 성교는 불가능한 경우이다.

성적 무감증　　성적 무감증(sexual anesthesia)은 어떤 것이든 전혀 느끼지 못하는 경우를 의미하는데, 이런 것은 히스테리의 새로운 진단용어로 전환반응(conversion reaction)이라 하며, 순수한 성 기능 장애보다는 심리적으로 다루어져야 한다. 그러나 이런 증상들은 과거에는 불감증(frigidity)으로 불렸지만, 치료자는 일반 성

기능 장애와 성적 무감각증을 구분하여야 한다.

2) 남성에서의 성 기능 장애

남성에 있어서의 기능 장애(dysfunction in the male)는 세 가지 증후군으로 나눌 수 있는데 그것은 발기 장애(erectile dysfunction), 지연사정(retarded ejaculation), 조루증(premature ejaculation) 등이다.

발기 장애(erectile dysfunction)   일반적으로 '임포텐츠(impotence, 음위)'라고 불리는 발기 장애는 성교를 완료할 때까지 계속해서 발기상태를 유지할 능력이 없는 상태로 정의한다. 발기부전은 개인차에 의해서 다양한 형태로 나타난다. 이런 증상을 가진 남자는 지나치게 강한 흥분을 얻게 되면 발기상태를 소실하고 만다. 그 다양성을 보면, 어떤 남자는 자기가 몹시 원하는 여자 앞에서는 발기능력을 잃는 형, 가벼운 애무를 할 때에는 발기했다가 옷을 벗을 때는 발기를 소실하게 되는 형, 오랄섹스에 의해서는 지장이 없다가 질에 삽입을 시도할 때 소실되는 형, 성교를 시작할 때에는 발기를 했다가 성교 도중에 소실되는 경우도 있다.

발기 장애의 원인
발기 장애는 강직성 발기가 일어나지 않거나 일어나더라도 유지가 안되는 경우가 성 관계의 50% 이상 발생하는 경우로서, 6개월 이상 지속되면 검사를 받아야 한다.
발기 장애는 심인성과 기질성으로 대별되며, 기질성은 다시 그 원인에 따라 신경인성, 혈관성(동맥성, 정맥성), 내분비성 발기 장애로 분류되지만 기능 장애의 유형에 따라 유도 장애(신경인성), 충만 장애(동맥성), 저장 장애(해면체 정맥성), 기타(내분비성)로 분류할 수 있다.

심인성 발기부전증

심인성 발기 장애는 심리적 정신적 영향에 의한 교감신경의 과다한 작용과 신경전달물질의 분비 억제가 원인으로 지적되고 있다. 심인성 발기 장애의 심리학적 요인에는 수행불안, 종교적 신념, 강박관념, 성적 공포나 변태, 우울, 육체적 매력 결여, 노화에 대한 걱정 내지 노화에 따른 생리적 변화에 대한 지식 결여 등이 있다.

지연사정(retarded ejaculation) 지연사정이란 성교시에 사정이 지연되거나 사정을 못하는 남자의 증상을 말한다. 마스터즈와 존슨의 조사보고에서는 이 증상의 남자는 드물다고 쓰여 있으나, 카플란(1974)에 의하면, 이런 증세를 갖는 남자의 수가 점점 증가하고 있다고 한다. 지연사정을 보이는 사람들은 개인차에 따라서 증상의 차이가 크다. 어떤 남자는 아주 드물게만 사정을 한다. 이런 사람의 경우는 대개 근심과 걱정에 휩싸인 환경과 관계가 있다. 또 어떤 남자는 어떤 특정한 여자와는 이런 증상이 나타나고 다른 여자일 때에는 아무 문제가 없는 사람도 있다. 또 다른 남자는 집에 누가 있을 때에 배우자와 성교를 하면 사정을 하지 못한다. 어떤 경우에는 정상적인 성교로는 사정을 못하나 자위행위나 오랄섹스로는 사정을 느끼는 사람도 있다. 마스터즈와 존슨(1970)은 성 기능 장애 환자의 4%가 지연사정 환자라고 하였다.

그 원인은 심리적 원인이 대부분이며 기질적 원인도 있다.

- 심리적 원인은 주로 불안과 죄책감으로서 예를 들어보면 다음과 같다. 사정을 하면 정액을 쏟음으로 해서 무기력해지고 죽지나 않을까 하며 두려워할 때, 사정으로 병을 옮기지나 않을까 하는 불안 감, 또는 불결한 여성 성기에 대한 혐오감, 사랑의 표시를 나타내기 싫을 때, 여성에게 성적 매력이 없을 때, 부인에 대한 불만 내지 적개심이 있을 때, 자신은 마음이 내키지 않지만 여성이 결혼을 강요하거나 임신하겠다고 조를 때, 엄격한 종교적 교육을 받아 성에 대한 죄책감을 가지고 있을 때, 여성을 어머니로 생각하고 어머니의 성기 속에 사정을 해서는 안 된다는 죄책감을 느끼는 생각이 있을 때 등이다.
- 기질적 원인으로는 척수의 손상 및 질환, 교감신경계의 손상, 당뇨병, 약물복용 등이 있다. 지연사정을 일으키는 약물로는 아편 등과 같은 최면제, 알코올 등의 진정제, 항 남성 호르몬제, 교감신경 차단제, 항 정신약물, 항 우울제, 신경안정제 등이 있다.

조루증(prematare ejaculation)　　일반적으로 조루증이란 여자를 절정감에 도달하게 하지 못하고 급하게 사정하는 현상을 말한다. 그러나 조루증의 정의에는 전문가들에 따라서 논란이 많다. 우선 상식적인 정의로는 삽입 후 30초 내지 60초 이내에 사정하는 것을 조루라고 한다.

개개인이 성교에서 쾌감을 느끼는 시간이 같지 않고 또 한 사람이라도 때에 따라 다르기 때문에 빠른 정도가 어느 정도일 때 조루하는가 하는 것은 정확하게 대답하기 곤란하다. 어떤 학자는 부부가 성교할 때 발기된 남성의 음경이 여성의 질에 들어가지 않았거나 또는 여성의 생식기에 접촉하자마자 사정하고 음경이 수축되는 것을 조루라고 한다.

조루증의 원인을 의학적으로 정확히 밝히는 데는 어려움이 있다. 왜냐면 성 행동은 복합적 요인에 의하여 영향을 받기 때문이다. 보통 남성은 전통적 남성 우월주의에 휩싸여 성교는 애낳는 정도로 인식하든지, 또는 자신만 만족하고 끝내면 된다라고 생각할 수도 있어 쉽게 끝낼 수도 있다. 또 그 원인으로 창녀나 유흥가에서 경험했던 외상적 경험(psychic trauma)에 의할 수도 있다. 그리고 성적 파트너와 심각한 갈등이나 적대감이 있을 때도 일어날 수 있고, 성적 파트너에게 적대감의 표시로 빨리 끝낼 수도 있다.

사례 8 **여성 님포 매니아**

52세 가정주부로서 학력은 고졸이고 신장은 160cm이며, 체중은 75kg으로서 남편과 10년 전 사별 후 유산이 많아 넉넉한 생활을 유지하고 있다. 조울증(감정장애)이 있어, 기분이 들뜨는 조증 상태가 되면 돈을 물쓰듯 낭비하면서 미군기지 근처에 가서 하룻밤에 남자든 여자든 여러 명과 며칠씩 성 관계를 가진 적도 있다. 가출 후 돈이 다 떨어지면 들어오거나, 가출 후 문제가 발생하여 파출소나 돈 받을 사람이 연락하면 가족이 해결해주곤 하였는데 계속적으로 이런 일이 일어나고 있다. 이 여성은 술, 담배, 약물 등은 전혀 안 함.

사례 9 **남성 님포 매니아**

43세의 사업가. 학력은 고졸. 신장은 175cm이며, 체중은 78kg, 미남형으로 13년 전 결혼 후 아들 둘, 딸 하나를 두었고 아내의 산통 장면을 목격하고는 정관절제술을 했다. 결혼 전까지 청소년기부터 하루에도 수차례씩 자위행위를 해왔으며, 결혼 후 부인에게 자주 접근하자 부인이 자꾸 피하고, 힘들어하는 것 같아 10년 전부터 여자를 사귀기 위해 춤을 배워 카바레 등을 전전하며 약 300여 명의 여자와 관계를 맺었다고 한다. 그 동안 잦은 외박 문제로 3번 법적으로 이혼했다가 다시 부인과 살고 있으며, 한때 수첩을 빼앗겨 다는 모르지만 아직 약 30여 명과는 연락이 있다고 한다. 이 남성은 만나는 여자들에게 맘에만 들면 귀걸이, 반지, 목걸이 등을 사주었고, 대부분 1~3회 정도로 만났으며(간통죄를 피하기 위해), 하루에 각각 다른 장소에서 3명의 여자와 관계를 맺기도 하였고, 자신보다 나이가 적든 많든 이쁘기만 하면 되었으며, 약 5년 전부터는 힘이 딸리자 여자를 더욱 끝내주게 해주자는 생각에 1,000만원을 들여서 음경 보형물 삽입 수술을 하였다. 계속 관계를 유지하고 있다는데 그 동안 돈으로 따지면 건물 두세 채 값은 날렸다고 한다. 척추 촬영결과 척추 1-2, 척추 3-4 사이에 디스크 현상이 나타나 있었다.

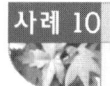

사례 10 조루증

남성 72세. 국졸. 몇 년 전 노인정에서 사귀던 80세된 노인 친구가 별세하자 이 노인의 정부인 38세된 부인과 정을 통하기 시작하였다고 한다. 약 2년간은 별 문제 없이 관계를 맺어왔으나 최근 들어 조루증의 증세도 있고, 정액의 양도 줄어든 것 같고, 색깔도 뿌옇게 변한 것 같아 정력에 문제가 생긴 것이 신체에 이상 때문일 것이라고 병원에 찾아온 사례이다. 이 노인의 이야기인즉 그 동안은 경제적 어려움없이 여관 등에서 관계를 맺어왔으나, 최근들어 경제적 어려움으로 그 부인의 집에서 관계를 맺고부터라고 했다. 그 부인에게는 중학생 딸이 있었는데 노인이 수시로 드나들려 하니까 딸의 하교시간이 임박해서는 부인의 태도가 냉랭해지고, 서둘러 관계를 끝내려 하는 불안감 때문에 부인도 오르가슴을 못 느끼고, 그 불안감이 노인에게도 전달되어 서둘러 관계를 끝내려 함으로써 조루증의 증세를 보인 것이었다.

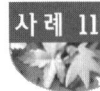

사 례 11 불감증

　　여성 36세. 국졸. 남편은 방송국 연예담당 프로듀서로서 남매를 두고 있었는데 성격이 미숙하고 열등감이 많았으며, 예민하고 변덕이 심한 편으로, 자기중심적으로 남편에게 요구 사항이 많았다. 남편은 부인이 여기저기 자꾸 아프다고 하여 병원에 입원시키게 되었는데, 병원에 입원하자 연예인들이 줄줄이 찾아와 인사를 하니까, 이를 즐기듯 수시로 입원을 한 사례이다. 결국은 남편에 의해서 이혼을 당하게 되었다고 한다. 이 여자 환자는 병원 특실이나 독방을 좋아했고, 병원에 입원하면 환자복으로 갈아입기를 거부하고 야한 잠옷에다가 묘한 팬티를 입고 의료진에게 애교를 부리곤 하여 수차례 제지당했다. 담당 수련의사가 한번 제지하다가 건방지다고 따귀를 맞는 수난도 겪었다. 치료 스탭에게 "선생님 있잖아요. 이것은 비밀인데요…"라고 털어놓은 사실을 후에 알고 보면 똑같은 말을 이미 2~3명에게 털어놓는 등 수시로 관심을 끌기 위한 행동을 보이곤 하였다. 이런 부인들은 대개 남편의 잠자리 요구를 이런저런 핑계로 회피하는 경우가 많으며, 외형적으로 볼 때는 성적 매력을 풍기고 요염한 행동 등으로 위장되어 있는 경우가 많다. 대부분 남편은 착실하고 공처가인 경우를 흔히 볼 수 있다.

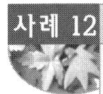

사 례 12 정신병(편집증)

　　남성 30세. 고졸. 외아들로 별다른 직업 없이 지내다가 3년 전 중매로 결혼한 후 부모님의 도움으로 삼선교 뒷골목에 조그만 구멍가게를 하며 생활하고 있다. 부인은 27세로 충청도에서 중학교를 졸업한 후 친척의 소개로 서울로 시집왔다. 남자는 167cm, 체중은 55kg의 여윈 편으로 소극적이고 수동적이었으며, 주변을 조심스럽게 살피고 경계적 태도로 면담에 응하였다. 부인에 의하면 신혼 초부터 하루에도 여러 번씩 성 관계를 요구하여 신혼에는 다들 그런 줄 알고 거역할 수 없어 계속 응했다고 한다. 그러나 하루 이틀이 아니고 계속해서 관계를 요구하여, 무척 힘들었다고 한다. 그렇지만 누구한테 의논할 수도 없어 그냥 저냥 참고 지내던 중 대낮에도 수시로 가게문을 걸어 잠그고, 성 관계를 요구하는 등 증세가 심각해지자 결국 부모들에게 이상한 소문이 들어가게 되었고, 그 때 부인을 다그쳐 묻자 그 진상이 밝혀지게 되어 병원에 입원한 사례이다. 이 남편은 평소 대인관계도 소극적이고 회피적이었으며, 3대 독자라 부모들의 과잉 보호하에 성장하였으며, 부인에게 하루에 몇 차례씩 성 관계를 가지면서 부인이 딴 남자가 생긴 것은 아닌가 확인하기 위하여 성 관계를 요구하였으며, 부인의 힘을 다 빼놓으면 바람을 못 피울 것이라는 생각으로 계속적인 성 관계를 요구한 것이라 하였다.

3. 성 기능 장애의 치료

성 기능이란 생리적 기능뿐만 아니라 심리적 기능의 역할이 크기 때문에 신체적 건강만으로 정상적이라 할 수 없다. 그러므로 황체 호르몬의 기능이나 교감신경 및 부교감신경 기능의 작용에 이상이 없더라도 다양한 심리적 · 환경적 요인에 의해 성 기능의 장애가 발생한다.

성 기능 장애는 성교 경험이 없거나 성선 호르몬의 작용이 왕성한 10, 20대에서는 드물거나 본인 스스로 느끼지 못하며, 성적 경험이 이루어지는 30대부터 시작하여 신체적 기능의 활성화가 둔화되는 40, 50대 이후에 성 기능 장애를 알아 차리는 경우가 많다.

남성의 성 기능 장애는 발기 부전증, 지연사정, 조루증, 지속 발기증이 있다.

그리고 여성의 성 기능 장애는 오르가슴의 장애, 질경이 있다. 또한 여성의 폐경기 이후 질벽이 얇아지고, 질 내 윤활물질의 분비가 원활치 못하여 성교시 느끼는 고통, 불쾌감 때문에 성 기능 장애 또한 성교 회피 등의 행동을 보일 수 있다.

성 기능 장애의 치료는 신체적 이상이 기질적 장애 여부가 있는지를 알아보고 발병 시기, 배우자에 대한 성적 태도, 발병시기 전후 사건, 자위행위, 동성애적 배경, 첫 성교 등 개인의 성적 생활상에 대한 자세한 조사가 이루어져야 되고, 배우자 각각 남녀 치료자에 의한 행동적 치료기법을 사용한 시멘스(Semens), 마스터즈와 존슨(Masters & Jhonson), 로피콜로와 로피츠(Lopicoro & Lopitz), 오래곤 대학 성 심리 연구소 프로그램(1969), 케겔(Kegel)의 페리오미터 운동법 등을 소개하겠다.

마스터즈와 존슨의 14일간 치료 전략

마스터즈와 존슨은 15년간 실험실에서 성 기능을 조사한 실험집단과 12년간 성 기능 장애자의 임상적 실험결과를 토대로 한 '14일간 치료전략' 계획을 처음 시작한 이후, 약 5년간의 추적 조사까지도 끝내고난 후 획기적인 치료 방법을 소개하고 있는데 이것이 바로 '14일간 치료전략 기법'이다.

이 치료기법은 대부분의 성 기능 장애가 정신과적이거나 신체적인 질환 때문이 아니라 성적 현상에 대한 무지와 사회 · 문화적 박탈이 주원인이 되었다는 결과를 토대로 계획되었다. 또한 연구결과에서 남 · 여 2인의 공동 치료자가 팀 워크를 이루어 한 사람의 성 기능 부적응자를 치료하는 것이 가장 좋은 방법으로 추천되고 있다. 그러므로 한 치료자가 면담하고 있을 때 다른 치료자는 환자의 비언어적 의사소통, 즉 얼굴표정, 긴장상태, 손, 발 등의 움직임을 관찰하여 환자의 문제를 공동으로 파악함으로써 두 사람의 치료자는 한 사람의 환자를 다각도로 평가하여 폭넓은 정보를 이해할 수 있다는 것이다.

첫날, 동성의 치료자들, 즉 남자 치료자는 남자 환자를, 여자 치료자는 여자 환자를 면담한다. 이때, 치료자는 환자의 친구로서 또는 판단자로서 역할을 한다. 처음 "어떻게 오셨나요?", "문제가 뭐지요?" 등으로 그들의 문제를 확인한 다음 그들이 생각하는 정상적인 성 기능이나 결혼생활에서의 남녀 역할에 대해 질문하여, 성 기능 장애의 문제를 파악하고 평가하는 것이 첫 면담에서 할 일이다. 그리고 환자의 성적 발달사를 아동기부터 치료를 받으러온 시점까지를 면담하여 기록한다.

둘째 날, 면담에 들어가기 전에 공동 치료자와 환자의 문제를 다시 검토하여, 앞으로 더 조사할 문제를 확인하며, 이날은 여자 치료자는 남편을, 남성 치료자는 부인을 면담한다. 여기서 첫날 면담했던 사실에 대해서는 면담 당사자의 허락없이는 면담자와의 파트너와는 토론하지 않는 것이 절대적인 치료원칙이 된다. 그리고 두 번째 면담에서는 환자가 치료받으려온 동기에 초점을 맞추어서 남편이나 부인이 치료에서 무엇을 원하는지 또는 어떤 점이 치료되기를 바라는지를 확인해야만 한다. 그리고 이러한 면담은 특히 이완되고 자연스럽고, 쾌적한 분위기 속에서 진행되어야 치료의 성공률도 높다. 그러므로 벽, 바닥, 책상 및 가구, 조명 등의 환경적 조성은 환자들이 치료자와 의사소통이 잘 되게끔 편안한 자세를 갖게 잔잔하고 안락하게 꾸며져야 된다.

셋째 날, 의학적 면담, 신체 검사, 병리 검사 등이 행해져서 신체적 질환에 의한 장애인지 심리적 원인에 의한 장애가 아닌지를 정확히 확인해야 한다. 첫날은 남·여 환자가 각각 2시간씩, 둘째 날은 각각 1시간 30분씩, 총 7시간의 면담과정을 거친 이후, 치료자와 환자의 부부가 원탁책상에 앉아 장애가 일어날 수 있는 원인들을 다시 평가하고, 그 원인들에 대해 설명을 치료자들이 자세히 해준다(예를 들어 잘못된 생각들, 신화, 비현실적 기대감, 의사소통의 실패, 파괴적인 행동유형 등). 특히 여기서는 한 사람은 환자이고, 성적 파트너는 환자가 아니더라도 치료적 목적을 위해서는 같은 배를 탄 부부는 치료의 공동 협조자가 되므로 부부의 협조가 필연적이라는 점을 강조하고, 성 기능 장애자들은 다른 선입견 없이 자신의 자연적 상태를 그대로 받아들이면 된다. 대부분의 장애자들에게는 성 행위에 대한 수행불안 때문에 그들의 효과적인 성적 자극이 차단될 수밖에 없었다는 점이 강조되며, 성에 대하여 방관자가 되지 말 것이며, 즐겹고 편안한 자세로 치료에 참가하라고 강조한다. 이 단계에서 성적 파트너인 두 사람에게 어느 부위가 가장 성적 자극에 민감한지를 탐색하고 서로 터놓고 이야기하기라는 의사소통과정의 숙제가 있는데, 이것을 마스터즈와 존슨은 '초점을 맞춘 감각 자극하기(sensate focus)' 기법이라 하였다. 성 행위 시간은 우선 피곤하거나 긴장이나 스트레스를 받는 시간을 피하며, 자기 방에서 자기들 이외의 다른 사람이 아무도 없을 때 두 사람은 옷을 다 벗고 "더듬고, 마사지하고, 애무한다."는 지시를 따르게 하고 있다. 그리고 성적 자극을 받는 파트너는 자극하는 파트너가 어느 부위를 어떤 강도로 만져주는 것이 성적 쾌감에 좋은지를 행동이나 말로 잘 전달하여야 하며, 성적으로 불쾌하거나, 불쾌한 자극을 받거나, 산만하게 하는 자극은 절대로 피하도록 성적 파트너와 충분히 터놓고 이야기하도록 하는 지침을 세워놓고 있다. 이때 남녀의 성기를 직접 만지거나 여성의 가슴을 만지는 것은 금하도록 하고 있다.

넷째 날은 '쾌감을 느끼기(pleasuring)'의 날로서 쾌감을 받는 파트너는 자극을 주는 파트너의 손에 자신의 손을 얹어 어느 방향, 어떤 각도로 만지는 것이 좋은지를 가르쳐주라는 것이다. 그리고 셋째 날의 단계와 달리 성기를 포함해서 여성의 가슴까지도 애무할 수 있지만, 남성은 사정까지, 여성은 오르가슴까지는 절대로 가지 말라는 것이다. 이 단계에서 공동 치료자들이 치료자의 파트너들에게 남녀의 성 기관의 해부학적 지식을 갖게 해준다. 남성의 성기는 외부에 있어 눈으로 볼 수 있으나, 여성의 성기는 내부에 있어 전혀 알지 못하는 남편도 있을 수 있으므로 이러한 남편의 여성에 대한 해부학적 지식은 보잘 것 없는 경우가 많았다. 이런 경우 부부에게는 해부학적 그림을 갖다놓고 설명해주며, 부인에게는 남편한테 부인의 성기를 직접 보여주도록 격려해준다.

그리고 성적 긴장이 높아지는 이유는 '최종적 목표' 때문이므로 치료자들은 이런 과정상 실패에 대해 묻지 않으며, 환자들이 어떻게 만지는 것이 자연스러운 성적 감각을 유도하고, 의사소통을 할 수 있는지에 대해서만 질문을 한다. 치료자들은 이런 지시에 따라 환자가 완벽하고 완전하게 따를 것을 바라지는 않으나 실수 때문에 더 성적인 자극을 감소시켜줄 수도 있고, 또 개개인의 경험은 다를 수가 있기 때문에 실수에 대한 강조는 성적 수행에 대한 불안을 더욱 고조시켜 실패의 원인이 되어서는 절대로 안 된다는 것이다. 여기서 자극에 대한 이물감이나 불쾌감을 제외시키기 위하여 특별한 로션의 사용을 권할 수 있는데 이는 환자의 손이 거칠고 건조할 때 로션을 이용하는 방법으로, 남녀의 성선 분비물이 원활하지 않아 윤활액의 부족으로 성적 자극을 감소시킬 수 있을 때 '초점 맞춘 감각 자극하기' 단계에서 윤활 물질로서도 사용할 수 있다.

다섯째 날은 이틀간의 '초점 맞춘 감각 자극하기'를 마지막으로 성공적 치료를 마칠 수 있고, 특별한 문제가 없이는 자신들의 항해를 시작하는 것이다. 가장 흔한 성 기능 장애는 남자에게는 미숙한 사정과 발기부전이며, 여성들에게는 오르가슴 장애와 성교 중 고통이었다. 그리고 사정 지연과 질경이 있다. 이런 치료를 받는 동안 부부들은 12시간 내지 30시간 정도의 숙제를 치료자에게 지시받았고, 치료과정을 잘 이행한다면 그들의 치료결과는 아주 좋다. 만약 치료 도중 셋째 날이나 넷째 날 치료에도 치료가 성공적이라면 바로 그날부터 치료가 끝날 수도 있으며, 14일간 치료계획은 중간에 중단될 수도 있다. 그리고 다섯째 날 이후는 환자들의 문제를 다시 피드백(feedback)하여 부분적 문제나 단계상 문제에 대하여 다시 새로운 치료계획을 실천 하도록 하는 것이다. 대부분의 환자들이 첫주에 진료실 앞에서 대기중이던 때와 첫주 진료가 끝나고 두 주째 되는 때는 아주 달라지는데, 우선 표정이 밝아졌고 편안해 했으며 진료실을 떠날 때 새로운 인생을 시작하는 것처럼 손을 꽉 잡고 걸어가는 모습을 흔히 볼 수 있었다고 한다.

오래곤 대학 성 기능 장애의 행동 치료기법

1969년 오래곤 심리 치료소에서 성 연구 프로그램이 시작된 이래 성 기능 장애를 갖고 있는 많은 부부들이 치료받아 왔다. 이 치료 프로그램은 로피콜로가 임상심리학 박사 훈련과정에 개설하였고 매년 약 25쌍이 치료받았다. 이 프로그램에는 3년 동안 16명의 남·여 치료자들이 참여했다. 여기에 적용되었던 새로운 방법들을 소개하려 한다.

이 치료의 성 기능 장애에 대한 치료는 잘못 학습된 행동을 다시 바로 잡아 주는 것이다. 즉, 신체적 결함이 없는 성 기능 장애는 잘못 학습된 현상이라 생각하고 있다. 그 원인은 스스로 성 행위를 수행하는 것에 불안을 느끼고 있기 때문이고, 외적으로는 성적 파트너에게서 긍정적인 강화를 받지 못한 데서 기인된다고 보았다. 덧붙여서 자신이나 파트너에 대한 기교의 미숙과 성에 대한 불완전한 의사소통 때문이라고 보았다.

이는 사회학습 모델 이론에 따라 성 행동을 변화시키는 훈련이 바로 치료가 되는 것이다. 그러므로 성 파트너들은 같이 치료에 참여했고, 남·여 치료자들이 15번 기간의 치료단계마다 "숙제"를 수행하게 하였다. 오르가슴을 못 느끼거나 발기 부전 환자들이 느끼고 있는 수행 불안을 감소시키기 위하여 울피(1969)의 체계적 감각법인 비보(vivo)노출 방법이 적용되었는데, 이는 울피(1969)가 개발하고 마스터즈와 존슨(1970)이 다시 정돈한 방법이다. 그리고 조루의 치료에는 시멘스(1956)의 "손가락 조이기 기법"을 활용(1970년 마스터즈와 존스)한 기법이 사용되었다. 이 프로그램이 적용되는 동안은 부부간 직접적인 성교는 제한되었다. 그리고 프로그램 내용은 다음과 같은 단계로 이루어진다.

(1) 숙제 해오기
(2) 파트너에 대한 흥분을 촉발하기와 자신의 성적 관심을 높이기
(3) 기교 훈련
(4) 억제된 감정을 풀어내는 훈련
(5) 프로그램이 끝난 후 치료시 받은 훈련을 계속 유지하는 것

(1) 숙제해 오기

치료 프로그램이 성공하기 위해서는 환자의 동기를 강화시켜 줄 필요가 있다. 이를 위하여 환자와 치료자는 치료계약을 맺는데, 치료시간 지키기, 성생활 일지 쓰기, 프로그램에 따른 성 행동 참여하기, 치료비 및 위약금 계약이 포함된다. 그 중 숙제하기는 매일, 성 행동에 대한 일지를 작성하도록 처방 받는다. 그 내용은 자신의 성적 활동에 대한 좋고, 나쁨 또는 쾌감을 느낄 때 그 정도의 수준, 기간 등을 적어와 피드백 받을 수 있도록 함이다. 그러나 매일 일지를 적는다는 것이 어려울 때가 있다. 즉 주어진 숙제를 너무 바쁜 일이 있거나 피곤하기 때문에 숙제를 이행 할 수가 없는 경우가 있을 수 있다. 또 성교를 피하려고 한 과제를 어기거나 새로 처방된 방법에 저항하거나 피하는 경우, 위약금을 내게 되어 있다. 치료 시작 전 계

약서를 작성하여 증서를 서로 교환한다. 계약서 내용에는 총 치료비와 같은 액수의 공탁금, 위약금이 정해진다. 그리고 환자가 15번 치료기간 중 계약을 위반하지 않으면 공탁금은 치료 종결시 다시 돌려받을 수있다. 그러나 15번 치료기간 중 한 번이라도 위약하면 1/15을 다시 돌려 받을 수 없고, 2/15 위약시는 2/15를 돌려받지 못하고, … 5/15위약시는 전체가 몰수당한다. 6/15번 위약시는 치료가 종결된다. 치료 위약 계약서는 치료 시작시 환자와 치료자가 서명 날인한다.

(2) 파트너에 대한 흥분을 촉발시키기와 자신의 성적 욕구 높이기

성 기능 장애는 파트너 중 한 사람이나 두 사람 모두가 성적 흥분을 촉발시키는 능력에 문제를 보이므로 대비슨(1968)과 마퀴스(1970)는 고전적 조건화 학습이론을 적용하여 성 치료를 시도한 바 있다. 자위행위로 오르가슴을 느꼈었다면 자위행위 당시 사용했던 성적 자극물(책, 사진, 소설 내용 등)에 생각을 집중하여 자신의 파트너와의 성 행위에서 오르가슴을 느낄 수 있도록 훈련받는 방법이다. 그러나 일단 파트너와의 행위 중 자위행위로 경험했던 자극 때문에 오르가슴을 느꼈다면 자위행위 중 집중했던 예전의 자극이 없어도 자신의 파트너와는 오르가슴을 느꼈으므로 그 행동은 쉽게 없어지지 않는다는 고전적 학습이론의 원리에 기초를 두고 있다. 예를 들어 부인과 성 행위를 하면서 다른 여성을 공상에 떠올렸을 때 오르가슴을 느낀다면 치료 중 공상 속에 다른 여인을 성적 자극으로 사용할 수 있는 것이다. 또한 여성의 경우 앨리스(1960)와 헤스팅스

(1963)가 오르가슴 장애 환자에게 적용한 9단계 자위행위법이 적용
되기도 한다.

(3) 성 기교의 개인 지도

성 치료를 원하는 대부분 부부들에게서도 흔히 기교상의 결함이
발견된다. 서로간 깊은 애정을 갖고 있지만 애정 표현에 어려움이
있기 때문에 성적 의사 표현 즉, "우리 시작하자", "그래 좋아", "나
는 싫어" 등의 표현을 못하는 경우이다. 이런 표현의 부족은 정서적
억제 때문이 아니라 기본적 사회적 기술훈련이 부족하기 때문이다.
이러한 결함은 모델링이나 역할놀이 기법으로 개선하고 극복할 수
있다. 이런 기법은 원래 사회적 회피나 공포증(bandaua, 1971)의
치료에도 사용되고 있으며, 그 효과도 좋다.

이런 기법들은 환자들만이 있는 환경 속에서 시작, 거절 등의 의
사표시를 해보도록 숙제를 받고 그 숙제를 실천하도록 지시받는다.
예로 어떤 남편이 애정적 표현도 없이 자신만이 몰두하면서 부인을
거칠게 다룬다든지 또는 후에 부인이 성적으로 달아 올랐을 때 무관
심 하거나 내팽개쳐 두었을 때 부인이 자신의 표현을 하지 않는다면
두 사람 다 문제가 있다는 것이다. 그러므로 애정적 표현이나 성생
활에서의 의사소통이 피드백을 통하여 개선될 수 있다.

(4) 성의 억제 풀어 놓기 훈련

역할놀이 기법은 기교의 훈련에서 유용한 것만은 아니라 성적 반
응을 심하게 억제하는 사람들 한테도 적용하면 좋은 예후를 기대할
수도 있다. 힐리아드(1960)는 오르가슴을 못 느끼는 여성에게 성적

파트너와 만족하여 오르가슴을 느끼는 것처럼 지시한 결과, 후에는 정말 오르가슴을 느끼는 사례들이 많았다고 보고했다. 치료자는 오르가슴을 느끼는 것처럼 파트너를 속이라는 것이 아니라 오르가슴을 느끼는 역할 놀이를 시행하게 함으로써, 성 행위 중 자제력을 잃고 강한 성적 흥분을 보이면 어쩌나 하는 두려움에 자신을 억제시키기 때문에 생기는 오르가슴 장애를 그 당시 생길 수 있는 억제를 해체시킨다는 것이다. 이런 역할놀이는 겔리가 사용한 역할치료와 유사하다. 성치료에서 역할은 전체적인 성격의 변화를 유도하는 것보다도 또 다른 성적 반응을 일으킨다.

오르가슴 역할놀이 기법은 두 가지 측면에서 유용하다.

첫째, 자위로 아주 높은 성적 흥분을 느끼므로 오르가슴을 느낄 것에 대하여 걱정함으로써 흥분하지 못하는 경우.

둘째, 혼자서 자위로는 오르가슴을 느낄 수 있으나 파트너가 있으면 느낄 수 없는 경우.

어떤 경우든 이들에게는 성적 활동을 할 때, 오르가슴을 못 느끼더라도 오르가슴 역할놀이를 하라고 지시받고 이성과 과장된 경련동작을 하도록 한다. 진짜 오르가슴이 아닌 서투른 모방일지라도 부부는 그 역할에서 자유스러워질 수 있다. 이런 처방은 그들이 이런 오락에 대해 불안해하고 당혹스러워하는 것을 벗어나 결국 이런 절차가 지루하게 느껴질 때까지 계속하도록 지시 받는다.

오르가슴 역할놀이는 특히 지적이고 자신을 통제 잘하는 여성들에게 효과적인데, 이런 여성들은 오르가슴이 동반될 때 나오는 소리(괴성)이나 근육수축에 대해서 당황하거나 부끄러워 하기 때문이다. 여러방법으로도 오르가슴을 느낄 수 없던 환자도 이 방법으로 치료할 수 있었다.

성 기능 장애자가 갖고 있는 "비정상" 또는 "부적합"하다고 생각하여 불안을 느끼는 것을 감소시키기 위한 처방으로 치료자의 자기 노출법을 적용하기도 한다. 예를 들면 조루증 환자가 손가락 조이기 기법을 사용하여 치료가 많이 진행되었을 때, 치료자 자신도 가끔 손가락 조이기 기법을 사용하고 있다고 한다든지, 여성치료자는 자신의 남편에게 사정을 지연시키기 위하여 손가락 조이기 기법을 사용하고 있다고 치료 받는 환자를 격려하고 강화하는 방법이다.

(5) 치료 후 유지

치료가 종결된 후 6개월간 추적 평가하여, 12 내지 13회 치료시간이 경과되면 치료 후 또다시 일어날 수 있는 문제를 환자들 자신이 해결하도록 준비시킨다. 즉, 종결 후 계속 유지시킬 것을 적어두게 하고, 치료 전 그들이 느꼈던 문제들이 무엇이었는지 목록을 만들고, 어떻게 치료가 되었고 또 치료 중 어려웠던 점을 정리하여 참고하게 한다.

1) 여성 성 기능 장애의 치료

오르가슴 장애의 치료　　여성의 성 기능 장애는 우선 성적인 자극을 효과적으로 반응할 심리적 자세 여부가 중요하다. 우선 첫째로 환자가 가지고 있는 성에 대한 태도와 의미로서 성에 대한 부정적인 태도가 영향을 미칠 수 있다. 이런 경우 조심스러운 질문이 필요하며, 청년기 성교육과 성 경험 여부, 결손가정 여부, 동성애 경험 여부, 성적 추행, 강간, 학대 같은 정신적 외상 여부가 살펴져야 한다. 둘째로 남편과의 애정적 관계 때문에 생긴 영향으로 하기 싫었으나 마지못해 한 결혼이나 철 없이 한 결혼으로 배우자에게 관심을 안 보일 수 있다. 이와 같이 여성의 성 반응에 대한 세밀한 조사가 선행되어야 한다.

그리고 신체적 장애 여부도 조사되어져야 한다. 골반의 이상이 성교시나 애무 당시 고통과 불쾌감을 줄 수도 있으며, 자궁내막증은 남성의 음경을 질 내 깊숙이 삽입하면 통증을 유발할 수도 있기 때문이다. 또 남편에게 기본적인 성 해부학을 가르쳐 줌으로써 성교시 음핵 부위를 어떻게 자극할 것인지를 습득케 하는 것이다. 즉, 음핵을 직접 자극하면 오히려 불쾌감을 주거나 아파서 성감이 떨어짐으로 음핵머리(귀두)의 자극보다는 음핵 바로 윗부분 치구와 음핵 기둥을 부드럽게 마찰하는 것이 효과적이다.

또한 성적 감정의 표현이 결혼생활에서 서로 공유해야 할 필수적 요소임을 서로가 인식하고 부부간 서로 좋아하는 성적 기호, 성교 자세, 성적 자극 등을 개발하고 때와 장소에 따라 다양한 성 기교를 시도해 볼 필요가 있다. 어떤 부인이나 남편이 어떤 성 기교를 무시하거나 더럽다고 거절하는 경우 예의 바르지 못하다고 느끼는 애무 방법이나 성교 자세들을 수용하도록 하는 교육이 필요하다.

더욱 중요한 것은 여성의 오르가슴은 매번 오는 것이 아니라는 것, 또 피곤하거나 어떤 문제에 집착하고 있을 때 장애의 원인이 된다는 것을 알아야 하고, 남성 파트너는 예민하고 부드러운 애정으로서 여성 파트너의 마음을 사로잡으라는 것이다.

오르가슴 장애의 치료는 엘리스와 헤스팅스(1963)는 자위방법으로 치료한 바 있고, 또한 마스터즈와 존슨(1966)도 자위행위법을 사용하였다. 그리고 울피(1969)는 자위행위를 통하여 체계적 감강하

는 행동 치료적 접근을 시도하였는데, 그 후 이러한 치료방법을 정
돈한 로피콜로와 로비츠(1972)는 '오르가슴 치료법'을 9단계로 제
안하였다. 이 방법을 소개하면 다음과 같다.

로피콜로와 로비츠의 치료법

1단계, 나체로 자신의 신체적 조건에 대한 조사, 손거울로 자신의
성기를 조사하고, 헤스팅스의 성 기관 해부도에서 자신의 신체적 조
건과 비교하여 각 부위를 확인한다. 이 때부터는 케겔운동을 시작하
여 질 회음부 수축강화 운동을 통하여 질 회음부 근육을 강화시킨
다.

2단계, 손가락이나 시각적으로 그녀의 성기를 탐색(조사)하고,
성교행위를 하는 것을 떠올릴 때 오는 불안감 등을 피하기 위해서
어떤 기대나 공상을 하지 않도록 주의시킨다.

3단계, 환자가 자극했을 때 즐거워지는 예민한 부위가 어딘지를
시각적 · 촉각적으로 탐색하게 한다.

4단계, 확인한 예민한 부위를 여성치료자에게 보고하고, 여성치
료자가 자위행위기법 및 윤활물질 사용법 등을 논의한다.

5단계, 만약 4단계에서 오르가슴이 안 일어났다면, 자위하는 시
간이나 강도를 높여서 "뭔가 느껴요" 할 때까지 또는 아프거나 피로
하다고 할 때까지 자위를 계속한다.

6단계, 5단계에서 오르가슴이 없었다면, 몸이나 얼굴을 맞사지하
는 진동기를 구입하도록 처방하여 사용하도록 한다. 치료가 잘 안
되는 경우는 3주 동안 매일 45분씩 진동기를 사용하여 치료한 경우
도 있다.

7단계, 자위를 통해서 오르가슴을 느꼈다면, 어느 단계에서든지

부인이 자위하는 것을 남편이 관찰하게 하고 남편 앞에서 흥분이나 오르가슴을 못 느끼는 것을 탈감시키도록 하는 행동 치료 방법이다. 남편에게도 훌륭한 학습경험이 된다.

8단계, 남편이 7단계에서 경험했던 방식대로 손으로 애무 자극한다.

9단계, 만약 8단계에서 오르가슴을 한번이라도 느꼈다면, 이때야 비로서 부부간 성교를 할 수도 있고, 손이나 진동기를 사용할 수도 있다. 도색잡지, 책, 그림, 사진 등이 자위 프로그램시 보충자료로 사용된다. 뜻밖에 어떤 여성은 도색영화에 자극을 보인 경우도 있다.

마스터즈와 존슨의 치료방법

마스터즈와 존슨이 공동으로 개발한 불감증에 대한 효과적인 치료법을 인용하면 다음과 같다. 치료를 성공적으로 완수하려면 남성의 협력이 절대적으로 필요하다.

애무로 긴장을 풀어라.

성생활은 우리가 직업상 꼭 달성해야만 하는 목표지점이 있는 것과는 다르다. 즉 목표가 오르가슴이므로 서로가 꼭 오르가슴을 달성해야만 정상적인 성생활의 즐거움을 느끼는 것만은 아니다. 성생활이란 어떤 단계에 있든지, 어떻게 접근하든지 그 자체에서 두 사람이 만족을 느끼면 되는 것이다. 그러나 오르가슴의 쾌감을 경험해보지 못한 사람이나 이미 쾌감을 느꼈던 사람들 중 오르가슴 장애라고 생각되는 사람들은 우선 자신들의 긴장요소를 제거해내야만 오르가슴에 쉽게 오를 수가 있다. 이런 과정은 약간의 어려운 숙제가 있는

데 우선 첫단계는 여성에게 제한된 애무만이 허용된다. 적어도 4일 간은 매일 1시간 이상 서로 만지고 비비고 토닥거리는 등 애무를 하되 음경의 삽입을 피하라는 것이다. 많은 부부들은 이와 같은 애무를 통해서 새롭고 또 다른 쾌감과 친밀감을 느낄 수 있다는 사실을 간과하고 있다. 여성이 흥분되어 질 내 분비물이 충분히 젖더라도 음경의 삽입은 절대 삼가야 한다.

파트너의 성기를 애무하기

긴장을 풀고 여성만을 애무한 지 4일째부터는 남녀가 서로 성기나 가슴까지 포함해서 애무하는데 오르가슴까지 가서는 안 된다.

자기가 어떻게 성기 애무를 당해야 좋은지 알고 싶은 여성에게 한 가지 성교 체위를 소개해 주고 싶다. 남성은 침대 머리쪽에 앉고 베개로 등을 받친다. 여성은 남성의 가슴에 등을 대고 비스듬히 돌아앉아 머리가 남성의 어깨에 기대는 체위가 그것이다.

남성은 항상 여성의 욕구가 이러이러할 것이라고 미리 추정하여 자기 마음대로 자극해서는 안 된다. 즉 이렇게 여성을 리드하는 것이 남성다운 것이라고 오해하고 있기 때문이다. 두 사람의 목표는 사실상 여성이 좋아하는 성감대나 행동을 발견하여 그것을 수행하는 것이다.

마스터즈와 존슨에 의하면, 대부분의 남성들이 범하는 가장 큰 잘못은 애무를 시작하자마자 음핵부터 주무르기 시작한다는 것이다. 음핵은 매우 민감하여 직접 손으로 자극하면 자극감이나 고통을 느낀다는 사실을 남성들은 모르고 있다. 많은 여성들은 음핵의 날개를 둘째 손가락과 가운데 손가락으로 살짝잡고 가볍게 흔드는 것을 가장 좋아한다. 음핵은 질과는 달리 분비물이 없기 때문에 건조된 상태에서 비비면 불쾌감마저 느끼게 된다. 그러므로 질액이나 침 또는 수용성 젤리나 크림으로 윤활시키고 애무하면 더욱 성감이 좋아진다.

여성은 억지로 무리해서까지 오르가슴에 도달하려고 애쓸 필요는 없다. 사람 나름대로 성적 자극이 극한에 달하는 순간, 자연적으로 오르가슴이라고 하는 클라이맥스에 오르게 되는 것이기 때문이다. 어느 단계에까지 이르지 못했다고 또는 오르가슴에 도달하지 못했다고 실망할 필요는 없다. 아무런 구속이나 억압이 없이 적당한 시간, 적당한 기회가 다시 오면 그 때 도달해도 된다는 느긋한 마음가짐이 바람직하다.

음경의 삽입 허용

성기 애무에 의해서 여성이 충분히 만족하게 된 상태에서는 다음 단계로 넘어가도 괜찮다. 우선 성교 체위는 여성상위가 바람직하다. 즉 남성은 눕고 여성이 남성의 양 대퇴 사이에 올라타고 앉는 자세이다. 여성이 조준하여 음경을 삽입한 후 그대로 움직이지 않고 있으면서 질 점막에 와닿는 쾌감을 맛보면서 기다린다.

좀더 자극이 필요하면 여성은 음경을 따라 천천히 전후로 움직여준다. 여성은 음경을 자기 것처럼 자유자재로 돌리면서 느끼고 즐기면 되는데 불감증이던 질이 최고의 쾌감에 도달될 때까지는 상당한 시간이 소요될 것임을 각오해야 한다.

엉덩이 밀어올리기 운동

여성이 질에 와닿는 성감을 느끼기 시작하면 비로소 남성은 허리를 올려주여 천천히 엉덩이 밀어올리기 운동을 수행해나간다. 여성은 이때, 자기에 알맞은 페이스(보조)를 남성에게 말해주거나, 몸짓

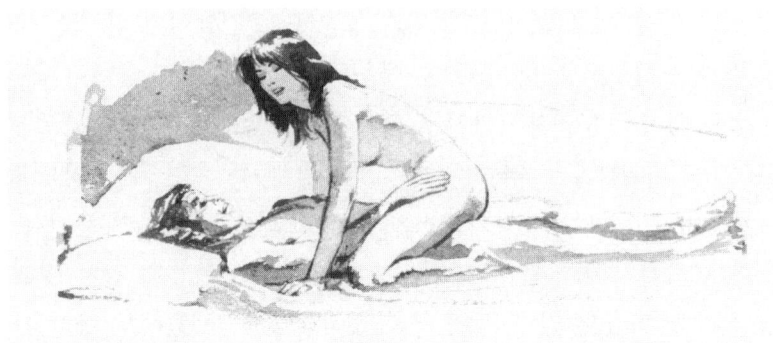

[그림 6-2] 여성 상위 자세

으로 알려주는 것이 좋다. 이와 같은 성교 행동에 있어서의 여성의
협력은 결국 여성 자신을 위한 것일 뿐만 아니라, 종래 남성의 기호
에 맞추던 성 습관을 여성 위주로 바꾸게 된다는 사실을 잊어서는
안 된다.

측와위 체위

남성이 두 다리를 벌리고 여성의 배 위로 올라타는 전형적인 남성
상위보다는 여성상위나 측와위가 불감증을 치료하는 데 보다 효과
적일 수 있다.

서로 앞을 보며 옆으로 눕는 측와위 체위는 남성은 옆으로 누워
밑의 다리를 구부리고, 여성은 남성의 대퇴 내측으로 가로 누워, 한
쪽 다리를 남성의 다리 위에 걸터놓는 자세이다. 이 성교 체위는 많
은 남녀들이 선호하는 자세로서, 자유로이 움직일 수 있고 사정을
조절할 수 있으며, 밀어넣고 당기는 속도를 전달하기 수월하다는 이
점이 있다.

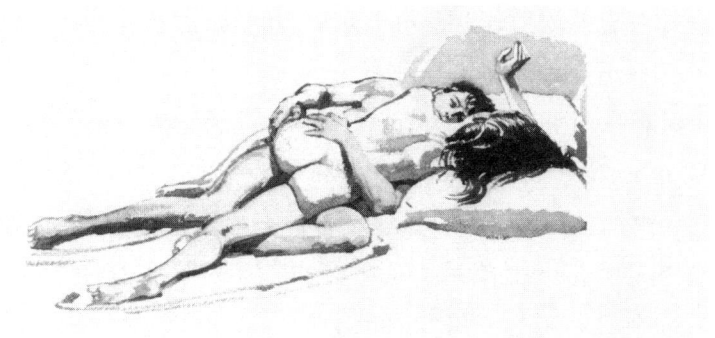

[그림 6-3]　모로 눕는 성교 자세

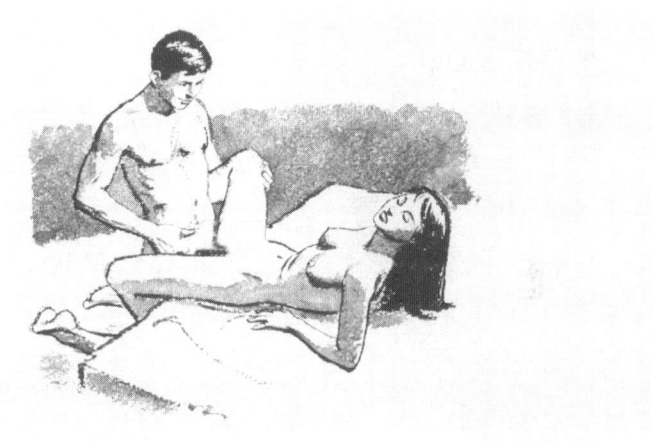

[그림 6-4]　진동기를 사용하는 치료법

　불감증에는 진동기(vibrator)가 많이 사용되고 있지만, 이것이 습관화되면 혹 진동기처럼 피로할 줄 모르는 자극을 남성으로부터 원하게 될지도 모를 것이라고 생각하는 사람도 있을 수 있다. 그러나 사실상 여성들은 자기 스스로든, 진동기의 협력을 얻어서든 오르가습에 도달할 능력을 터득하게 되면, 아무런 문제없이 그리고 부담없이 치료도구로 사용하게 된다.

불감증 여성의 경우, 성적인 그림이나 소설이 어느 정도는 도움이 될 수도 있다. "그 때의 성 행위가 흥미가 있기는 하지만, 어떤 일이든 어떤 물건이든 좋으니 성적 흥분을 일으킬 수 있는 것에만 신경을 집중하십시오."라는 치료법과 마스터즈와 존슨의 여성상위 체위와 측와위 체위를 이용한 치료방법의 성공률은 일차 오르가슴 장애일 경우 82.4%의 성공률을 보였고, 일차 오르가슴 장애인 경우가 이차 오르가슴 장애보다 치료효과가 높게 나타났다.

케겔 운동 치료법

케겔운동법　음경이 질 내로 삽입되었을 때 가장 중요한 역할을 하는 질 회음근육은 치골 미골근이며, 남성의 음경을 조여주는 질 근육의 탄력성 훈련으로 케겔(Kegel, 1952)이 착안한 방법은 질 회음근육을 수축할 때는 복부나 엉덩이(둔부), 대퇴근육을 함께 조이지 말고 이완시키는 것이다. 마치 소변이나 대변을 참는 것처럼 질 주위의 근육에만 힘을 주고 재빨리 수축하여 10초간 상태를 유지한 후, 다시 수축과 이완을 반복한다. 그리고 수축 후에 근육이 쉽게 피곤해져서 10초라는 시간이 매우 길게 느껴지면 30초 동안 휴식을 취한 후 계속하도록 한다. 처음에는 이 운동이 생각처럼 쉽지 않으나, 꾸준히 지속하면 좀더 쉽게 할 수 있게 된다. 단, 주의할 것은 만약 10초 동안 지속적으로 수축할 수 없다고 해서 힘을 풀었다가 다시 수축하면 절대로 안 된다. 그 이유는 케겔운동의 목적이 질 회음근육을 강화하고 탄력을 조절하는 것인데 10초 안에 재수축을 하게 되면 질 회음근육은 강해지지 않고 탄력이 생기지 않기 때문이다.

처음 수축, 이완운동을 시작하는 첫번째 주는 한 번 운동시 10회 1일하고, 다음 주부터는 매주 5회씩 운동 횟수를 증가하여 6주 후에는 35회 이상 수축운동을 한다. 우리 나라에서는 여성을 대상으로 6주간 녹음 테이프를 이용하여 질 회음근육운동을 실시하고, 그 효과를 연구한 이영숙(1993년, 1996년) 교수의 논문에서는 긴장성 요실금이 완화되었고, 여성의 성 기능과 성 만족이 강화되었음을 보고하였다. 그라버와 크라인 그라버(Graber & Kline-Graber, 1980)는 이 운동으로 여성의 오르가슴 능력이 향상되었다고 하였다.

질경의 치료   질경이란 질 입구부터 1/3지점까지 있는 오르가슴 플랫폼의 불수의적인 근육수축으로 정상적인 성교가 불가능한 상태로서 처음 경험하는 성교시 나타날 수 있고, 그리고 사전에는 정상적인 성교 경험이 있으나 이런 질 경련 수축 현상이 갑자기 생기는 경우도 있고, 환경에 따라 발생하는 경우도 있다. 그 원인은 엄격한 부모의 교육으로 성에 대하여 지나친 불안감이 발생하는 경우, 또는 어릴적 성과 관련된 외상적 경험 때문에 일어남으로써 음경의 삽입이 전혀 어렵거나 음경의 피스톤 운동이 불가능하다.

질경 치료는 우선 회음부 근육을 충분히 이완시키는 방법을 훈련시키고, 스스로 질 내부를 살펴보게 하고서 충분히 회음부 근육을 이완시킨 다음 가느다란 유리 막대봉의 확장기를 사용하여 질 속으로 삽입시킨 다음 점차적으로 크기를 늘려가는 방법이 있다. 이때 매번 치료 후에는 환자 자신이 막대봉으로 스스로 넣어 보도록 하며 환자 자신의 음경이 삽입되더라도 질이 파열되지 않는다는 신뢰감을 심어 주어 불안감이나 공포를 털어 버리도록 한다. 또한 정신치료가 필요할 수도 있고, 남편과 함께 치료에 참여 시키기도 한다. 또한 케겔운동이 보조적으로 도움이 되며, 손가락 하나 또는 두 개를 사용한다든가 탐폰을 사용하여 치료할 수도 있다. 치료 성공률은 일주일 이내에 거의 100%이다.

마스터즈와 존슨의 보고에서 그들이 치료한 29명의 여자 중 27명은 치료 후 6개월 이내에 오르가슴을 가졌다고 보고하고 있다.

2) 남성 성 기능 장애의 치료

발기 장애의 치료　　발기 장애는 발기가 전혀 안 되는 발기 실패, 발기가 충분히 안 되거나 되더라도 사정을 못하고 순식간에 발기력을 잃는 것, 발기가 충만하게 이루어지나 여성의 질 내에서 사정이 이루어지지 않는 것 등으로 나누어 볼 수 있다. 이런 발기 장애는 신체적 질병에 의한 기질적 문제가 있는지가 꼭 질문되어야 한다. 예로 척추질환, 당뇨, 요도관 질환 등을 앓고 있는지 알아보아야 한다. 그리고 다음과 같은 내용이 구체적으로 질문되어 조사되어야 한다.

① 발기 실태나 부적합한 발기는 결혼생활의 전후 내외적 사건에 대하여 조사한다.
- 최근 언제 발기력을 잃었는지, 늘 그랬었는지?
- 만약 최초의 일이라면 발병시기 전후의 내외적 사건을 알아본다.
- 자위행위상 어려움이 있는지? 동성애적 배경이 있는지?
② 남편의 부인에 대한 성적 대상으로서의 태도를 묻는다.
- 결혼 상태에 대한 거절인가?

- 다른 여성에 대한 태도도 똑같은가?
- 부인이 자신의 성적 관심사에 비하여 지나치게 요구하고 있는가?
- 부인의 암내 냄새나 알코올 중독 같은 신체적 · 개인적 특성 때문에 성적 흥미를 잃었는가?

발기 장애의 심인성 원인 치료

발기 장애 여부를 진단하기 위하여 의사들은, 대개 음경의 발기상태를 알려주는 장치를 음경에 장착한다. 심리적 원인에 의해서 생기는 발기 장애를 치료하는 방법은 그 원인만큼이나 다양하고 복잡하다.

발기 장애를 치료하는 방법에서 마스터즈와 존슨에 의해 개발된 첫단계의 기술은 파트너와 직접적인 성교를 하지 않고 우선은 '초점 맞춘 감각 자극하기 운동' 을 시키는 것이다.

이 기술은 우선적으로 발기부전 환자가 성교 수행을 생각하면서 생기는 긴장을 이완시키며, 공포감을 줄여주면서, 성적 흥분을 일으키도록 도와주는 방법이다. 일주일 정도 이 방법을 쓰면 대체로 성공적인 치료가 가능하다. 이 방법을 시도할 때 특히 주의할 점은 환자 자신이 발기를 하려는 의도적인 집중을 하면 발기가 안 될 수 있다는 점을 강조해 줘야한다. 즉 예비 불안감이 발기 장애의 원인이 되므로 예비 불안감을 없애야만 된다는 것이다.

제2단계는 부인이 남편의 발기를 돕도록 하는 것이다.

처음 부인이 남편에게 자위행위를 시켜 충분히 발기가 될 때까지 이른 다음 완전히 발기가 소실 될 때까지 잠시 쉰다. 그리고 다시 반복하여 남편의 음경이 발기할 때까지 부인에 의한 자위행위를 계속

한다. 이런 연습은 남자가 생각하고 있는 발기 소실에 대한 염려를 없애주는 효과가 있다. 또 남자는 자신이 노력하지 않는 한 발기 장애는 다시 올 수 있다는 것을 알아야 한다.

3단계는 성교자세로서 여성 상위로 우선은 여자가 주도권을 갖게 하는 것이다.

즉 여자가 앉아서 음경의 삽입을 유도하고 남자는 수동적인 자세가 될 것을 지시한다. 발기 장애 환자는 삽입시에 어려움을 느끼게 되면 쉽게 발기상태를 잃게 되는 경우가 많기 때문이다. 여자는 이런 경우에 음경의 삽입 위치를 정확히 유도할 수 있으므로 남자의 삽입시 어려움을 경감시켜 줄 수 있다. 이 치료 방법에 의하여 마스터즈와 존슨은 1차 발기불능 환자의 59.4%를, 그리고 2차 발기불능 환자의 69.1%를 성공적으로 치료하였다고 보고했다.

발기 장애의 기질적 원인 치료

기질적 원인에 의해서 생기는 발기 장애는 전체 발기 장애의 약 10%에 불과한 것으로 알려져 왔으나, 현재 질병이나 약물의 영향으로 생기는 발기 장애가 점차 증가 추세에 있으므로 이것보다는 훨씬 많을 것으로 예상된다.

기질적 발기 장애를 치료하는 방법은 그 원인에 따라 각양각색이다. 우선 남성 호르몬의 부족 때문인 경우 테스토스테론(testosterone ; 남성 호르몬)과 고나도트로핀(gonadotropin ; 성선 자극 호르몬)을 주사하면 치유될 수 있다. 테스토스테론 치료를 받는 남성은 정기적으로 전립선 암 검사를 받는 것이 중요한데 그것은 이 호르몬 투여에 의해서 암세포의 성장이 더 빨라질 위험성이 있기 때문이다. 이런 남성의 경우 음경의 지속 발기증(priapism)이

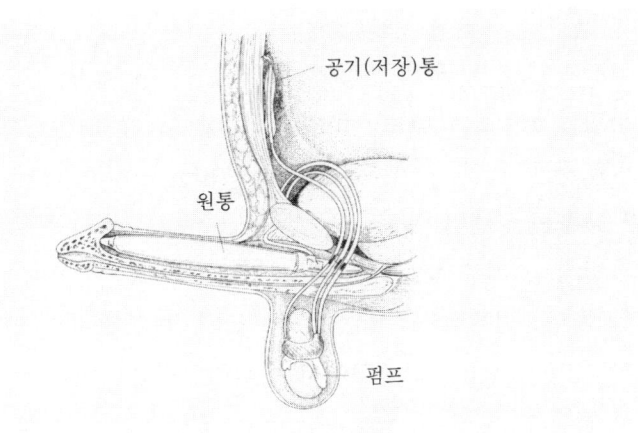
공기(저장)통

원통

펌프

[그림 6-5]   스코트 팽창식 프로테제 장치

나 수종이 생길지도 모른다. 음경 지속발기증은 도플러(doppler) 초음파 검사와 혈액 가스 검사로 진단하며, 응급적으로 조기에 음경 해면체 천자 흡입 또는 약물 세척요법이 필요하다.

　모든 기질적 원인을 음경보형물로 치료해도 결과가 좋지 않을 경우, 수술을 통해서 음경보형물을 만들어주는 '프로테제(보진제) 이식법'을 사용하여 정상적인 발기상태의 음경과 같은 모양과 경도를 갖게 할 수 있다. 이 음경보형물로도 질 삽입은 물론 오르가슴이나 사정까지도 가능하다. 그러나 이와 같은 음경보형물 사용이나 '스코트 팽창식 프로테제(액압방식)' 등의 페니스 발기장치는 각각 단점이 있다. 프로테제 이식의 큰 단점은 항상 음경이 발기된 상태로 있다는 점으로, 양복 밖으로 융기되는 문제는 물론, 통상의 방광경 검사나 비뇨기과 수술 등이 불가능하다는 이유 때문에 그리 바람직한 방법이 아닌 것이 사실이다. 팽창식 프로테제 장치는 발기시키고자

할 때마다 음낭 속에 파묻은 펌프를 누르면 되는 것인데, 이 장치는 고가의 비용이 소요된다. 또 발기유발제의 음경 해면체 내 자가 주사법으로 papaverine hydro-chloride, α-아드레날린성 차단제, PGE가 있으며, 진공물리기구(vacuum entrapment device) 등을 사용하는 방법이 권장되고 있다.

발기 장애의 특효약(정력제)이라고 하는 파파야 잎, 가시투성이인 물푸레나무 껍질, 서양 무(29일 무), 분말 등 식물성 식품은 거의 효능이 없고, 꿀벌집에서 채취하였다는 로열젤리도 정력회복에는 별 효과가 없다. 남성 호르몬을 포함한 호르몬 제재도 의사의 처방 없이 함부로 사용하면 위험할 때가 있다.

지연사정의 치료   지연사정일 경우는 항상 사정이 이루어지지 않았는가? 자신의 부인에게만 한정해서 그런가? 동성애의 짝과 만난 이후 그런가? 동성애 경험이 있는가? 의 내용이 구체적으로 조사되어져야 한다.

어떤 사람은 꿈속에서 경험한 사정 말고는 각성시에 한번도 사정을 경험하지 못한 경우도 있다고 한다. 이 사람의 치료는 자위행위를 통하여 사정을 돕는 것이다. 물론 신체적 건강이 조사된 후 건강상 문제가 없는 경우에 쾌감을 증진시키는 훈련이 필요하다.

성적 공상, 에로물의 소설, 잡지 등을 사용하여 자위행위를 할 수 있다. 이때 성감을 고조시키기 위하여 음경에 로션과 같은 윤활물질을 발라서 할 수 있고, 성적 흥분을 저해하는 두려움이나 불안의 원인을 찾아보며, 진동기 등을 사용할 수도 있다. 결혼한 부부의 경우는 부인의 도움이 절대적으로 필요하다.

우선 남편이 등을 대고 누워 관심을 자신의 성적 경험에서 느꼈던 성적 감각에 온 정신을 다하여 집중시키고, 부인은 성적 자극을 고조시켜주는 보조재로 남편의 음경에 로션을 바르고 아주 부드럽고, 천천히 흔들고, 치고 하는 자위행위를 시행한다. 만약 몇회의 치료시간 이후에 여성의 질 입구에 사정을 할 수 있었다면, 그 다음에는 사정의 절박감을 느꼈을 바로 그 때 음경을 질 내 삽입하고는 엉덩이 밀어붙이기 행동을 박력있게 시행한다. 만약 사정감이 없어진다면 처음부터 치료절차를 다시 시작한다. 이 치료에서는 남성상위 체위가 사정을 촉진시킬수 있으므로 권고되고 있다.

때로는 부인의 자위행위로 사정을 못할 경우는 남편 스스로가 자위행위를 그 자리에서 할 수 있으며, 그래도 사정이 되면 그 다음 번에는 부인의 자위행위로 사정이 될 때까지 계속 부인이 할 수 있다. 그 다음은 긴박한 사정감을 느낄 때 성교를 통하여 사정하면 되는 것이다.

만약 이런 방법이 충분치 않으면 진동기 등 보조물을 사용할 수도 있다. 어떤 경우 부인이 자위행위를 해주는 것이 유쾌하지 않을 수도 있는데, 그 원인은 자신이 조절해야만 된다는 강박관념 때문이고, 대개 강력한 성적 공상으로도 치료가 되며, 부인에 대한 적대감이나 공격성이 원인일 때가 있다.

조루증(premature ejaculation)의 치료　　조루증인 경우에는 성행위를 시작하자마자 사정이 일어났는가? 10대 시절 창녀에게 갔을 때 빨리 사정하라고 종용 받은적이 있는가? 또는 사회에서 여성의 역할을 요구 받은 적 있는가? 등에 대한 조사가 선행되어져야 한다.

시만스(Semans, 1956)는 정지-시작기법(stop-start)으로 조루증 치료를 하여 많은 효과를 보았다고 소개한다. 이 정지-시작 테크닉

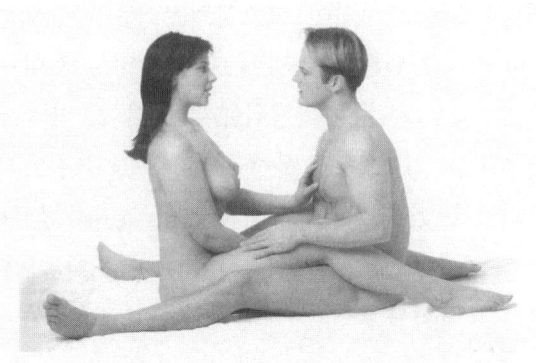

[그림 6-6] 사정 조절 훈련

이란 사정을 느끼자마자 성교 행위의 움직임을 정지하는 것이다. 움직임을 서서히 하고, 또 정지기간을 가지고 사정을 참아낸 다음에 다시 움직임을 시작하는 이런 연습을 반복함으로써 점진적으로 사정을 지연시키는 방법을 배우는 것이다.

또 마스터즈와 존슨(1970)은 조루증 치료방법으로 '손가락으로 귀두조이기 기법(squeeze technique)'을 개발하여 소개하고 있는데, 이 방법은 처음에 부인이 남편 음경을 발기되게 하여 남편의 음경 귀두 부분을 손가락으로 살짝 조여줌으로써 긴박한 사정 충동까지 온 귀두가 최고로 부풀어올랐을 때 사정 충동을 억제시키는 기법이다. 그런 다음 다시 반복하여 긴박한 사정 충동이 생길 때까지 발기시키고, 발기된 15초 내지 30초에 다시 손가락으로 살짝 조여 긴박한 사정 충동을 가라앉혀 사정을 지연시키는 방법이다. 첫날이 지난 후에 이 부부는 사정 없이 15분 내지 20분의 성교를 하도록 한다. 이 때에 남자에게 고압적인 느낌을 주지 않게 하는 성교 자세가 병행된다. 그렇게 해서 남자가 서서히 질 속에 압축되는 감각을 느끼게 되도록 익숙하게 연습한다. 남편이 사정을 느끼게 되면 이것을 부인에게 알려주고, 부인은 잠시 몸을 떼어서 손가락으로 조이는 방법으로 남편의 음경을 살짝 조여준다. 이 방법으로 마스터즈와 존슨은 97.3%의 치료성과를 가져왔다고 보고하고 있다. 이 방법의 절차를 소개하면 다음과 같다.

쾌감을 즐기는 단계   쾌감을 즐긴다고 하는 것은 사랑이 충만하여 성적인 흥분을 재촉하기보다는 오르가슴에의 압박감에서 두 사람을 자유롭게 해방시킴을 의미한다. 말하자면, 두 사람은 의식적으로 삽입 성교는 피하되 적어도 4일간 하루 한 시간 이상 전희를 즐긴다. 애무, 키스, 마사지 등으로 쾌감을 즐기고, 입욕하고 서로 씻어주는 것도 좋다. 서로 자기가 쾌감을 느끼는 성 행위를 상대방에게 알려주는 것만으로도 쾌감이 교감될 수 있다.

손가락으로 귀두조이기 기법 훈련단계   여성은 침대 머리맡에 베개를 놓고 가까이 편안하게 앉고, 남성은 자기 음경이 여성의 양 다리 사이에 끼도록 하고 위를 향해 눕는다. 여성이 남성의 성기를 천천히 애무하다 사정할 정도로 흥분하면, 여성은 재빨리 '손가락으로 귀두조이기 기법'을 사용하여 2-3초간 진정시킨다. 그 후 15-30초 지나면 다시 여성은 애무하면서 20분 정도 계속하는데 이와 같은 성 행위를 3-4일간 반복한다. 이 훈련을 전부 마치면, 남성은 사정하지 않고 성적 흥분상태를 지속할 수가 있게 되고, 조루증도 치료할 수 있게 된다.

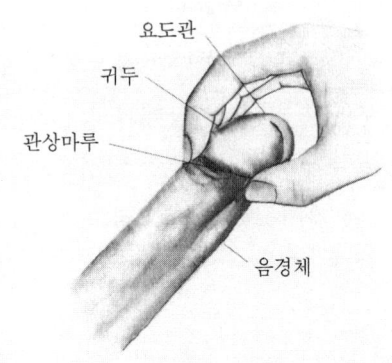

[그림 6-7] 손가락으로 귀두 조이기 기법

여성상위의 자세 단계   여성은 남성을 완전히 발기시킨 후 '손가락으로 귀두조이기 기법'을 2-3회 반복한다. 그 다음에 여성은 누워 있는 남성 위에 주저앉는다기보다는 궁둥이를 들고 뒷걸음질치기하는 기분으로 삽입시킨다.

여성은 음경을 질 내에 넣은 채 움직이지 않고 있다가 긴박한 사정감이 느껴진다고 하면 빨리 음경을 빼서 '손가락으로 귀두조이기

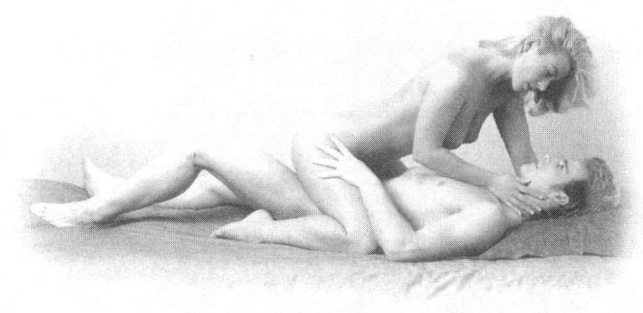

[그림 6-8] 여성상위 자세

기법'으로 진정시킨다. 진정되면 다시 음경을 삽입시켜 지나친 피스톤 운동을 삼가한 채 기다린다. 이런 훈련(단계)을 3일간 계속하면 성교시간을 적어도 15-20분 정도 지속시킬 수가 있다.

모로(횡위) 눕는 성교 자세 단계   어느 정도 사정을 억제할 수 있게 되면, 횡으로 눕는 성교 자세를 시도해 볼 만하다. 이 횡위를 취하는 일은 우선 여성상위 자세부터 시작된다(제3단계에서와 같이 조이기 기법을 반복 사용한다). 남성은 한쪽 다리를 침대 위로 치켜들어 여성이 대퇴 안쪽 위에 오게하여 횡으로 껴안는다. 여성 양쪽 무릎을 침대에 대어도 좋다.

그 후의 연습으로 조루증이 있던 남성이 완전히 컨트롤 할 수 있을 때까지는 6개월에서 1년 정도 걸린다고 한다. 둘이서 적어도 1주일에 한 번씩 6개월간은 '손가락으로 귀두조이기 기법'을 사용해야 되고, 한 달에 한 번은 제2단계 훈련을 하는 것이 좋다.

이 기법은 여성이 한동안 성 접촉을 피하여 남성의 정자가 많이 저장될 수 있는 기간을 준 다음에 사용하면 아주 효과가 큰 기술이다.

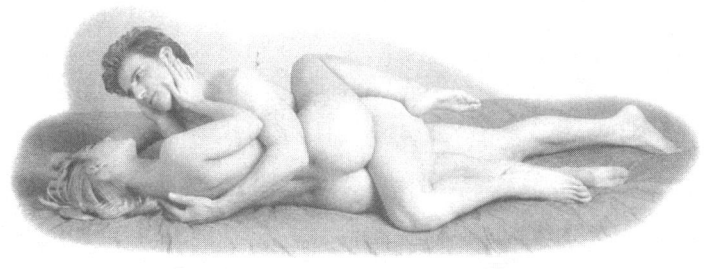

[그림 6-9]   모로 눕는 성교 자세

어떤 이유에서든 조루증이 있는 남성은 마취 크림이나 젤리를 사용하는 것은 피해야 한다. 일부 남성은 이들 약제가 페니스의 감각을 둔하게 만들어 성교시간을 길게 끌 수 있을 것이라 생각하고 있지만, 그것은 오해이고, 또 이들 약제가 남성과 여성의 성기에 알레르기 반응을 일으킬지도 모르기 때문이다. 또 젤리를 사용하면 사정이 더욱 빨라질 수도 있다는 점을 명심해야 한다.

조루증의 치료에 있어 원인이 약물복용이나 기질적 질병에 있다면 이런 원인 요소를 제거하면 된다. 그러나 정신적 원인에 기인한 조루증은 불안감과 죄책감을 극복하고 성적 흥분을 감소시키는 정신적 산만함을 제거해야 한다. 이와 같은 정신요법과 함께 질 외에서 남녀가 서로 성기를 자극하여 사정감에 도달하면 곧바로 성 관계에 들어가 질 속에서 사정과 쾌감을 함께 느끼게 하는 방법을 반복할 때 약 80% 이상에서 치료에 성공할 수 있으며 약물로는 교감신경 흥분제가 효과적이다.

지속 발기증(priapism)의 치료　　지속 발기증은 발기된 상태가 계속 유지되므로 해면체에 수종이 생기거나 파열 될 수 있어 후에 발기 상태를 유지할 수 없을 수 있다. 발기부전증 치료를 위하여 사용한 발기 유발제의 부작용으로 일어나는 경우도 있다. 예를 들어 비아그라, 남성호르몬, 성선자극 호르몬 등이 있다. 음경 지속 발기증은 도플러 초음파 검사와 혈액 가스검사로 진단된다. 이 지속 발기증은 음경해면체 천자 흡입법 또는 약물 세척요법이 필요하다.

3) 질병과 성 기능 장애

내분비성   시상하부 또는 뇌하수체 종양에 의한 성선 기능 저하증, 에스트로겐요법 또는 항 안드로겐 요법, 고환절제술 등은 성적 관심을 억제할 수 있다. 이때 발기부전은 성적 관심이 없어 이차적으로 발생하며 발기능력 자체는 온전하다. 과 프로락틴 혈증도 성적 관심을 억제시켜 발기부전을 일으킬 수 있다. 갑상선기능 항진증, 갑상선기능 저하증, 쿠싱 증후군 질병은 모두 성욕을 감퇴시키고 발기부전을 일으키는 것으로 보고되었다.

약물 부작용   거의 모든 혈압강하제(methyldopa, clonidine, reserpine)와 같은 중추신경에 작용하는 교감신경 차단제는 발기부전의 원인이 된다. 알파 아드레날린성 차단제(phenoxybenzamine, prazonsin)가 역 사정을 일으킬 수 있지만 발기에 영향하는 일은 거의 없다. 또 베타 차단제(spironolatone 그리고 propranolol)는 성욕 감퇴를 일으킨다. 이뇨제와 혈관확장제도 발기부전을 일으킬 수 있다. 그리고 항 우울제는 진정 및 항 콜린성 작용에 의해 성욕을 감퇴시킨다. 주 정온제 및 소 정온제, 최면제도 성욕감퇴를 일으킨다. 기타 에스트로겐, 항 안드로겐(cimetidine, ketokonazole, cyproterone acetate), 마리화나, 알코올, 마취제, 흡연도 간접적인 원인이 된다.

당뇨병   기질성 발기부전증의 원인으로 가장 흔한 단일 질환은 당뇨병이다. 그러나 인슐린 용량과 치료기간 및 치료 정도와 발기부전은 상관관계가 없는 것 같다. 당뇨병은 내분비질환이지만 발기부전의 원인이 될 만한 호르몬 장애나 안드로겐 결핍을 발견할 수 없다. 당뇨병이 발기부전을 일으키는 주된 원인은 말초 신경병과 동맥경화증이다. 미국에서는 약 200만 발기부전 환자의 약 50% 정도가 당뇨에 의한 영향이라는 보고도 있다.

신질환　　투석 환자의 50%에서 발기부전이 발생한다. 혈중 남성 호르몬치의 감소, 자율신경병, 혈관질환의 악화, 약물복용, 심리적 스트레스 등이 그 원인이 된다.

질병으로 인한 임포텐츠　　몸이 허약할 때 급성 질환—예를 들면 악성 감기—에 걸리면, 이것이 충분히 회복될 때까지 성교가 불가능할 때가 있다.

4. 성욕 증대와 약물 작용

1) 성욕 증대법 및 실패하지 않는 방법

① 성생활을 하는 환경 조건에 적당한 온도와 폐쇄된 은밀한 장소로서 상대방이 좋아하는 조명의 정도, 장소 등 여건 조성부터 하자.

② 성에 대한 수치심, 불안, 죄의식, 기타 편견을 다 벗어버려라. 우리가 옷을 다 벗고 성 행위를 하듯이 심리적으로 불편한 마음으로부터 자유로워야 자연스러운 성적 쾌감을 얻을 수 있다. 작은 음경이 제대로 역할을 할까? 나의 처녀막 파열을 이 남자가 알면 어떻게 하나? 등 모든 짐을 벗어버려라. 작은 음경도 성 기능에는 문제가 없으며 변강쇠가 될 수도 있고, 처녀막 유무를 알 수 있는 남자는 거의 없기 때문이다.

③ 성 행위를 의식적으로 너무 이상적으로 치루려고 하지 말자. 자연 스럽게 긴장을 풀고 천천히 단계적으로 자신의 몸을 맡겨본다. 성 경험이 없는 사람이나 익숙하지 않은 성적 파트너에게는 서둘러서 행동을 하므로 사정이 쉽게 끝나는 경우가 흔하기 때문이다.

④ 실패에 대한 예비 불안을 없애자. 남녀 모두 잘못 되면, 잘 하지 못하면 어떻게 하나 하는 예비 불안이 있는데, 이 불안을 없애야 하고 혹시 한 번이라도 실패의 경험이 있는 사람은 예비 불안이 더 높을 수 있으므로 자신감을 갖고 여유있게 대하여야 한다.

⑤ 성 행동에만 집중시켜야 한다. 다른 문제들은 다 잃어버리고 자신들의 성적 유희에만 관심을 집중시켜야 정상적인 흥분이 유발

되는데, 성적 흥분이 상승되었다가도 "잠깐만 나 샤워하고 올게.", "소변을 보아야 겠는데." 또는 다른 집안사나 일 등에 대하여 물어보거나, 딴청을 부리는(창녀들이 손님한테 빨리 끝나고 나가주기를 바라는 여러 가지 행동 등) 행동은 남성을 쉽게 좌절시킬 수 있고, 심하면 임포텐츠가 될 수도 있다.

⑥ 자신의 성적 파트너와 성 행위를 하면서 다른 대상으로 성적 공상의 날개를 펴는 것도 성적 흥분을 고조시킬 수 있다. 물론 나중에라도 비밀이지만 파트너가 샤론 스톤이나 데미 무어가 아닐지라도 그러한 공상을 하면서 흥분이 고조될 수 있다면 정신건강상 해로운 것이 아니라고 한다.

⑦ 갑작스런 자극은 피하자. 갑작스런 자극은 남녀 모두에게 실패의 원인이 된다. 남녀가 성 행위에 몰두해 있을 때 다른 사람에게 들킬 경우가 있는데, 불륜 장면이 목격이 되면 여성이 갑작스럽게 질수축을 일으키는 질경 상태가 되어 남성의 음경 하단을 조임으로써 두 사람이 떨어지지 않는 상태가 될 수도 있다. 물론 드문 경우지만 안정제 주사 등으로 치료가 된다.

⑧ 성생활은 일정하게 유지하여야 성적 자극을 유발할 수 있고, 정자 생산이나 전립선, 음경의 기능이 활성화된다. 기계도 너무 안 쓰면 활성화시킬 때 어려움이 있는 경우와 같다. 의사들은 심장병 환자들에게도 적절한 성생활은 건강에 도움을 준다고 한다(심근경색 환자는 제외).

⑨ 남녀의 성감대는 개인차가 심하므로 자신의 성적 파트너가 좋아하는 성감대의 자극방법이나 성교 체위를 익혀두고 성적 자극이 될 수 있는 시각, 청각, 촉각 등 모두를 동원하며, 자신의 성적 흥분에 솔직하게 대화하고, 몸으로 표현할 수 있어야 한다. 즉 오르가슴

상태에 있을 수 있는 탄성이나 성적 자극에 대한 쾌감을 표시하여 상대 파트너의 성적 흥분을 더욱 고조시킬 수 있다.

⑩ 남성의 일방적인 사정을 하지 말자. 일방적인 사정은 여성을 성 기능 장애자로 만들 수 있다. 남성은 사정 때마다 오르가슴을 느끼고 있지만, 여성은 항상 오르가슴에 도달할 수 있는 것은 아니다. 그러나 밥을 먹는 것처럼 의무적인 남성의 사정 행동은 여성을 불감증으로 만들기 쉬우므로 여성도 흥분되어 질 내에 분비물이 분비되어 윤활 작용을 할 때 음경을 삽입하여야만 한다. 왜냐면 질벽이 건조해 있는 상태에서의 음경 삽입은 여성에게 불쾌감과 고통을 주어 성 행동을 기피하게 만들기 때문이다.

⑪ 성 행위 요구는 남녀 누구든지 쉽게 먼저 표현할 수 있도록 만들자. 남성이든 여성이든 성적 욕구가 있으면 어느 누구든지 먼저 요청할 수 있도록 분위기를 조성하여, 여기서만이라도 남성 우월주의 사상을 깨뜨려라. 이는 남녀 모두가 성적 주기 등의 차이가 있어 성욕의 충동이 다르고 또한 우연한 조건에 따라서 성적 충동이 생길 수도 있기 때문이다.

⑫ 과식 후는 피하자. 과식 후는 내용물을 소화시키기 위하여 혈액이 위로 집중적으로 모이므로 음경이나 음부로 충혈되는 데 지장을 줄 수 있다. 또한 포만감 때문에 성적 고조가 줄어들 수도 있다.

⑬ 단백질 섭취를 게을리하지 말자. 정자 생산이나 에너지 근원이 단백질에 있으므로 특별한 강장식은 없지만 정규적인 육류의 섭취를 게을리하지 않는 것도 중요하다.

⑭ 냉·온 목욕을 하자. 냉·온 목욕법은 전립선이나 성기 부분의 긴장과 수축 또는 혈액의 원활한 공급을 위하여 자신의 온도에 맞는 냉·온법의 목욕법도 도움이 될 수 있다.

⑮ 남성은 고환 내의 정자가 왕성한 활동을 할 수 있도록 고환이 통풍이 잘 되고, 너무 덥지 않게 꼭 끼지 않는 넉넉한 팬티를 입도록 하자.

⑯ 남녀 모두 적절한 운동이 필수적이고, 특히 유산소 운동(등산, 에어로빅)과 다리를 많이 사용하는 운동들이 더욱 좋다. 그리고 여성들에게는 질 근육 수축운동으로 케겔(Kegel, 1952)운동이 좋다는 이영숙(1993, 1996)의 연구보고서도 있다.

2) 성욕과 약물 작용

성욕을 증대시키려는 노력으로 약물을 사용하는 문제는 매우 심각한 문제를 초래한다. 이런 약물을 최음제라고 한다.

① 마리화나(marihauna), 코카인(cocaine) 등 약물작용으로 시간 감각이 마비되므로 오르가슴이 빨리오고, 몇 번씩 느끼거나, 오랫동안 지속되는 느낌이 있으나 어디까지나 환각 작용일 뿐이고 후에 중독되면 폐인이 될 뿐더러 시간이 지나갈수록 약물을 다량 투여하게 되고, 성적 유발이 낮아져 더욱 좌절하게 된다.

② 히로뽕(ampetamine)은 불안감을 낮춰주는 각성제로서 성적 쾌감을 상승시키나 감정적 흥분상태에서의 오르가슴 경험으로 자신의 신체적 문제들을 전혀 고려하지 못하는 최음작용이 있어 남녀 성기관의 상처나 다른 부위의 건강을 몹시 해칠 수 있으며 후에 심리적·정신적 폐인이 되고 만다.

③ 요힘빈(yohimbin)은 음경의 발기나 음핵의 팽창을 도우나 지연사정과 같은 상태로 오랫동안 사정하지 못 하여서 척수에 무리를 주어 디스크 등이 발병할 수 있다.

④ 적절한 알코올은 불안감을 해소하고 긴장을 이완시켜 성적 흥분의 유발에 좋으며, 술을 마시면 우리의 죄의식이나 도덕적 규율 등 엄격한 통제력을 담당하는 중추를 마비시켜, 더 본능적인 행동을 할 수 있다. 그러므로 자신의 주량의 1/2-1/4 정도면 도움을 받을 수도 있을 것이고, 주량을 넘어서면 오히려 성적 자극 유발이 안 되어 임포텐츠(불능)가 되거나 지연사정과 같이 사정이 안 되는 괴로움을 겪게 될 수 도 있다.

⑤ 바리움(valium) 등 신경안정제는 소량을 사용하면 불안을 감소시키는 작용이 있어 알코올처럼 소량을 복용하면 도움이 될 수도 있으나 그 용량은 개인차가 있으며, 치료를 목적으로 복용하는 환자들은 성욕이 일시적으로 감퇴될 수 있고, 우울증과 고혈압 환자에게 사용하는 약제들도 마찬가지 작용을 한다.

3) 성기 성형

남성   성기 성형은 남자의 경우 음경 보형물을 삽입하는 것 이외에 귀두 아래 표피 부분에 플라스틱 등을 넣어 여성의 흥분을 고조시키기 위한 방법으로 사용하고 있는데, 성기의 크기와 오르가슴과는 상관이 없었다는 연구결과를 보면 알 수 있듯이 잘못 알고 있는 헛된 성에 관한 신화이다. 젊었을 때는 발기력이 강한 편이나 나이가 들수록 음경의 발기력도 다소 약화되고, 또한 삽입된 이물질로 음경의 테두리가 굵어져 있고 충분한 발기가 안 된 상태이기 때문에 질 내로 음경의 삽입시 어려움이 따를 수 있다.

여성   결혼 전 처녀막의 파열로 잃었다고 생각하는 순결성을 감추는 방법으로 처녀막 재생술도 있다. 적절한 비용으로 가능하나 남성이 눈으로 직접 확인해 보지 못하므로 그런 걱정이나 불안은 없어도 될 것 같다. 또 다산으로 질 수축이 이완되고 다소 확장된 것을 일명 '이쁜이 수술'로 질의 내벽을 잘라내고 좁혀주는 수술도 있다. 또한 여성의 자궁이나 장기가 질 속으로 탈장이 되는 경우 수술 처치를 할 수 있고, 특수한 경우 인공질을 수술하는 경우도 있다. 또 소음순이 지나치게 길어 음핵의 자극에 지장을 줄 정도면 이를 다소 제거해 주는 수술도 있다.

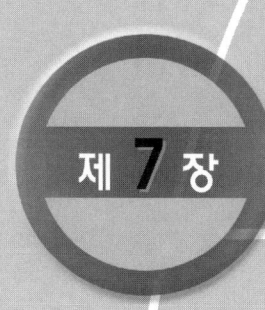

제 7 장

성과 윤리

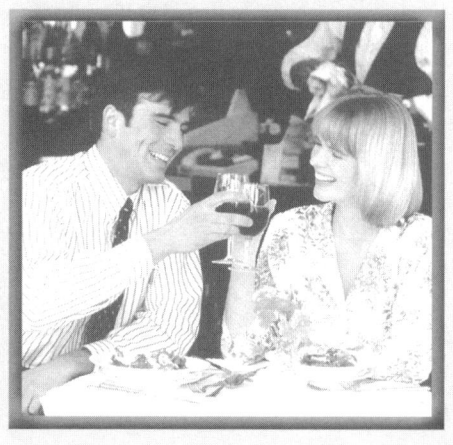

1. 성폭력

1) 성 폭력 후 심리적 반응

여성은 어떤 사회에서나 성 폭행의 희생자가 되기 쉽다. 대부분의 성 폭행은 여성에 대한 성 폭력을 함축하고 있다. 그러나 최근에는 남성 피해자도 증가하고 있다. 강간, 여성과 어린이에 대한 성적 학대가 서구사회에서는 오래 전부터 사회, 경제, 교육적인 측면에서 문제가 되어 왔다.

검찰청 집계에 따르면, 1974년 5,562건이던 성인의 강간범죄는 매년 5,000여 건 이상 보고되고 있다. 그리고 소년 강간도 1994년 1,578건으로 매년 1,500건 이상 보고되고 있다. 그러나 1989년의 법무부에서 발표한 '범죄 백서'에 의하면 신고율은 실제 발생건수의 2.2%에 불과하다고 하니 이를 근거로 계산해 보면 한해 25만 건 이상이 발생하고 있는 셈이다.

사례 13 혼동반응

딸 아이가 방구석에만 있어예. 선을 보러가자 해도 나가지도 않고, 말을 들어먹지를 않습니다. 그래서 이유를 동생한테 물어보았더니 지 언니가 성 폭행당했다고 그러지 않습니꺼. 아이고 어짤꼬, 이제.(50대의 성 폭행 피해자 어머니, 일그러진 성 문화, 1993)

사례 14 부정 방어기제의 사용

성 폭력 이야기만 들어도 놀란다.(20대 여성)

그 일(성 폭행당했던 사건)을 잊어버리려고 무척 애쓰는데, 자꾸 생각이 난다. 어떻게 하면 좋을지 모르겠다.(미상)

마음을 고쳐먹고 살려고 하면, 자꾸 이런 일(방황하고 다니는)이 터진다. 나 자신도 싫증이 난다.(20대의 여성일그러진 성 문화, 1993)

사례 15 순결 상실감

처녀막에 대해서 궁금하다. 특히 처녀막 수술하는 데를 알려주었으면…. 이런 관계가 싫지만 이미 버린 몸이고 결혼도 못할 거니까 그냥 이대로 살겠다. 이런 관계를 끊고 결혼한다 해도 남편과 문제가 있지 않겠는가?(일그러진 성 문화, 1993)

사례 16 남성 혐오

남자들은 다 도둑놈 같은 느낌이 든다. 길을 가다가 남자와 부딪치면, 나도 모르는 새에 비명이 나온다. 특히 차 안에서 남자와 같이 앉아 있으면 벌떡벌떡 일어나게 된다.(20대 피해여성, 일그러진 성 문화, 1993)

사례 17 분노 반응

김부남 사건이 충분히 이해가 간다. 그런 남자는 죽어야 마땅하다. 그런 일은 당해보지 않은 사람은 모른다.(어린이 성 폭행 피해자 어머니)

지금은 상대방을 죽이려고 마음을 굳혔다. 공교롭게도 그날 그(성 폭행) 기사 실린 신문에 그놈이 운영하는 ○○학원 광고가 실려 있었다.(일그러진 성 문화, 1993)

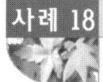

사례 18 자살 시도

　　가족들에 따르면, 김씨는 서울 ○○여대 2학년에 재학중이던 81년 3월말께 성동구 능동 어린이 대공원 후문 앞에서 20대 청년에게 끌려가 성 폭행당한 뒤 정신질환 및 실어증 증세를 보이는 등 심각한 후유증에 시달려왔다. 김씨는 사고를 당한 보름쯤 뒤 다량의 수면제를 먹고 자살을 기도해 건국대 부속 민중병원에서 위 세척 치료를 받았으며, 1년 뒤 또 다시 자살하려다 실패해 6개월간 경희의료원에서 입원치료를 받았다.(한겨레 신문, 1991년 9월 13일자)

2) 성 폭력의 유형

　　강간　　　강간이란 본래 성적인 방법으로 표현될 뿐이지 본질적으로는 폭력이다. 성 자체가 목적이라기보다는 성이란 방법을 통하여 힘을 과시하거나 분노를 해소하는 행위로 보아야 옳을 것이다.

　　강간의 정의는 정신적 장애, 무능, 육체적 의존성이 없는 사람에게 강압이나 강요 혹은 사기로 성기를 타인의 성기나 항문 또는 신체의 어느 일부분에 불법적으로 삽입하는 경우를 말한다.

　　법적으로도 강제로 음경이 질 입구에 이른 것부터 강간으로 간주한다. 이때 음경의 발기나 사정 또는 성적 흥분 여부는 관계가 없다. 일반적으로 강간 가해자가 여자를 겁탈할 때는 칼이나 쇠망치 같은 흉기를 들이대고 온갖 욕을 해댄다.

　　여자의 몸 위에 대소변을 보기도 하고 얼굴이나 머리카락 속에 사정을 하기도 하며, 항문이나 질에다 이물질을 쑤셔넣기도 한다. 온몸이 멍투성이가 되도록 때리고 상처를 입히기도 하며, 질 파열의 경우도 허다하다.

한 통계에 따르면 강간 당시 폭력이 사용된 경우가 85%이고, 주먹으로 맞거나 목이 졸린 경우만도 50%가 넘는다고 한다. 이렇게 목숨이 위태로울 정도로 급박한 상황인 것이다. 이때 강간을 당하는 사람은 오로지 쇼크와 공포에 휩싸이고, 내가 과연 살 수 있을까 하는 급박한 생각뿐이다.

강간의 피해 유형은 매우 다양하다. 예를 들면, 피해자의 대상 및 행동에 따라 강도 강간, 데이트 강간, 직장 내 강간, 근친상간, 교사나 성직자 등의 신분을 이용한 강간, 어린이 강간, 아내 강간 등으로 나누어볼 수 있고 기타 각 종류의 성 추행 등이 있다.

가해자와 피해자의 관계는 모르는 사람(20-30%)보다 아는 사람(70-80%)의 경우가 훨씬 많다. 아는 사람에는 이웃집 아저씨, 직장 상사나 동료, 선후배, 친구, 데이트 상대, 심지어는 친척이나 가족도 포함되어 있다.

피해 여성의 연령도 신생아에서 70대 노인에 이르기까지 다양하다. 특히 우려되는 것은 한국 성폭력 상담소의 상담건수 중 만 13세 이하의 어린이 성 폭행이 전체의 35%를 차지한다는 사실이며 더욱 놀라운 것은 어린이 성 폭행의 33%가 근친에 의한 것이라는 사실이다.

가해자의 연령은 10대에서 70대까지 골고루 분포되어 있다. 그리고 10대보다 30대 이상의 성인 남성이 대부분이며 직업이나 계층도 각양각색이다.

가해방식은 어린이 성 폭행의 경우엔 과자나 선물, 때로는 용돈을 이용한 유인, 협박 등이 활용되고 성인 여성의 경우엔 물리적 강제(40.9%)보다 심리적, 경제적, 사회적 강제(56.1%)인 경우가 더 많다.

　미국의 경우 만 16세 미만의 소녀와 합의하에 성적 관계가 이루워졌다 하더라도 법적 강간(statutory rape)으로 형을 받는다.

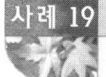 **사례 19 정신병 사례(근친상간)**

　　의사는 자신의 성기에서 악취가 난다는 여자 환자를 치료한 적이 있다. 환자는 이 증상으로 인하여 4년간 산부인과 병원을 전전하며 검사를 받았으나 약간의 냉증 이외에는 특별한 증상이 발견되지 않았다고 했다.

　　의사와의 상담 끝에, 환자는 다섯 살 위인 친오빠로부터 초등학교 때부터 계속적인 성 관계를 강요당해왔음을 고백했다. 처음에는 강요에 의해서였으나 언제부턴가는 습관적으로 또는 묵시적인 허용에 의해 진행되었고, 그 관계는 오빠가 결혼할 때까지 계속되었다고 한다.

　우리 나라에서는 친족간은 물론이고, 최근까지 동성동본의 결혼도 법적으로 금지해왔다. 근친상간을 강하게 금기시하고 있는 것이다. 하지만 이런 사회적 통념과는 다르게 많은 사람들이 소위 친족 성 폭력의 피해를 받고 있다.

　한 상담소에서 조사한 결과에 의하면 성 폭력으로 상담한 전체 건수의 16.7%가 친족 성 폭력이었다고 한다. 그 중 친아버지에 의한 것이 18.2%가 된다.

　학문적으로 근친상간은 부모, 남매, 조부모, 숙부, 숙모 등 친족과의 성적 행위를 의미한다. 이 중에서 오누이간의 근친상간이 가장 많다. 대개 나이가 많은 어른이 어린 미성년자에게 강제로 요구하여 이루어지므로, 사실은 강간이라고 하기보다는 '성 폭력'이라고 하는 것이 정확하다.

미국의 한 연구에 의하면 오누이간의 성적 접촉은 전체 인구의 4%에서 일어났으며, 부녀간의 성적 접촉은 0.5%에서 일어났다고 한다. 생각보다 빈번히 발생하는 일인 것이다.

근친에 의한 성 폭행의 경험은 인간의 경험 중에서 가장 잔인한 경험이다. 그 이유는 첫째로 피해자와 가장 가깝고 신뢰하는 관계인 사람에게 폭행을 당하는 것이기 때문이며, 둘째로는 다른 가족과의 관계에서 극심한 갈등을 겪는 데다 상당히 오랜 기간 동안 그 상처가 지속되기 때문이다.

어린이 성 학대 어린이에 대한 성 학대(child sexual abuse)란 매우 낯선 단어인데, 어른이 어린이에게 가하는 성 폭행을 말하는 것으로 이에는 양육자에 의한 친속간을 위시하여 원치 않으면서 강제적으로 행해지는 일체의 혐오스러운 성 행위를 말한다. 그 행위에는 접촉 행위와 비접촉 행위가 있는데, 접촉 행위는 어린이 몸에 가해자의 성기가 침입하는 소위 음경의 삽입, 또는 접촉만 하는 행위, 또는 어린이의 성기를 가해자의 입 또는 성기 등에 접촉하게 하고는 이를 핥고(cunnilingus), 빠는(fellatio, analingus) 행위 등과 어린이의 가슴이나 성기 주변을 애무하는 행위를 말하며, 비접촉 행위는 성 희롱(sexy talk), 노출, 훔쳐보기 등을 하거나, 하게 하는 행위가 포함된다.

우리 나라에서는 성 폭력 상담소가 1991년 3월에서 1995년 3월 사이의 상담자 3,838명을 대상으로 그 내용을 분석한 결과, 0세부터 13세 사이의 어린이에 대한 성 학대가 1, 251명, 즉 30.6%로서 우리 나라에도 어린이의 성 학대가 상당수 있어왔다.

3) 성 폭력의 피해

① 신체적 피해

한국 형사정책 연구원 조사(1989년)에 의하면 피해자의 10%가 상해, 12%가 임신, 1.3%가 성병 감염 등의 피해를 입은 것으로 나타났다. 성 폭력 상담소(1993)의 많은 사례에서도 임신이나 질 파열 등의 외상이 발견되어 어린아이 성 폭행의 경우 성기 구조의 변형까지 일으키고 있다. 그리고 때에 따라서는 갈비뼈가 부러지고 허파가 파열되는 심한 경우도 있다. 또한 성 폭력의 피해 후유증으로 시달리다 자살하는 경우까지를 포함하면 신체적 피해는 상상 이상으로 큰 것으로 나타난다.

·사회적 피해

직장 성 폭행의 경우 피해 여성들이 도리어 사표를 쓰고 직장을 그만두는 예가 허다하다. 강간을 당하고도 도리어 강간 피해 사실을 알리겠다는 가해자의 협박에 의해 지속적인 금품 요구와 성 폭행에 시달리는 경우도 드물지 않다. 또한 임신이나 신체적 손상 치료에 대한 대가도 피해 여성이 치르고 있다. 가정 파괴범이란 용어가 보여주고 있는 것처럼 남편에게 이혼을 당하고 자녀들에 대한 죄책감과 미안함으로 자녀와의 관계가 크게 손상되기도 한다. 그리고 대체로 대인관계에서 어려움을 겪는다. 이는 성 폭력을 당한 피해 여성들은 대부분 순결상실로 인한 손실감과 자격지심을 갖기 때문이다. 우리 사회의 잘못된 순결관은 피해 여성들에게 이중 삼중의 고통을 겪게 한다.

심리적 피해

상담 창구를 통해서 본 바로는 거의 대부분의 피해 여성들은 피해 정도에 있어 지속 정도, 가해자와의 관계에 따라 정도의 차이는 보이지만 보편적으로 두려움과 불안 증세를 나타낸다. 그리고 심한 우울과 좌절감에 시달리며 순결 상실에 대한 자기비하 감정이 크다. 한편으로는 가해자에 대한 적개심, 복수심, 증오 등의 감정 때문에 삶 자체가 어둡고 피폐화되어 간다. 심한 경우에는 정신질환에 시달리고 결혼해서도 원만한 생활을 꾸려가지 못한다. 이러한 증상은 강간 쇼크 증후군으로 부르는 정신적 후유증인데 미국 정신의학회에서는 이를 PTSD(Post Tranmatic Stress Disorder)라고 명명하고 DSM-Ⅲ-R로 분류하여 진단의 기준으로 하였다. 즉, 피해자의 60-80%는 불면과 악몽에 시달리며 공포로 위축되어 있다. 성 학대에 대해서는 분노를 느끼며 피해자의 태반이 이러한 분노를 폭발적으로 분출시켜 살인이라는 끔찍한 행동으로 적개심을 표시하기도 한다.

또한 이들은 성에 대한 공포감을 60-94%가 보이며 성 기능 부전 때문에 성 도착에 빠지게 되거나 동성애에 흥미를 갖기도 한다. 심한 경우는 기억상실, 성격변화, 반사회적 행동, 자살 또는 정신병을 유발하기도 한다.

사회 전반에 끼친 심각한 피해

성 폭력은 피해 여성의 가정을 비탄에 빠지게 하고 가족간의 관계마저 손상시킨다. 때로는 살인까지 일어나 양 가족을 불행에 빠뜨린다. 또 성 폭행은 매춘 문제를 야기하기도 한다. 미국의 마약중독 치료기관 조사에 의하면, 여성 마약중독자의 44%가 어릴 때 성적 학대를 받은 사람들이라고 한다. 또 매춘부 200명을 대상으로 조사하였던 바 약 25%(다른 조사에서는 75%라는 통계도 있음)가 어릴 때 성적 학대를 받은 피해자로 나타났다.

이와 같이 마약상습자 또는 매춘부가 되는 배경에는 가출과 밀접한 관계가 있으며, 성적 학대를 받은 어린이의 50% 이상이 17세 전에 가해자를 피해 가출하게 되는데 가출한 후에 대부분은 마약이나 매춘과 인연을 맺게 된다는 것이다. 그리고 또 다른 측면에서 성 폭력 문제의 심각성은 여성의 생활을 제약하는 데 있다. 성 폭력의 불안감은 자기가 가고 싶은 곳 보고 싶은 곳을 제약하고 행동과 사고의 위축을 가져온다. 더욱 비참한 피해는 친족간에 태어난 아이인데 태어날 때 사산 또는 선천적 장애를 가지고 태어나 사망하는 경우가 많다. 또 생존한다고 해도 혈액질환, 중추신경장애, 각종 유전성 질환에 시달리는 비참한 상태를 유발하는 경우가 많다. 그리고 피해자를 다루는 경찰관, 의사, 심리학자, 기타 사회복지기관의 상담자들의 태도가 피해자에게 아주 중요하며 무심코 던진 한 마디가 피해자에게 심리적 충격을 더하는 경우도 흔하다.

4) 성 폭력 피해자의 대처방안

① 가까운 사람과 우선 의논하자(친구, 엄마, 동료).

② 산부인과 또는 비뇨기과 진찰을 받아 외상이 있으면 치료받고, 성 폭행 사실을 알리고 진단서를 준비해두어라. 남자의 정자는 사정 후 36시간 동안 살아 있으므로 정액 검사가 필요하면 그 안에 해야 하고, 정액 등이 묻은 내의는 따로 비닐 봉지에 넣어 보관하고, 체모 등이 떨어져 있을 때는 함께 보관해두어라. 그리고 임신반응 검사나

성병감염의 여부를 조사하여라.

③ 성 폭력 안내상담소(02-529-4271)나 전문기관의 상담을 통해 대처하라. 그리고 정신적, 심리적 치료를 받아라.

④ 성 폭력 피해자는 심한 정신적 충격이 남게 되므로 임상심리 전문가, 정신과 의사, 상담심리 전문가 등의 전문적 치료가 필요하다.

⑤ 남성이나 여성이 다 혐오스러운 대상이 아니라는 것을 재학습하라. 새로운 이성친구와 사랑에 빠져보고 자신의 성적 욕구가 아직 건재하다는 점을 특히 재학습하라.

⑥ 성 폭행은 불륜이 아니며 일종의 폭행이므로 동정과 순결과는 상관이 없다. 처녀막의 유무는 순결과는 무관하며, 처녀막의 유무를 알아 볼 수 있는 사람은 산부인과 진찰시 전문의 밖에 없다는 점을 명심하라.

⑦ 지나간 과거는 다 잊어버리고, 다 묻어두어라. 한참 후 자신의 결혼 대상자에게 일부러 이야기할 필요는 없다.

⑧ 다시 폭로하겠다거나 협박에는 절대로 다시 응하지 말라. 그러면 경찰서 등에 신고하겠다고 당당히 말하라. 그렇지 않으면 계속해서 피해를 입게 된다.

⑨ 성 폭력 대상자가 가까이 있으면 멀리 떨어져 살아라. 또는 직장 상사나 자신의 장래와 상관이 있는 경우 과감히 미련을 버리고, 다른 일을 찾아보아라.

5) 성 범죄자의 행동특성

이들은 대부분 25세 미만의 젊은 남자들이다. 강간범만을 다룬 미국의 한 의사는 나이든 강간범들도 마치 발달을 멈춘 것처럼 나이에 비해 어려보인다고 보고한 바 있다.

이들의 개인발달사를 살펴보면 마치 인간의 성숙과는 거리가 먼 삶을 살아온 경우가 대부분이다. 부모의 사랑에서 소외되고 형제간의 극심한 질투, 불우한 가정환경, 성에 대한 무지, 여성에 대한 공포감 등을 가지고 있다. 그리고 자신도 어려서 성적 희롱을 당한 이들은 순진해보이는 젊고 예쁜 대학생이나 가정 주부를 일차적인 범행대상으로 고른다. 뚱뚱하거나, 병들어 보이거나, 임신한 여자, 어린이, 중년 여성, 창녀들은 기피한다고 한다. 그리고 노인들이 대상이 되면 이례적으로 잔혹한 폭행이 발생하기 쉽다고 한다. 처녀와 이혼녀가 기혼녀나 과부보다 범행의 대상이 될 확률이 높다고 한다.

6) 성 범죄집단의 정신상태

유석진과 노명래(1982)가 성 범죄 소년 211명을 대상으로 조사 연구한 보고서에 의하면 비행 청소년의 성 범죄집단에서 자기보다 어린 아동을 성 범죄 대상으로 한 사례의 약 35%는 정상적이었으며, 경계선 지능 + 정신병이 26.09%, 정신병이 13.04%, 정신지체가 17.39%이며, 신경증과 성격장애가 각각 4.35%로 나타났다. 그러나 자기 나이 또래 소녀나 성인을 대상으로 한 범죄에서는 신경증이 9.57%, 성격장애가 5.32%, 정신지체가 3.19%, 정신병이 2.66%, 경계선 지능+정신병이 1.06%였으며 나머지 78.19%는 정상이었다. 이렇듯이 성 범죄집단의 73.46%는 정상이었고, 26.54%는 정신과적 문제가 있었다. 그리고 자기 또래보다 더 어린 아동의 성 범죄에서는 정신과적 문제가 더 심각한 수준이었다.

7) 성 폭력 예방법

코리아스와 터커(Kollias & Tucker, 1974)가 제시한 강간 예방책 중 버려진 오솔길이나 건물을 피하고 건물 옆이나 보도 가장자리(사람이 잠복해 있을 가능성이 있음)를 걷지 말라는 예방책과 거의 일치된 유석진과 노명래(1982)의 보고를 들면,

- 야외(산, 논, 노상, 한강 고수부지, 철로변)를 혼자 걷지 마라.
- 집주변(아파트 옥상, 엘리베이터, 창고, 공사장, 토굴, 골목)을 경계하라.
- 혼자 있지 말라(사무실, 방 등).
- 오후 7시에서 오후 12시 사이 외출은 삼가라.
- 술먹은 사람을 피하라.
- 두세 사람이 같이 있다고 안심하지 말라. 여러 명이 집단 성 폭행을 할 수도 있다(2명이 함께 강간을 당한 경우도 11.85%, 3명은 6.16%, 4명은 3.32%이다)
- 어두운 곳에 같이 있지 말라.
- 혼자 운전하지 말라(강변도로, 춘천길 등).
- 몸에 꼭끼는 옷 등 섹시한 옷은 피하라. 지하철 등에서 성 추행을 당하기 쉽다.
- 전염병(결핵, 매독, 에이즈)이나 자궁암에 걸렸다고 거짓말을 하라.
- 옆의 사람을 아는 체 하라. 옆에 있는 사람이나 지나가는 사람을 전혀 모르는 사람이라 할지라도 아는 체 하라(엄마, 아빠, 오빠, 아

저씨 등 큰소리로 부르며 달려간다).

- 시간을 끌자. 상대를 안심시킨 후 소변을 본다든지, 샤워를 한다든지, 남성이 발기된 상태는 이런 저런 자극으로 발기상태가 수그러들 수도 있다.

- 질 내 음경의 삽입을 막으려면 더 적극적인 자세를 취하고 남성이 사정되도록 유도하라.(자위행위 등을 시켜서…) 한번 발기된 음경은 다시 발기되려면 약간의 시간이 걸리기 때문이다.

• 급소를 가격하라. 정낭(불알)을 꼭 쥐어 비틀거나 힘껏 가격하라.

2. 혼외 문제

혼외 문제(Extramarital Problems)는 우리들 상식상 남녀의 성 행위는 결혼 이후 부부에게서만 이루어질 수 있다는 도덕적 규준에 벗어나는 문제들을 말한다. 그러나 우리가 성장 발달해오면서 사회적 접촉이 시작되는 아동기부터 남녀는 각종 성적 행동들에 노출당하며, 성숙된 성인들의 성 활동이 아니라도 각 연령 단계시 성적 호기심의 발동이나 관심으로 성인과 유사한 성 활동을 경험할 수 있다. 이러한 문제는 횡문화적 연구들에서 보아왔듯이(앞장, 성 활동) 아프리카나 태평양 연안의 섬 등에 살고 있는 원주민들 이외는 금기시해왔다. 그러므로 동·서양을 막론하고 혼외 문제의 경험이 있는 사람들은 죄의식, 불안, 수치심 등으로 그 사실을 숨기려 하였고, 그런 사실이 밝혀지면 체벌, 이혼, 수감생활 등으로 지은 죄를 벌하였다.

그러나 유럽의 기독교 문화권이나 동양의 문화권에서는 남성보다는 여성에게 엄한 벌을 가했으며, 소나너스(Sonanus) 이후 피임법의 발달로 콘돔이 등장된 이래 여성의 인권해방운동이 본격화되자 과거 자식을 얻기 위한 생식 목적의 일부일처주의(monogamy)는 20세기 성 혁명으로 변화를 받아 인간은 개인적 자유와 행복을 추구할 수 있는 측면의 친교, 온정, 쾌락의 의미를 내포하는 성적 존재(sexual being)로서 가치관이 변화되고 있다. 볼테르(Voltaire)는 계약 결혼을, 미드(Mead, M)는 실험 결혼을 주장한 바도 있다.

이런 성 혁명은 근래 일본과 우리 나라에도 상륙하여 잡지, 라디오, TV 등에서 성에 관련된 주제들이 공공연히 폭발하고 있는데 부정적인 측면은 "애인 신드롬"으로 30, 40, 50대 주부가 남편 이외에 애인이 없으면 바보 취급을 받는다든지, TV 프로 등에서 혼외 정사 등의 소재를 다루지 않으면 청취율이 떨어진다든지, 성 경험이 없는 총각 동정남(童貞男)이나 처녀(virginity)를 비웃는다든지 하여 애정이나 정이 없이도 성적 기교나 쾌락만을 추구함으로써 인간의 존재의미를 잘못 이해할 수도 있다.

그러나 성 혁명은 피임방법의 개발로 원하는 만큼의 자식을 낳을 수도 있고, 성병이나 원하지 않는 아이를 피할 수 있으므로, 자유스럽게 남녀가 동등한 입장에서 성적 요구와 성적 표현을 자유롭게 할 수 있는 가치관의 변화를 초래하였다. 그러므로 성 관계는 단순히 자식을 낳는 생식의 목적이 아니라 인생을 즐길 수 있는 쾌락의 예술로서 문화가 용납하게 되었다.

최근 영화 '원초적 본능(basic instinct)'을 보고 같이 관람한 관객들이 그냥 있을 수 있는 영화 정도다라고 표정을 짓는 것이나 또는 '매디슨 카운티의 다리'라는 영화에 젊은 여성부터 중년 여성들까지 매진 행렬을 이루며 모여들어 모두들 눈물을 흘리며 혼외 정사 후 이별을 맞이하는 주인공들에 애잔한 감정을 갖는 것도 우리의 성 가치관이 변화된 일면을 보여주는 예일 것이다.

현재 우리 나라에서도 혼전 성 관계시 연령, 대상 등에 관한 조사 연구가 활발히 진행되고 있으며, 이와 함께 결혼 전 성 관계로 인한 미혼모의 발생이 계속 증가되어 사회적인 문제가 되고 있으며, 또 한편으로 미혼모를 피하기 위한 임신중절 수술의 경우도 심각한 사회적 문제가 되고 있다. 또한 임신중절 수술로 인한 여성의 건강상 문제도 심각하다.

그리고 성 개방 풍토와 함께 혼후 성 관계로 여성이 이혼을 당하는 사례도 증가될 뿐만 아니라, 최근에는 여성의 혼후 성 관계를 알아낸 남편의 상담사례도 증가되는 것은 시대적 변화라고 하겠다. 요즈음 여성이 남편에게 이혼을 요구하는 사례가 늘어나 옛날과는 상반된 현상이 일어나고 있기도 하다.

성 관계란 그 대상이 이성이나 동성일 수 있는데, 예전에는 정상적인 남녀의 성교 모습을 찍은 필름을 8mm 영사기에 돌려 호기심에 보던 것이, 비디오의 발달로 정상적인 관계가 아닌 집단 성교 장면, 성적 일탈행동 등을 적나라하게 촬영하여 대담한 표현을 하고 있으며, 더구나 최근에는 컴퓨터의 발달로 사이버 섹스(cyber sex) 기술로 자신이 직접 옷 벗기기, 성적 유희하기 등 정상적인 성교 장면 등을 화면을 통해서 볼 수 있다.

직접적인 성적 파트너와의 관계를 원할 때는 돈을 주고 상대 파트너를 사고, 또 한쪽 파트너는 돈을 받고 성 행위를 하는 것을 매춘이라 한다. 이 매춘은 기록은 없지만 원시 사회부터 있어왔던 사회에서의 필요악으로서 시대에 따라 다르게 발전해왔고, 시대에 따라서는 허용하고 규제하는 등 그 역사가 깊다.

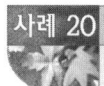

사례 20 **온전 성 관계(한국 성 폭력 상담소)**

저는 동네에서 조그만 가게를 하나 하고 있습니다. 같이 주변에서 장사하는 남자 세 명과 포장마차에 가서 술 한 잔을 했어요. 평소에 친하게들 지냈거든요. 그런데 깨보니 여관이었어요. 세 남자 모두에게 당한 것 같아요. 그 동안 동생들 뒷바라지하느라 29살까지 결혼도 못하고 살았는데… 제가 잘못했죠. 그 밤에 무서운 줄도 모르고 술집에 가서 따라주는 술 덥석덥석 받아먹고… 창피해서 누구한테 말도 못하겠어요. 죽을까도 생각했지만 이젠 정리가 됐

어요. 처녀막 재생수술인가가 있다는데 그걸 해야겠어요. 그래야 조금은 괴로움에서 벗어날 수 있을 것 같아요. 그리고 앞으로 결혼할 사람에게 죄의식도 덜 할 것 같고요….(30세 여성)

사례 21 온전 성 관계

얼마 전에 직장관계로 아는 사람에게 그만 순결을 **빼앗겼어요**. 저는 이제 어떡하죠? 저는 이제 더러운 여자예요. 제가 어떻게 결혼해서 잘 살 수 있겠어요. 죽고 싶어요. 아니 차라리 이제 전도사나 불구자와 결혼해서 한평생 희생하며 살겠어요. 저 같은 게 어디 훌륭한 남자 만나 정상적으로 살아갈 수 있겠어요.(23세 여성)

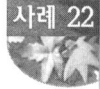

사례 22 온전 및 혼후 성 관계

하필이면 내 아내가 그런 여자였다니, 나는 그 사실을 알고 매일밤 술을 마시지 않으면 잠들지 못합니다. 어떤 때는 차라리 아이들과 함께 자살할까 생각도 했습니다. 나는 삼십대 중반의 성공한 남자입니다. 사업도 성공했고 아이들도 잘 자라주고… 그런데 우연히 거래처 사람에게 제 아내의 과거 이야기를 들었습니다. 직장 상사와 몇 년씩, 그것도 임신까지 한 적도 있답니다. 내 마누라를 두들겨 팼죠. 안 가겠답니다. 죽어도 내 손에 죽겠대요. 제가 혼전에 행동을 엉망으로 했어도 좀 덜 속상할 것 같아요. 남자인 나도 혼전에 순결했는데 여자인 주제에… 저는 이해할 수가 없습니다. 이런 여자들이 많은가요? 나요? 물론 결혼 후엔 친구들과 어울려 사우나 가서 재미로 그런 적은 있지만 그거야 다르지 않습니까?(37세 남성)

사례 23　매춘

　공부만 하던 애들이 성 관계를 경험하는 건 입학 초와 군대 전후 매춘하는 걸로부터 일거야. 물론 홍등가에 가야지 결심하는 것은 아니고 신입생 환영회 때 경험있는 선배들이 너희들도 이런 경험은 있어야 한다며 술 마시고·단체로 데리고 간대. 단체로 가니 매춘이 나쁘다는 생각이 절실하지 않았을 거야. 군인도 군대생활을 해나가면서 생각이 아주 단순해지는데, 받은 스트레스를 푼답시고, 그리고 군인들은 누구나 그래왔다는 생각에 매춘을 경험하게 되지만, 거의 다 겪는다고 여기니까 그 경험에 대한 죄의식을 크게 갖지 않는 것 같아. 매춘을 자기 개인과 관련지으면, 옛날엔 공창도 있었다며 필요악이라고 합리화하고.(32세 남성)

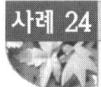

사례 24　포르노

　방학 때 언니 방에서 비디오 테이프를 하나 봤습니다. 포르노 테이프이었습니다. 친구들에게 말로만 듣던…. 평소에 착하고 얌전한데…. 흔히 말하는 날라리도 아닌데 왜 그러는지. 포르노 테이프 같은 것 보면 나쁜 것 아닌가요? 주위의 친구들도 대부분 안 본 친구가 없어요. 저도 그 뒤로 가끔 언니의 그 테이프를 보기도 합니다. 정말 이대로 괜찮은지. 정말 나쁜 짓인가요. 누구나 다 몰래 보는데.(고1 여학생)

1) 혼전 성 관계

　혼전 성교 경험을 조사한 정원식(1985)의 보고에 의하면 남자 청소년(11-24세) 10,000명 중, 11.2%이였고, 남고생의 27.7%, 여고생의 14.5%(한국 청소년 대관)가 성교 경험이 있다는 보고도 있다.

안순덕(1984)은 20세 이전(14-19세) 첫 성 경험 유무에 관한 조사에서 230명의 여성 중 52.6%가 응답하였고, 어느 신문사에서 서울 소재 대기업에 근무하는 미혼 남성 500명을 대상으로 혼전 성교 경험을 조사한 바로는 73%가 혼전 성 경험을 했다고 하였다. 혼전 성 경험(Premartial Problems)에 가장 영향을 미치는 요인으로 데이트 경험이 많은 사람일수록 성 행동 빈도가 높다고 하였다(한국청소년 개발원편 청소년 심리학, 1993). 이렇듯이 성교 경험에 대한 조사는 조사방법에 따라 큰 차이가 나며, 설문지법을 통한 조사이기 때문에 신뢰도도 떨어진다. 그러나 혼전 성 경험은 무척 증가되어 가고 있으며, 대학생들을 대상으로 한 혼전 성 관계에 나타난 대학생의 태도는 긍정적으로 바뀌어가고 있는 것 같다.

부산대(조은주) 여학생 150명과 남학생 50명을 대상으로 조사한 바에 의하면 여학생의 73%, 남학생의 76%가 혼전 성교가 가능하다고 했으며, 그 이유로 '행위에 책임을 질 수 있다면 가능하다', '시대가 변했다', '사랑하기 때문에 가능하다', '순결은 꼭 지킬 필요가 없다.' 등을 들었다(동아일보 95년 10월 26일자).

고려대(고대신문) 250명은 '사랑한다면 가능하다', 49.8%, '결혼을 약속했다면 가능하다', 21.7%이었으며, 여학생의 27.3%가 절대 불가였고 남학생의 7.6%가 절대 불가였다(동아일보 95년 9월 11일).

서울대(사회학과 3학년생) 남학생 629명과 여학생 174명을 대상으로 조사한 결과 '사랑하는 사이라면 혼전 성 관계가 가능하다' 47.9%이며, 사랑하는 사이라면 자신의 배우자가 혼전 성 관계가 있어도 괜찮다고 하였다. 또 여학생의 20.8%가 절대 반대였고, 남학생의 23.4%가 절대 반대이었다.

이렇듯 혼전 성 관계는 점차 허용되는 방향으로 변화되고 있으나 아직도 절대로 찬성하지 않는 많은 사람이 있다는 것을 알아야 한다. 또한 혼전 성 관계로 발생되는 미혼모 문제는 심각한 사회 문제가 되고 있으며, 1978년에는 3,025명, 1982년에는 5,751명(안순덕 외, 1984)으로 증가 일로에 있다. 미혼모의 연령은 14세 이하에서 약 30세까지로 20대 전반의 연령층이 84.7%를 차지하고(한국여성개발원 1,406명 대상 조사), 교육 수준은 59%가 중졸 이하였으며, 그들의 1/2은 가족과 떨어져 살고 있으며, 그들의 1/3은 생계 담당자이었다. 그리고 가정환경은 결손가정(36.1%), 편모가정(21.65%), 가출경험(1/3)이 있었고 가출은 약 절반 정도가 10대에 이루어졌으며(58.9%), 가출 이유는 '가정불화' 또는 '돈을 벌기 위해서'였다(청소년 심리학, 1993).

미혼모들의 연령과 교육수준이 높을수록 미혼모 복지 서비스 기관을 활용하고 있었으며, 이들은 입양, 분만보호, 숙식보호 등으로 서비스를 받고 있었다. 그리고 미혼모의 92.7%가 아기의 입양을 원했는데, 그 이유는 경제적 문제가 아니라 아기의 장래, 주위의 시선 등 사회의 부정적 태도 때문이었다(미혼모 수용시설; 구세군 여자관 363-5722, 애란원 393-4725).

2) 혼후 성 관계

결혼 후 아내 외의 다른 여성에게 강한 성적인 유혹을 느꼈던 경험에 대한 조사결과(여성동아 1995년 8월호 결혼한 남자 500명, 여성 521명)에서 53.8%이었으며, 직장동료(27.5%), 지나가는 예쁜 여자(17.0%), 이성 친구(15.2%), 아는 사람(12.8%), 술집여자

(10.5%), 연예인(5.8%), 아내 친구(1.8%) 순이었다. 그리고 아내들의 경우 남편 이외에 다른 남자에게 유혹을 느꼈다는 여성은 14.5%이었다.

또 혼전 성 경험이 있다는 대기업의 미혼남성 365명 중 성 관계를 가진 여자수가 단 한 명이었다는 사람은 미혼 남성의 8.2% 불과하였고, 2-3명이 28.8%, 4-5명이 18.4%, 6-9명이 성 경험자의 31.5%나 된다는 사실(성폭력상담소편, 순결, 54쪽)을 볼 때 한 남성의 성 경험 대상자는 여러 명이 될 수 있다. 몇 년 전 해외 토픽 기사란에서 프랑스 남자들이 평생 동안 여성의 성 경험 대상자는 평균 15-18명이라는 기사도 있었다. 물론 이런 개인적이고 비밀스러운 자료 조사는 신뢰도가 떨어진다.

이렇듯이 남녀의 성 단계는 결혼 전이나 결혼 후에도 노출되지 않은 채 베일에 가려져 노출되지 않는 경우가 많다. 결혼한 남성의 경우 부인의 임신 기간, 출장, 병원 입원 등으로 불가피한 생리적 욕구에 의한 혼외 관계가 있을 수도 있을 것이고, 결혼한 여성의 경우도 남편의 부부간의 심리적 갈등 요인으로 남편에 대한 열등감, 부인에 대한 열등감의 적개적 표현으로의 외도, 남편과 부인과의 정서적 이혼 상태에서의 체면상 가정을 유지하여 사회적 활동이나 법적으로는 부부로서 행동하지만 심리적으로나 육체적으로는 이혼 상태에서의 외도, 여성의 경우 일반적 성 기능 장애이지만 전환반응(히스테리 반응)으로의 과시적이고 주변의 관심을 끌려는 외도, 돈환이나 카사노바처럼 자신의 성적 능력을 노이로제적으로 반복 확인해보려 하는 과시적 외도, 감정 장애나 정신 분열증적 사고와 감정으로 나타나는 외도 등 혼후 성 관계(postmarital problems)의 심리적 · 생리적 배경은 아주 다양하다.

우리 나라의 경우 결혼한 남편이나 부인이 정부가 있어 혼후 성 관계를 맺으면 간통법에 의하여 제재를 받고 있으며, 매춘에 의한 성 관계 또한 윤락행위 방지법으로 제재를 받게 되어 있다. 그러나 최근 에이즈(AIDS)의 공포가 미국뿐만 아니라 우리 나라에도 상륙하여 혼외 성 관계나 혼전 성 관계자들에게 심각한 경고를 주고 있어 16세기 매독이 창궐하여 독일 및 매춘 행위들이 사라졌던 때와 같이 남녀 모두에게 경종을 울려주고 있다.

3) 매춘 및 포르노

(1) 매 춘

매춘 역사　매춘(prostitution)의 역사는 정확하지 않으나 원시사회부터 시작된 필요악으로서 기원전 20세기경 바빌로니아(Babylonia)의 함무라비(Hammurabi) 법전에는 여성들이 신전에서 성직자나 참배자들에게 몸을 바친다는 기록이 있는데 이러한 행위는 신성한(종교적) 매춘이었고 그 당시 매춘을 부끄럽게 생각하지도 않았으며, 이들 수입은 모두 신전에 바쳐졌다. 그리고 그리스 신전이나 일본의 신전에서도 성직자와 숭배자들 간에 성적인 관계를 성스럽고 신비로운 접촉의 근원이라고 생각했으며, 매춘은 자연스럽게 발전되어 왔다. 또한 인도의 힌두교 사원에서도 바쉬(Vashee)라는 매춘부들이 같은 계급의 참배자들과 매춘 행위를 하였는데, 이는 신들을 달래어 풍작, 다산, 건강을 기원하는 종교적 목적이 배경에 있었다.

고대 그리스 시대 법률가 솔론(Solon)은 기원전 6세기초 아테네에 인류 최초의 공창 제도를 만들었으며, 12세기와 13세기 유럽에서는 공공 매춘업을 위하여 일반 유곽은 규제하였고, 1347년 아비뇽시에서는 매춘부가 외출시 왼쪽 어깨에 붉은 띠를 두르도록 규정하였다. 1506년 라이프치히(Leipzig) 매춘부들은 청색 장식이 있는 노란 외투를 입도록 하였으며, 비엔나(Vienna) 매춘부들은 노란 손수건을 어깨에 걸치도록 하였다.

또 수마트라(Sumatra)섬의 람퐁(Lampong) 지역의 남성들은 여러 명의 부인을 두고 부인에게 매춘을 시켜 돈을 벌었으며, 아프리카 울라드 나일(Ulad-Nail) 부족들도 남편에게 가져갈 결혼지참금(dowry)을 마련하기 위해 매춘을 하고 있다.

우리 나라에서는 신라시대의 원화제도와 화랑제도가 사회교육제도이면서 매춘제도로서 원화는 기생을, 화랑은 미동을 지칭하였다. 고려시대와 조선시대에는 기생제도가 있었다. 그리고 제1차 세계대전 당시 희생된 위안부, 6.25 이후 기지촌 근처의 양공주, 5.16직전 종3, 양동, 588, 학익동, 옐로하우스, 자갈마당, 미아리 텍사스촌, 천호동, 화양리 등 집단을 이룬 매춘, 그리고 룸살롱, 단란주점, 터키탕, 안마 시술소, 이발소 등에서 행해지는 개별적 매춘 등이 있었다. 그러나 독일 하원(분데스탁)은 매춘을 합법적인 직업으로 인정하고 매춘 종사자들에게 사회보험권과 노동권을 부여하는 새로운 법률안을 통과 시킨바 있다(조선일보, 2001. 10. 20).

매춘부의 배경   매춘부는 과거는 대부분 가난하고 무질서한 가정 환경 출신이 대부분이었으며, 대개 20대 전후로서 이들은 80% 이상이 불행한 아동기를 겪었거나 근친상간, 강간, 성적 학대자들이 대부분(Nass 등, 1984)이었다고 하였고, 하층 계급의 여성들이 허세와 사치의 욕망으로 가득한 사람(Gilman, 1981)이라고 하였다. 그러나 최근 우리 나라의 경우는 중산층 이상의 출신이 보다 쉽게 돈을 벌어 허세와 사치를 하거나 학비 등을 마련하기 위해 매춘에 종사하는 경우도 흔하다고 한다. 또한 성격장애자, 정신분열증(단순형), 정서 장애(조적 상태), 약물남용자들과 같은 병적 상태의 사람도 흔하다. 그리고 이들의 행위는 법적 저촉을 받기 때문에 포주나 기둥서방 등을 두고 보호받고, 대부분 돈이 착취당하고 불법 유산(낙태)이나 성병의 치료 등으로 자신의 몫은 없고 늘 빚을 짊어지고 구렁텅이에서 빠져나오지 못하며, 30세가 넘어서면 거리에서 호객 행위를 하거나 하류층 노인들을 위한 매춘 등으로 비참한 생활을 하거나 성격 파탄자나 사회적 부적응자 또는 범법자로서 지내는 경우가 흔하다.

매춘 고객　　매춘 고객은 우리 나라는 과거 일제시대 징용으로 전쟁에 끌려나가거나, 6.25 전쟁, 월남전 참전 등으로 사지에 끌려가는 사람들에게 다소 허용적이었다. 이러한 허용적 문화는 군에 입대하는 장병들 환송식 자리의 술집작부 또는 사창가로 이어졌으며, 후에는 대학교 신입생 환영회 후 선배들에 이끌려 단체로 사창가로 몰려가는 그 나름대로의 의식이 있어왔다. 1970년대, 1980년대에는 사교상 접대로 하는 소그룹 매춘도 있었다. 그러나 시대적 변화에 따라 매춘 비용도 비싸 감당하기 어려워졌으며, 성 개방 풍토에 따라 자유로운 남녀 교제가 이루어짐에 따라 옛날에는 매춘 고객이 대개 젊은이였으나 근래에는 고객의 연령 범위가 높아져 성인, 중년, 노년층으로 확대되고 있다. 몇 년 전부터 우리 나라에서 남창을 찾는 여성 고객도 늘어나 매춘을 일삼는 여성 전용 술집이 적발되고 있으며, 고객은 대개 30대, 40대로서 술집마담과 같은 유흥업소 종사자들이나 남자에게 당했던 여성들로서 그들이 경험했던 수치감, 모욕감 등을 남창을 통하여 보복하는 보상심리자가 많다고 한다. 그리고 고객의 신분도 점차 다양해진다고 한다. 그리고 얼마전 보도된 동성애 매춘이 행해진 지역으로 ○○역 공중 화장실 또는 종로3가 ○○극장 주변 등이 있다고 한다.

(2) 포르노

포르노그래피(pornography : 춘화, 외설책, 외설 영화)는 어원이 그리스어 포르네(porne : 여자 포로)와 그라포스(graphos: 묘사하는 것)를 합친 단어로서 춘화를 예술로서 생각했던 과거가 있으며, 석기시대 동굴 벽화의 성교 장면, 그리스 시대 화병 및 벽화, 서기 100-800년경 남미 페루(Peru)의 모치카(Mochica)족과 나즈카(Nazca)족의 도자기 그림(성교자세, 페라치오, 수간 등), 중국의 화병, 일본의 화병, 인도 힌두교 사원의 벽화 등에 예술로서 표현되었던 시대가 있었다. 이 당시 성교자세 장면은 공통적으로 여성상위 자세라는 점이 흥미롭다. 그 후 인쇄술의 발달로 이집트 시대는 낭만적 표현으로, 그리스 시대에는 외설 표현으로, 중국에서는 방중술로 소녀경과 외설 문학으로 『금병매』, 인도는 힌두교의 영향으로 『카마수트라(Kamasutra)』, 우리 나라는 외설문학으로 『벌레 먹은 장미』, 『0점하의 새끼들』 등이 있었다. 그 후 사진술의 발달로 포르노 사진과 포르노 영화가 탄생하게 되었다.

포르노의 음란성에 관한 법적 기준은 1957년 미국 대법원 판사 로스(Roth)의 판결문 내용의 세 가지 기준, (1) 성에 대한 음란함이 있는 것, (2) 현재 당시의 성규범을 벗어난 것, (3) 사회적 가치를 찾아볼 수 없는 주제인 것이 있었는데, 기준 자체도 모호하고 시대적 변화에 따라 해석의 내용도 크게 차이가 날 수 있다.

우리 나라 충청도 지역 중·고등 학생(남자 506명, 여자 402명)을 대상으로 음란물(서적, 비디오, 컴퓨터)에 노출된 경험을 조사한 결과(황임란, 1995) 남학생의 84%, 여학생의 51.5%, 전체로는 69.5%이었다. 남자 대학생은 90%이상, 여자 대학생은 40%(윤가현, 1988) 이상이었다. 더구나 임상에서 보면 초등학생들이 만화방에서 보는 포르노와 부모 외출시 몰래 보는 포르노 등의 노출은 조사된 자료 이상인 것으로 추정된다.

이러한 포르노의 문제성이 대두되는 것은 그 내용에 미성년자를 포함시키거나, 여성을 학대하는 강간 장면, 자학적 또는 가학적 장면, 수간 장면 등 변태적이고 폭력성이 난무하여 비교육적이고 여권 운동가들은 여성의 권리 침해라고 끊임없는 반대 투쟁을 벌이기도 하였다. 그리하여 영국에서는 1978년 포르노 규제법을 제정하였고, 우리 나라에서도 형법 제243조와 제244조에, 모든 포르노 영화의 제조·판매·분포 등을 금지하고 있다. 그러나 검열의 한계 등 제도상 어려운 문제들이 내포되어 있다. 그러나 덴마크의 경우 1960년 포르노 영화를 법제화시켜 합법화하고 있다.

포르노 영화가 우리에게 미치는 영향은 찬·반론이 대립되어 있으며, 반대입장으로 우리들이 포르노 영화에서 보았던 행동을 그대로 배워서 모방한다는 모방이론(modeling theory)으로서 린츠, 도네스테인, 펜노드(Linz, Donnestein, & Pennod, 1987) 등이 있다.

찬성하는 입장에서 포르노 영화에 대한 노출은 억압된 성적 욕구를 발산시켜줌으로써 그 사람이 갖고 있던 폭력적이고 반사회적인 성적 행동들을 발산시켜 정화시켜주므로 폭력적 행동을 완화시켜줄 수 있다는 정화(cathrsis theory)이론을 주장한 러셀(Russell, 1984) 등이 있다.

영 가설(nulll theory)로서 포르노 영화는 유해하지 않으며 인간을 타락시키지도 않는다는 영 가설 이론을 지지하는 최근 연구들이 있다. 한편 덴마크에서는 포르노 영화를 합법화한 후 조사된 사회학적 연구에서 법제화 후 포르노 영화 이용도가 크게 증가되었으며, 성 범죄자의 수는 반비례되었다는 보고도 있다(Goldon & Snyder, 1986).

참고문헌

강원채. 유아교육. 서울. 현대 출판사. 1994.

권석만. 인간관계 심리학. 서울. 학지사. 1997.

김세철. 남성 성 기능 장애의 진단과 치료. 서울. 삼신문화사. 1995.

노명래 · 남광현. 비행 소년의 성 범죄에 관한 연구(Ⅰ), - MMPI 프로필 및 지능을 중심으로 - , 순천향 대학 논문집, 5, 3, 350 - 358, 1982.

노명래 · 유석진. 비행 소년의 성 범죄에 관한 연구(Ⅱ), - 다요인적 접근 방법 - , 순천향 대학 논문집, 5, 3, 341-349, 1982,

노명래, 성 기능 장애의 치료전략, 서울, 신은숙 교수 회갑기념 논문집, 60-83, 원민 Publishing House, 2001.

대한산부인과 학회 교과서 편찬 위원회. 부인과학. 서울. 도서출판 칼빈서적. 1997.

대한산부인과 학회 교과서 편찬 위원회. 산과학. 서울. 도서출판 칼빈서적. 1997.

문국진. 모남갈녀훈. 서울. 청림 출판사. 1996.

법무부. 범죄백서. 법무부. 1996.

송형석. 내 몸에 무슨 일이 일어나고 있나?, 소년편. 서울. 시공사, 1993.

이영숙 · 심미정 · 이숙희. 신세대를 위한 성 건강 가이던스. 서울. 학문사. 1996

윤가현. 성 심리학. 서울. 성원사. 1993.

윤가현. 동성애의 시리학. 서울. 학지사. 1997.

이영숙. 섹스북. 서울. 박영률 출판사. 1995.

이영식. 최신 킨제이 리포트. 서울. 하서 출판사. 1992.

이영애. 성 이야기. 서울. 자유지성사. 1996

이종욱 외 6인(편집위원). 비뇨기과학. 서울 고려의학사. 1996.

정길생 · 노명래 등. 알고 싶은 성, 알아야 할 성. 서울 건국대학교 출판부. 2000.

채정로 · 김보연 등. 또 하나의 대화. 경향신문사. 1996

한국성폭력 상담소. 일그러진 성문화 – 새로 보는 성 – . 서울. 동아일보사. 1993.

황임란. 충남지역 청소년의 성의식 조사보고. 충남 청소년 종합 상담실. 1995.

Haeberle, E. J., *The Sex Atlas*, New York, The Continuum Publishing Company, 1982.

Hass. A., *Teenage Sexuality*, New York, Macmillan Publishing Co., Inc. 1979.

Hawton, K., *Sex Therapy : A practical guide*, New York, Toronto, Oxford university press, 1985.

Kaplan, H. S., *Disorders of Sexual Desire*, New York, Simons and Schuster, 1979.

Kelly, G. F., *Good Sex*, New York, Harcourt Brace, Jovanovich, Inc. 1979.

Kennedy. E., *Sexual Counseling*, New York, The Continuum Corporation, 1980.

McCary, J. L., *Haman Sexuality*, New York, D. Van Nostrand Company, 1978.

Masters W. H., & Johnson V. E. *Human Sexual Inadequacy*, New York, Bantam Books, Inc. 1980.

Masters, W. H., & Johnson V. E. *Understanding Human Sexual Inadequacy*, Massachusetts, Little, Brown & Company, 1970.

Munjack, D. J., *Sexual Medicine & Counseling in office practice*, Boston, Little, Brown & Company, 1980.

Robert, A., & Padgett-Yawn, B. The Reader's Digest Guide to Love & Sex, Singapore, The Reader's digest Book, 1998.

Shope, D. F., *Interpersonal Sexuality*, Philadelphia, W. B. Saunders, 1975.

Stahmann, R. R., & Hiebert, W. J. *Klemer's counseling in marital & sexual problems*, Baltimore, The Williams & Wilkins Company, 1977.

Tavris, C., & Offir, C. *The Longest* War. New York, Harcourt Brace Jovanovich, Inc. 1977.

Woods, N. F., *Human sexuality in health & illness*, The C. V. Mosby Comapany, 1975.

찾아보기(인명)

찾아보기(내용)

〈저자약력〉

노명래

1971년 국립서울정신병원
1975년 인제대학교 부속 백병원 정신과
전. 임상심리학회장
현, 1978년부터 순천향대학교 정신과 · 아동학과 교수
　　순천향 아동임상센터 원장
　　한국미술치료학회 고문/이사
　　비너스 원예치료연구원 원장
　　목양 정신장애자상담실 원장

논문 및 저서 : 스트레스 뿌리 뽑기(우울증 치료기법) 외 50여 편

인간과 성 심리

2002년 1월 15일 1판 1쇄 발행
2009년 6월 10일 1판 2쇄 발행

지은이 • 노 명 래
펴낸이 • 김 진 환
펴낸곳 • **학지사**

121-837 서울시 마포구 서교동 352-29 마인드월드빌딩 5층
전　화 • 330-5114(대) / 팩스 324-2345
등　록 • 제313-2006-000265호
http://www.hakjisa.co.kr
ISBN 978-89-7548-674-6 03180

정가 12,000원